Das ist Krebs

Ekkehard Grundmann

Das ist Krebs

Entwicklungen, Erkenntnisse, Erfolge

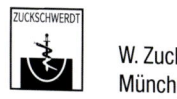

W. Zuckschwerdt Verlag
München · Wien · New York

Titelbild: © Steve Gschmeissner / SPL /Agentur Focus
Bildnachweis/Rechtevermerk der im Buch verwendeten Abbildungen s. S. 166

Auslieferungen W. Zuckschwerdt Verlag GmbH

Brockhaus Commission   Österreich: USA:
Verlagsauslieferung   Maudrich Verlag   Scholium International Inc.
Kreidlerstraße 9   Spitalgasse 21a   151Cow Neck Road
D-70806 Kornwestheim   A-1097 Wien   Port Washington, NY 11050

Bibliografische Information Der Deutschen Bibliothek
Die Deutsche Bibliothek verzeichnet diese Publikation in der Deutschen Nationalbibliografie;
detaillierte bibliografische Daten sind im Internet über http://dnb.ddb.de abrufbar.

Geschützte Warennamen (Warenzeichen) werden nicht immer kenntlich gemacht. Aus dem Fehlen eines solchen Hinweises kann nicht geschlossen werden, dass es sich um einen freien Warennamen handelt.

Alle Rechte, insbesondere das Recht zur Vervielfältigung und Verbreitung sowie der Übersetzung, vorbehalten. Kein Teil des Werkes darf in irgendeiner Form (durch Fotokopie, Mikrofilm oder ein anderes Verfahren) ohne schriftliche Genehmigung des Verlages reproduziert werden.

© 2007 by W. Zuckschwerdt Verlag GmbH, Industriestraße 1, D-82110 Germering/München.
Printed in Germany by grafik+druck, München

ISBN: 978-3-88603-908-1

Inhalt

Anlass und Anliegen 1

1 Von früher 5
    Aus uralten Zeiten 5
    Aus Antike und Mittelalter 6
    Aus der Renaissance in die Neuzeit 9
    Rückblick 10

2 Krebsformen 11
    Erste wissenschaftliche Erkenntnisse 11
    Zellen und Gewebe 12
    Gliederung der Tumoren 15
    Lymphome und Leukämien 19
    Rückblick 24

3 Statistiken 25
    Tumorarten 25
    Lokalisationen und Häufigkeiten 26
    Sterberaten und Überlebenswahrscheinlichkeiten 30
    Tumoren bei Kindern 31
    Rückblick 33

4 Warum Krebs entsteht 34
    Frühe Beobachtungen 34
    Krebserzeugende Umweltsubstanzen 35
    Strahlen als Ursachen bösartiger Tumoren 38
    Krebsentstehung durch den Beruf 42
    Krebs durch Infektionen 45
    Ernährungsfaktoren 48
    Rückblick 52

5 Wie Krebs entsteht 53
    Genom und Proteom 53
    Das regulierte Wachstum 56
    Das unregulierte, bösartige Wachstum 62
    Mutationen, Erbfaktoren, die klonale Tumorentstehung 64
    Rückblick 78

6 Tumorwachstum und Tumorabwehr ... 79
Wachstums- und Angiogenesefaktoren ... 79
Invasion, Destruktion, Lokomotion ... 82
Metastasierung ... 83
Stadieneinteilung und Graduierung ... 86
Tumormarker ... 88
Immunologische Krebsabwehr ... 93
Rückblick ... 97

7 Tumorbehandlung ... 98
Diagnoseverfahren ... 98
Krebschirurgie ... 109
Strahlenbehandlung ... 113
Medikamentöse Behandlung ... 116
Spezielle Entwicklungen ... 122
Unterstützende Behandlungswege ... 128
Rückblick ... 131

8 Krebs verhindern ... 132
Vorsorgemaßnahmen ... 133
   Hautkrebs ... 133
   Lungenkrebs ... 135
   Brustkrebs ... 139
   Dickdarmkrebs ... 142
   Prostatakrebs ... 144
   Magenkrebs ... 145
   Gebärmutterhalskrebs ... 146
   Leberkrebs ... 147
   Andere Krebsarten ... 148
Früherkennung ... 149
   Brustkrebs ... 149
   Prostatakrebs ... 151
   Dickdarmkrebs ... 152
   Gebärmutterhalskrebs ... 153
   Andere Krebsarten ... 154
Rückblick ... 156

9 Krebsbekämpfung – weltweit ... 157

Literatur und Quellennachweis ... 163

Stichwortverzeichnis ... 168

Anlass und Anliegen

Aufregend ist diese Diagnose täglich für viele tausend Menschen. Noch ist der Satz des Arztes »Es ist Krebs« ein Faustschlag in die Psyche des Patienten, ein Todesurteil. Wirklich?

Am Anfang des 20. Jahrhunderts überlebte kaum ein Prozent diese Diagnose länger als ein Jahr. Heute sind es fast 50 Prozent, allerdings abhängig vom Sitz und von der Wachstumstendenz des Tumors, und jeder Arzt hütet sich, eine absolut sichere Prognose zu stellen. Viele noch unbekannte Faktoren wirken ein. Auch um diese Faktoren geht es hier. Vorwiegend soll aber über Bekanntes berichtet werden.

Denn der Patient will wissen, wie er zu seinem Leiden kam. »Warum trifft es gerade mich? Habe ich falsch gelebt?« Wer sich um die Krebsbekämpfung bemüht, muss solche Fragen beantworten können, muss nach den Ursachen fragen. Dies sind komplizierte Fragen, abhängig vom Wissensstand der allgemeinen Biologie, von den jeweils aktuellen Theorien der Medizin. In den fast 4000 Jahren, welche die Wissenschaft heute übersieht, haben sich diese Theorien vielfältig geändert, entwickelt, verfeinert. Jede Zeit dachte, sie sei am Ziel.

Medizinhistoriker legten viele Ansätze vor, und wir wissen recht genau, was am Anfang des 20. Jahrhunderts gesichert schien. Aber spätestens danach verzweigte sich die Forschung in immer feinere Äste, die kaum noch von einem Einzelnen gekannt oder gar dargestellt werden können.

Ausnahmen gibt es immer, auch hier, und es lohnt ein kurzer Ausflug in das aktuelle Schrifttum. In den National Departments of Health, Washington D. C., schrieb 1977 Michael Shimkin »An Illustrated Commentary on Some Persons and Events of Historical Importance in the Development of Knowledge Concerning Cancer«, für den Fachmann ein höchst informatives Buch mit vielen Details – für den Laien zu viele. Das Gleiche gilt für die umfassende Darstellung durch den Nestor der britischen Krebsforschung Ronald W. Raven. Unter dem Titel »The Theory and Practice of Oncology« legte er 1990 sein Werk über die Geschichte und die heutigen Prinzipien der Krebsforschung vor, informativ für den Kenner, für den Laien unlesbar. Schon der von ihm bevorzugte Begriff »Oncologic Disease« statt »Cancer« ist in andere Sprachen kaum übersetzbar.

In deutscher Sprache erschien 2004 »Die Onkologie«, herausgegeben von W. Hiddemann, H. Huber und C. Bartram. Über 170 Autoren haben auf mehr als 2000 Seiten das damalige Wissen lückenlos dargestellt. Alfred E. Chang und Mitarbeitern gelang 2006 unter dem Titel »Oncology« mit etwa 250 Autoren Analoges in Englisch. Beide Bücher sind für Krebsexperten Meisterwerke, andere sind nicht angesprochen. Für alle anderen veröffentlichte der Doyen der deutschen Krebsforschung Harald zur Hausen 1993 und 1998 zusammen mit Hilke Stamatiadis-Smidt, 2006 verstärkt durch Otmar D. Wiestler und Hans-Joachim Gebest, seit 2004 Leiter des Heidelberger Informationsdienstes KID, die dort eingegangenen Fragen zum Thema Krebs mit den aktuellen Antworten. Damit liegt ein alphabetisch geordnetes Nachschlagwerk für Patienten vor, klar und verständlich und von hohem wissenschaftlichem Niveau. Letzteres gilt ebenfalls für die »blauen Ratgeber«, mit denen die Deutsche Krebshilfe in bisher 39 Broschüren Betroffene und ihre Angehörigen umfassend berät. Harald Theml hat wohl als einer der Ersten vor kurzem eine systematische Zusammenstellung der heutigen Erkenntnisse der Krebsbekämpfung vorgelegt. In einem schmalen Band musste er viel komprimieren, was ihm zweifellos gelang. Es war wohl unvermeidbar, dass in der Kürze nicht nur die Würze liegt, sodass man zu manchen Kapiteln gern Genaueres wüsste, was der Autor mit Sicherheit weiß, aber nicht einfügen konnte.

Die Krebsforschung hat auch Geschichte und sicher eine große Zukunft, die sich in neuen Verfahren bereits erkennen lässt. Die heutigen Entwicklungen, Probleme und Erfolge darzustellen, reizt nach wie vor, zumal das ohne Zweifel ein Wagnis ist. Zu jedem Wagnis gehören Mut und Ordnung, sonst droht Abgrund. Den Mut nimmt man sich aus Wissen, und das bringt Ordnung. Die inneren Strukturen sind gefragt, die Gliederung der Story mit dem Ziel, dass alles Wichtige gesagt und auch verstanden wird.

Ein kühnes Wort: »Verstanden«. Ärzte, Wissenschaftler verstehen einander in der Regel sofort. Am Krankenbett reicht oft ein Blick von einem zum anderen, vielleicht auch ein kurzes Wort.

Aber eben nicht nur für Mediziner ist dieses Buch geschrieben. Es richtet sich vielmehr an alle Menschen, die sich für das Thema Krebs interessieren. Und hier nicht nur an diejenigen, die an einer solchen Krankheit leiden oder gelitten haben. Allen sollen Informationen zukommen, die ihnen Mut machen. Denn der Satz des Arztes »Es ist Krebs« ist heute kein Todesurteil mehr. Auch mit dieser Krankheit kann man leben. Wie bei allen anderen Krankheiten gilt auch hier: Krank sein ist eine Herausforderung, eine Aufforderung, Lebenskraft und Lebenswillen gegen das Schicksal zu stellen.

Viele Patienten wissen das und wollen das leisten. Der Arzt soll ihnen dabei helfen. Der forderte schon immer eine Selbstbeteiligung des Patienten, erlebt es aber heute viel häufiger als früher, dass der Patient durch die Medien über seine Krankheit informiert ist und dass er darum in die medizinischen Entscheidungen einbezogen werden will. Freilich sind hier Grenzen gezogen. Die Menschen reagieren verschieden, gerade wenn es um Gesundheit und Krankheit geht, und ärztliche Informationen müssen vor allem verständlich sein. Das vorgelegte Buch will dabei helfen, indem es versucht, erzählend zu unterrichten.

Denn die Krankheit Krebs hat so viele verschiedene Seiten, und man versteht, dass sie den Autor nun über ein halbes Jahrhundert beschäftigt: Wer einmal begonnen hat, kommt nicht wieder los! So soll es auch dem Leser gehen. Er soll neugierig bleiben – womit er sich unversehens auf der Ebene eines Wissenschaftlers befindet. Denn Neugier ist immer noch die reinste Quelle der Forschung: Erkenntnisse sammeln, die das Leben aller bereichern. Ob das mit diesem Buch gelingt?

Jeder kennt die Klage: Die Forscher beschäftigen sich in ihrem Elfenbeinturm mit sich selbst, und alle anderen bezahlen. Riesige Summen wandern in die Universitäten und in die außeruniversitären Forschungsstätten. Freilich bringen Fachjournalisten immer wieder Teile der Forschungsergebnisse in die Öffentlichkeit. Es ist dies eine extrem wichtige Brückenfunktion; denn die Entwicklung unserer Gesellschaft wird in weitem Maße von den Wissenschaften geprägt. Stammzellforschung, Genomanalyse, Biotechnologie – um nur drei Stichworte zu nennen. Und sofort schließt sich ein ganz anderer Wissenschaftszweig an: Die Öffentlichkeit fragt nach den Grenzen solcher Forschungen und ruft die Ethik auf die Bühne, also die Philosophie, auch die Theologie.

Strukturen, Gliederungen werden gefordert. Sie ergeben sich aus den oben ausgeführten Gedanken. Es soll berichtet werden über die Mechanismen der Entstehung, die Häufigkeit des Krebses, über die Rate seiner Heilungen und über die Faktoren, die diese bestimmen. Das führt zur biologischen Eigenart der Tumoren, ihre Verschiedenheiten, ihre Erscheinungsformen, und damit zu den Methoden der Diagnostik. Natürlich interessiert jeden, welche Fortschritte die Therapie macht.

All das erfordert Grundkenntnisse über die Entwicklungswege der Krebsentstehung, um deren Ursachen zu vermeiden, zumindest in ihrer Wirkung zu vermindern. Womit man mitten in der aktiven Krebsforschung steht. Diese ist heute ohne Molekularbiologie und Biotechnologie nicht mehr denkbar. Aber auch nicht ohne Geschichte: Denn nur der versteht das Heute, der das Gestern kennt. Das ist das Vorhaben, das Programm. Wer sich in das Internet klickt, muss wissen, was er sucht und was er finden kann. In diesem Buch soll es einfacher sein, weil Ablenkungen fehlen. Das bedeutet aber Konzentration. Freilich kann man Pausen einschieben.

Wenige Leser werden bereit sein, das ganze Buch in einem Stück aufzunehmen, zumal manche Abschnitte den Bezug zu Spezialkenntnissen erfordern. Das ist nicht zu vermeiden, wenn ein Überblick über alle wesentlichen Teile der heutigen Krebsforschung vermittelt werden soll. Deshalb wurde immer versucht, nur die wichtigsten Fakten zu nennen und diese zu erklären und alles so allgemein wie möglich zu formulieren.

Vielleicht hilft auch folgender Hinweis: Jedes Kapitel wird durch eine kurz gefasste »Vorausschau« eingeleitet, aus welcher der Leser entnehmen kann, ob ihn der Inhalt überhaupt interessiert. Wer sich dann beim Lesen überfordert fühlt, kann rasch auf den Schlussteil, den »Rückblick«, übergehen.

So wollen die nachfolgenden Kapitel informieren – wobei sich jeder seine Kapitel durchaus auch aussuchen kann. Der »Rückblick« am Ende jedes Kapitels kann dann zur Pause anregen, um über das Gelesene nachzudenken. Denn das ist ein Hauptanliegen des Autors: den Leser zum Nachdenken anzuregen. Wenn das gelänge, wäre viel getan.

1 Von früher

Vorausschau

Krebs gibt es, seit es Menschen gibt. Zum Beispiel haben Ägypter ihn 2000 – 1000 Jahre v. Chr. recht genau beschrieben. In Griechenland und in Rom entstanden Gliederungssysteme und Theorien über die Krebsursachen. Die Renaissance erweiterte diese Kenntnisse im Zuge der allgemeinen Öffnung für rationales Denken. Spezielle, möglichst schonende Operationsverfahren wurden schon früh entwickelt. An Schmerzen war man mehr als heute gewöhnt.

Aus uralten Zeiten

Die ältesten Zeugnisse des früheren Menschen sind Skelette. So wundert es nicht, dass auch über Krebserkrankungen die ersten Kenntnisse aus menschlichen Skeletten gewonnen wurden. Die besagen: Krebs gibt es, seit es Menschen gibt.

So fand man in einer Grotte in den Pyrenäen einen Schädel mit sieben runden, wie ausgestanzten Löchern. Die Paläontologen ordnen diesen Fund der jüngeren Steinzeit zu, also in die Zeit vor 60 000 bis 80 000 Jahren, in die frühe Entwicklungszeit des Menschen. Die Löcher stammen zweifelsfrei von Krebsherden, die den Schädel zerfressen hatten: Entweder waren es primäre Knochenmarksgeschwülste (sogenannte Myelome), die fast immer als Streuherde auftreten, oder Tochtergeschwülste anderer Tumoren, z. B. der Brust oder der Prostata.

Von analogen Funden wird aus anderen Orten berichtet. Bekannt wurde z. B. die »Drachengrotte« in Mixnitz (Österreich). Dort fand sich ein Skelett mit einer typischen Knochenwucherung entsprechend einem primären Knochenkrebs. Dieser Fund wird in die frühe Eisenzeit datiert, also vor 3000 bis 4000 Jahren. Das Gleiche gilt für eine Knochenveränderung am Skelett eines Kriegers in Münzingen in der Schweiz. In Ägypten fand man den Schädel eines jungen Mannes mit Lücken an der Basis und kleinen Löchern im Schädeldach (Abb. 1). Ein Krebs des Nasen-Rachen-Raumes mit Tochtergeschwülsten war wohl die Ursache.

Die Ägypter haben bekanntlich den Papyrus erfunden. Deren Texte sind inzwischen weitgehend entziffert worden. Das gilt auch für den berühmten Papyrus Ebers, eine 4 m lange Rolle. Er enthält eine genaue Beschreibung von »Eiteransammlungen«, von »Gefäßtumoren« und »Fleischtumoren«, die unterschiedlich hart sind und möglichst entfernt werden sollen. Geschwürig zerfallende

6 | Das ist Krebs

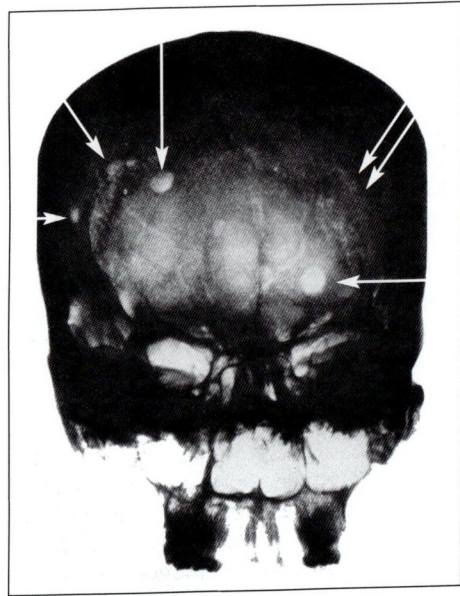

Abbildung 1. Röntgenbild des Schädels eines jungen Ägypters etwa 3000 v. Chr. mit ausgestanzten Löchern (Pfeile). Knochenmetastasen wohl eines Krebses aus dem Nasen-Rachen-Raum (30).

Anschwellungen wurden auch mit einer Salbe behandelt, die vor allem Arsenik und Essig enthielt und unter dem Namen »Unguentum Aegypticum« in Europa bis ins 16. Jahrhundert bekannt war und angewandt wurde. All dies wurde in der Regierungszeit Ramses des III. aufgeschrieben, also zwischen 1200 und 1100 v. Chr. Der Papyrus Smith, eine 5 m lange Rolle (die Namen entsprechen jeweils dem Entdecker des Papyrus), ist noch älter. Er stammt wahrscheinlich aus der Zeit um 1600 v. Chr. Man kann ihn heute fast als ein Lehrbuch der Chirurgie bezeichnen. Erwähnt werden muss noch der Papyrus Kahoun, entstanden etwa 1850 v. Chr. Der enthält zum Beispiel eine genaue Beschreibung des Gebärmutterhalskrebses.

Das sind nur einige, wichtig erscheinende Forschungsergebnisse, die den oben genannten Satz belegen: Krebs gibt es, seit es Menschen gibt. Krebs ist nicht, wie man manchmal hört, eine Krankheit des modernen Menschen. Zwar hat unsere heutige Lebensweise manche Krebsarten häufiger gemacht, was später noch ausgeführt wird, aber die Krankheit als solche ist seit Jahrtausenden bekannt.

Aus Antike und Mittelalter

Übergehen wir die Spuren in China, Indien, Südamerika – sie ähneln denen des Mittelmeerraums – und bleiben wir in Europa, und zwar dort, wo Europa entstand: im alten Griechenland.

Im 6. Jahrhundert v. Chr. wurde nach der Niederlage des Polykrates einer der griechischen Gefangenen namens Demokedes vom persischen König Dareios zu seiner Frau Atossa gerufen, einer Tochter des Großen Kyros. Sie litt an einem sich mehr und mehr vergrößernden Tumor der Brust. Demokedes brannte ihn mit einem heißen Eisen aus und erzielte Heilung. Das berichtet Herodot, ein Historiker Athens.

In der griechischen Medizin lebte noch lange viel Mystik. Die Bedeutung von realistischer Naturbeobachtung und gründlicher Erfahrung an Kranken setzte sich erst mit einem Mann durch, den wir guten Gewissens als Genie bezeichnen dürfen: mit Hippokrates (um 460 bis 377 v. Chr.). Er kam von der Insel Kos und wurde von dort auf viele andere Inseln und in viele Städte Griechenlands gerufen. Er begründete die »Schule von Kos«. Seither kennt die Medizin den Begriff des »Hippokratismus« und verbindet damit wissenschaftliches Denken mit gediegener ärztlicher Erfahrung, guter Beobachtungsgabe, strenger Selbstkritik und hohem ärztlich-menschlichem Ethos. In der hippokratischen Schriftensammlung, deren Texte sicher zum Teil von ihm selbst verfasst worden sind, finden sich die ersten klaren und ausführlichen Beschreibungen von Krebs im Gesicht, an Brust, Gebärmutter, Magen und Darm.

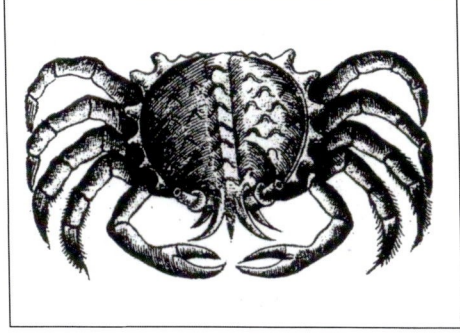

Abbildung 2. Das Krebstier gab dem Tumor »Krebs« seinen Namen (29).

Die Geschwülste wurden damals in zwei Klassen gegliedert: Zunächst wurden jene Krankheiten als »karzinös« bezeichnet, die geschwürige Neubildungen waren. Zu denen gehörten auch verschiedene, ganz andere Läsionen wie Hämorrhoiden und Beingeschwüre, aber auch gutartige Tumoren. Zum anderen wird das »Karkinoma« beschrieben als übergreifender Tumor, der sich mehr oder weniger schnell ausbreitet und in der Regel zum Tode führt. Besonders erwähnt wird hier der harte »Scirrhus«. Von dem Erscheinungsbild dieses Brusttumors wird die Bezeichnung »Krebs« abgeleitet. Das bezieht sich auf die Ähnlichkeit mit dem Krebstier: Eine erhabenes, unregelmäßig begrenztes Zentrum, von dem aus Krebswucherungen in das umgebende Gewebe ausstrahlen wie die schmalen, oft leicht gebogenen Füße dieses Tieres (Abb. 2).

Die Ursachen des Krebses werden in den Schriften des Hippokrates einmal in der allgemeinen Lebensweise der Patienten gesehen, zum anderen in der »schwarzen Galle«, dem »melanotischen Saft«, eine Bezeichnung, die bis in das späte Mittelalter, ja bis in die Renaissance weitergeführt wurde.

Im alten Rom wurde aus dem »Karkinoma« der »Cancer«, den schon Portius Cato (234 – 149 v. Chr.) erwähnte. Er kannte einen »schwarzen« und einen »weißen« und einen »fistelnden« Cancer. Genaueres wissen wir von Aulus Cornelius Celsus (30 v. Chr. bis mindestens 38 n. Chr.). In seinen acht Büchern »De Medicina« (= über die Medizin) hat er ausführlich auch mehrere Arten von Geschwülsten beschrieben, z. B. harte, geschwürige und »knollige«, womit ein häufiges diagnostisches Kriterium gemeint war: die höckerige Oberfläche z. B. von Hautkrebs. Celsus beschrieb auch die Anschwellung der Achseldrüsen bei Brustkrebs. Celsus – wie Cato – war kein Arzt. Er fasste wahrscheinlich die Kenntnisse der „Alexandriner" zusammen, also der in der spätgriechischen Bibliothek Alexandriens damals vorhandenen Schriften.

100 Jahre nach ihm begann in Rom eine neue, moderne Zeit der Medizin mit Claudius Galenus, geboren 129 n. Chr. in Pergamon, also im Nordwesten des damals griechischen Kleinasiens, gestorben 201 n. Chr. in Rom. Galen war nach Hippokrates der mit Abstand bedeutendste Arzt der Antike. Er war Arzt der römischen Aristokratie, auch des Kaisers Aurel. Das gesamte Wissen der antiken Heilkunde fasste er in ein logisch durchdachtes System. Seine anatomischen Kenntnisse gewann er durch Sektionen von Affen und Schweinen, seine praktischen Erfahrungen wie Hippokrates durch subtile Beobachtung und Behandlung von Kranken. In seinen über 500 Schriften findet sich auch ein ausführliches »Traktat über die Geschwülste« mit klarer Trennung zwischen gutartigen und bösartigen Tumoren. Galens Werk bildete bis in die Anfänge der Neuzeit die Grundlage der ärztlichen Ausbildung in Europa. Interessant ist: Die auch von Galen bevorzugte Behandlung des Krebses ist – wie 800 Jahre zuvor bei Demokedes – das Ausbrennen des Tumors mit dem Brenneisen.

Abu'l Cassis empfahl das Gleiche im damals arabischen Cordoba. Im Mittelalter kam von Spanien aus die arabische Medizin nach Europa. Von den Arabern lernte man zum Beispiel die Einführung einer Magensonde zur Diagnose und zugleich zur Ernährung der Patienten bei Krebs der Speiseröhre und des Magens.

Schon vorher waren entscheidende Kenntnisse aus Byzanz, dem späteren Konstantinopel, nach Zentraleuropa gekommen. In Byzanz lehrte im 7. Jahrhundert Paulus von Ägina besonders das Operieren des Krebses mit damals neuen Methoden. Er lehrte, dass der Kranke vorher durch eine geeignete Diät gestärkt, und dass die Hilfe von Heiligen angerufen werden musste, besonders der Heiligen Agathe, einer sizilianischen Märtyrerin. Dieser waren einst beide Brüste abgenommen worden, wegen Krebs. Das Operieren habe gründlich zu erfolgen, wurde von Paulus von Ägina gefordert – wir wissen nicht, wie oft und wie gründlich er operierte und mit welchen Ergebnissen.

Am Ende des Mittelalters, im Jahre 1320, schrieb Henri de Mondeville, Leibarzt Philipps des Schönen: »Kein Krebs heilt, es sei denn, er werde ganz und gar radikal herausgeschnitten; wenn nämlich etwas zurückbleibt, steigert die Bösartigkeit sich von der Wurzel aus.« Das gilt noch heute.

Aus der Renaissance in die Neuzeit

Die »Wiedergeburt« (= Renaissance) war mehr als ein Wiedererkennen der Antike. Schon vorher war im Mittelalter die alte Brücke zu den Erfahrungen der Griechen und der Römer nicht ganz abgerissen. Über Byzanz kam dann aber Mitte des 14. Jahrhunderts das klassische Altertum komplett nach Italien zurück, jetzt neu geformt, nämlich in der Verbindung von neuer Erfahrung und altem Denken. Man beruft sich wieder auf Platon und Aristoteles, in der Medizin auf Hippokrates und Galen. Als Gabriele Fallopio (1523 – 1562) in Padua erneut eine Trennung zwischen gutartigen und bösartigen Tumoren vornahm, knüpfte er an Galens Schriften an.

Einen eigenen Ansatz brachte Paracelsus in die Medizin Europas. Als Theophrastus Bombastus von Hohenheim, einem schwäbischen Geschlecht, in Einsiedeln (Schweiz) geboren, durchwanderte er lernend und lehrend Mitteleuropa. Ursache des Krebses war für ihn anstelle der »Säftelehre« eine »Konditions- und Konstitutionslehre« mit Bezügen auf eine chemische Biologie, freilich noch ganz mittelalterlich geprägt: Krebs wurde durch ein mineralisches Salz verursacht, welches im Blut kreist, seinen Weg im Körper sucht und dort, wo es nicht hinauskommt, Tumoren entstehen läßt. Das liest sich höchst abenteuerlich. Aber heute weiß man, dass krebserzeugende Substanzen, etwa aromatische Amine oder Nitrosamine, im Blute kreisen, sich an bestimmte Organe binden und dort Krebs verursachen. Für Viren gilt das Gleiche. All das konnte Parcelsus nicht wissen; er hat es aber wohl geahnt.

In der Hauptstadt der Renaissance, in Florenz, war – zeitlich vor Paracelsus – ein anderer Durchbruch gelungen: das Studium der Krankheiten am offenen menschlichen Körper, die bis dahin verpönte innere Leichenschau. Antonio Benivieni (1443 – 1502), lange vergessen, war der erste, der an Verstorbenen die Ursache ihrer Krankheit suchen wollte und fand. Ihm verdanken wir die erste pathologisch-anatomische Beschreibung eines Magenkrebses 200 Jahre vor dem als Begründer der Pathologie gefeierten Giovanni Battista Morgagni (1682 – 1771). Allerdings ist Morgagnis »De sedibus et causis morborum« das Basiswerk der Medizin geworden. Aber die im Jahre 1505, drei Jahre nach dem Tode Antonio Benivienis, von dessen Bruder veröffentlichte Beschreibung eines Magenkrebses muss hier zitiert werden: »Der Leichnam wurde aus Gründen des öffentlichen Interesses eröffnet. Man fand, dass das Mageninnere völlig verschlossen war, und dass die Magenwand so verhärtet war, dass nichts den Magen passieren konnte, was unweigerlich zum Tode geführt hat.« Ebenfalls wenig bekannt und deshalb hier erwähnt ist die Erstbeschreibung eines Hirntumors durch den Baseler Arzt Felix Plater (1536 – 1617).

Zeitgleich reformierte sich das für die Krebsbehandlung damals allein wichtige Fach, die Chirurgie. In Paris hatte Ambroise Paré (1510 – 1590) neue, schonendere

Verfahren zur Behandlung von Haut-, Lippen- und Brustkrebs entwickelt. In Deutschland wandte Wilhelm Fabry (1560 – 1624) eine speziell hergestellte Zange bei der Brustkrebsoperation an, die den Ansatz der Brust so fest komprimierte, dass die chirurgische Entfernung ohne starken Blutverlust möglich wurde.

Jeder fragt heute, wie die Patientinnen damals solche Torturen aushalten konnten. Das einzige, allgemein verfügbare Narkotikum war der Alkohol. Houppeville schrieb in seinem Buch »Die Heilung des Brustkrebses« (Rouen 1693), dass die Beschaffenheit der weiblichen Brust es ermögliche, die Amputation ohne große Schmerzen durchzuführen. Im Übrigen seien die Schmerzen bei der Operation viel erträglicher als die der hartnäckigen Krankheit, die sie heilt.

Die Medizingeschichte kennt viele andere Beispiele dafür, dass in alten Zeiten Leiden leichter ertragen wurden als heute. Man denke nur an die Serien-Amputationen von Armen und Beinen mit Schnaps als einzigem Narkotikum auf den Schlachtfeldern bis 1870/71.

Rückblick

Vielleicht interessiert es doch diesen oder jenen Leser, dass es Krebs gab, seit es Menschen gibt, dass Skelettfunde aus der jungen Steinzeit, also vor 60 000 bis 80 000 Jahren, Krebsfolgen erkennen lassen. Die Ägypter haben ausführliche Beschreibungen dieser Krankheit auf ihren Papyroi hinterlassen. Aus der Antike stammen ausführliche Berichte zum Beispiel von Hippokrates (um 460 bis 377 v. Chr.) und von Galen (129 bis 201 n. Chr.). Galens Lehre über Formen und Entstehung des Krebses galt bis in die Renaissance, in welcher die Grundlagen der heutigen Medizin und damit unserer Kenntnisse über den Krebs entstanden.

2 Krebsformen

Vorausschau

Wie die normalen Gewebe bestehen alle Tumoren aus Zellen, die allerdings nicht die normalen Funktionen erfüllen, sondern im Wesentlichen nur wachsen. Die gutartigen Tumoren verdrängen die Umgebung, die bösartigen wachsen in sie hinein, zerstören sie und wachsen im Prinzip unbegrenzt, und zwar sowohl am Ort ihrer Entstehung, als auch als Tochtergeschwülste an anderen Stellen und in anderen Organen. Gegliedert werden alle Tumoren nach der Herkunft ihrer Zellen. Epitheliale Tumoren entstehen aus den oberflächlichen Zellen der Haut und der Schleimhäute sowie aus den Zellen der Drüsen. Sie lassen sich unterteilen in Adenome (= gutartig) und Karzinome (= bösartig). Sarkome heißen die bösartigen Geschwülste, die aus den Zwischenzellen, den Zellen des mittleren embryonalen Keimblattes, entstehen. Aus den Blutzellen entstehen die durchweg bösartigen Lymphome und Leukämien.

Erste wissenschaftliche Erkenntnisse

In der allgemeinen europäischen Geschichtslehre beginnt die Neuzeit mit der Entdeckung Amerikas, mit der geografischen Öffnung der Welt. Die später folgende Kolonialisierung der westlichen und der östlichen Kontinente – Europa als Zentrum unumstritten – teilten sich Spanien und Portugal, bald Holland, dann Frankreich und Großbritannien. Dabei floss viel Blut.

Zeitlich parallel erfolgte die geistige Öffnung im erneuerten und erweiterten Humanismus – genannt sei nur Erasmus von Rotterdam (1465 – 1536) – mit der neuen Spannung zwischen Antike und Christentum bis zur Spaltung der Kirche durch die Reformation, eingeleitet durch Martin Luther (1483 – 1546), bis zum Chaos des Dreißigjährigen Krieges. Wieder floss viel Blut.

Die Wissenschaften blieben für die Weltgeschichte scheinbar im Hintergrund. Allerdings schrieb 1518 Ulrich von Hutten, Reichsritter und Humanist: »O Jahrhundert, o Wissenschaften! Es ist eine Lust zu leben!« Hutten war freilich mehr Visionär als Wissenschaftler. Martin Beheim verfertigte 1491 in Nürnberg den ersten modernen Globus. 1543 erkannte Kopernikus, dass nicht die Erde, sondern die Sonne im Mittelpunkt unseres Planetensystems steht. Die Naturwissenschaften setzten also neue Akzente; die Krebsforschung blieb davon aber so gut wie unberührt. Galen war noch immer der wichtigste Lehrer der Medizin, und Krebs entstand weiter durch den »schwarzen Saft« (s. Kapitel 1). Geschwürige Tumoren wurden oft noch mit dem Brenneisen behandelt wie von Demokedes im 6. Jahrhundert v. Chr. (s. S. 6), der Brustkrebs mit dem Messer oder der Zange.

Ein Philosoph war es, der den »heiligen« Galen stürzte: René Descartes (1590 – 1650). Die Philosophen feiern ihn noch heute als »Vater der neuen Philosophie«. Sein »Cogito ergo sum« revolutionierte das Alterhergebrachte in seinem Fach. In der Medizin verwandte er genial mathematisch-physikalische Kenntnisse für physiologische und pathologische Probleme, und dies griff auch die Krebsforschung auf. Jacob Wolff spricht in seiner »Lehre von der Krebskrankheit« (1907) von der »Cartesianischen Schule«. Gaspare Aselli (1581 – 1625) hatte in Mailand die Lymphe entdeckt. Bei den nach Benivieni mehr und mehr praktizierten inneren Leichenschauen staunte man: Die »schwarze Galle« des Galen fand man nirgends, dagegen überall die Lymphe – heute würde man eher allgemeiner formulieren: Körperflüssigkeiten.

Zentraler Ort der Krebsforschung war damals die »Academie Royale de Chirurgie« in Paris. Deren erster Direktor Jean Louis Petit (1674 – 1750) erkannte die Bedeutung der Lymphe und ihres Gefäßsystems bei der radikalen Brustoperation mit der Entfernung der axillären Lymphknoten. Von Henri Francois Le Dran (1685 – 1750), ebenfalls Chirurg und Mitglied der Pariser Akademie, stammt die erste, 1757 veröffentlichte, wissenschaftlich fundierte Gliederung der damals bekannten Krebsformen:

- Cancer der Haut
- Cancer der Brust
- Cancer, »qui se forme par le reflux des évacuations menstruelles«, also zu Zeiten während und nach der Menopause,
- Cancer »produits par la vice de la lymphe«, also durch funktionelles Versagen der Lymphe, womit er viele, wenn nicht alle Krebsformen der inneren Organe zusammenfasste.

So konfus uns das heute erscheint: Le Dran betonte den primär lokalen Charakter des Krebses – besonders der Haut und der Brust – und wusste damit, dass sich vom Primärherd ausgehend auf dem Lymphweg weitere Herde bilden können. Damit war eine zwar grobe, aber wichtige Einteilung der Krebsformen gewonnen: Es gibt einen Primärtumor, und von ihm aus bilden sich Streu-Tumoren. Modern ausgedrückt: Vom Primärtumor aus entwickeln sich Tochtergeschwülste (= Metastasen). Das gilt heute unverändert.

Zellen und Gewebe

Dass Tumoren aus Zellen bestehen, war lange bekannt, ehe man wusste, was eine Zelle eigentlich ist. Als z. B. 1773 die Akademie von Lyon die Preisfrage stellte:

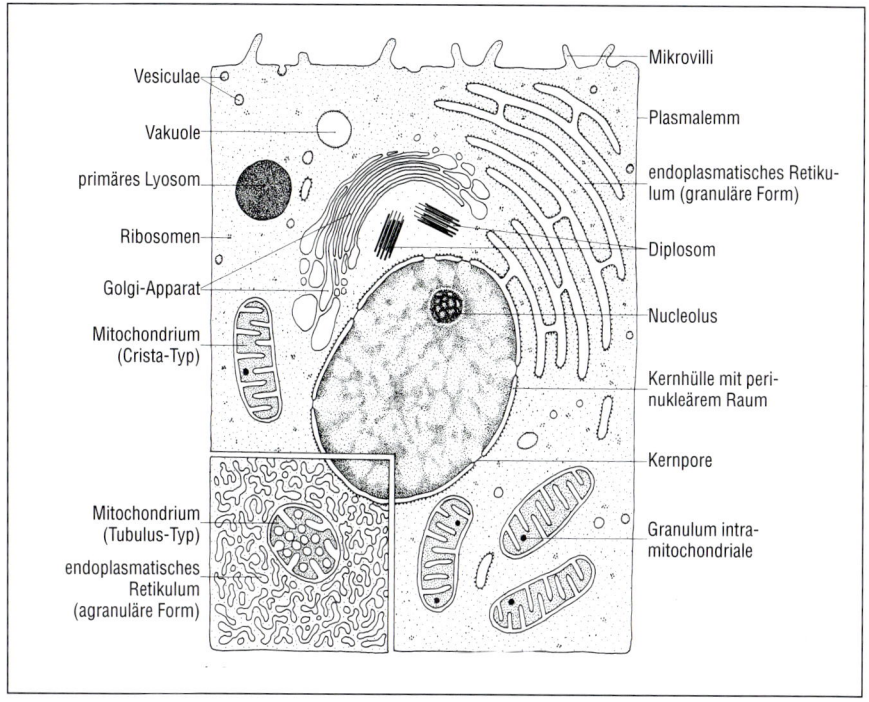

Abbildung 3. Allgemeines Schema der Zelle (6).

»Qu'est-ce que le Cancer?«, zu deutsch: »Was ist Krebs?«, schrieb Bernard Peyrilhe (1735 – 1804): Der Sitz des Krebses ist in den Drüsen und in jedem Organ, »formé d'un tissue cellulaire«, allerdings nach der Cartesianischen Schule verursacht durch krankhaft veränderte Lymphe. »Tissue cellulaire«, also zelluläres Gewebe, das sind zwei Begriffsteile, die erklärt werden müssen.

Beginnen wir mit der *Zelle*: Was ist eine Zelle? Nach einem vereinfachten Schema (Abb. 3) liegt mehr oder weniger in der Mitte der Zelle eine meist runde Kugel, der Zellkern. Er ist von der Kernwand mit vielen Poren umgeben und enthält ein dichteres, ebenfalls rundes Gebilde, das Kernkörperchen (= Nucleolus). Das Innere des Kernes ist verschieden anfärbbar. Es enthält in äußerst dichter Verpackung die Erbsubstanz in Form der Doppelhelix der Desoxyribonukleinsäure, und zwar so dicht, dass sie nicht einmal im Elektronenmikroskop sichtbar ist. Auf Einzelheiten der Genfunktionen und die Übertragung der genetischen Prägungen auf das den Kern umgebende Zytoplasma und dann auf das Gewebe und schließlich auf das Individuum werden wir später eingehen.

Das Zytoplasma, der eigentlichen Zellleib (Abb. 3), ist von einer mehrschichtigen Membran, dem Plasmalemm, umgeben, welche die Zelle fest umschließt, aber auch den Durchtritt von Molekülen erlaubt. An der Oberfläche könne kleine Zotten (= Mikrovilli) für die Eigenbewegung der Zelle oder z. B. in den oberen Schichten von Schleimhäuten für den Transport von Sekreten sorgen. Im Inneren des Zytoplasmas liegen kleine und größere Blasen (Vesiculae und Vakuolen) und viele Strukturen, die für die zelleigenen Funktionen verantwortlich sind.

Da ist das endoplasmatische Retikulum, ein kanalartiges Netzwerk von Röhren und Lagunen. Auf seinen Außenmembranen liegen bei der granulären Form, dem rauen endoplasmatischen Retikulum, die Ribosomen, welche die Proteine (= Eiweißkörper) produzieren. Ribosomen schwimmen auch frei im Zellleib, der durch das filamentäre Zytoskelett seine Form erhält. Das glatte, agranuläre endoplasmatische Retikulum ist frei von Ribosomen und führt z. B. in der Leber vorwiegend Entgiftungsfunktionen durch. Die Mitochondrien sind die Energieproduzenten des Zellstoffwechsels, die »Kraftwerke« der Zelle. Dass es mindestens zwei Typen gibt, wie in Abbildung 3 dargestellt, nämlich den Crista-Typ und den Tubulus-Typ, braucht uns hier vorerst nicht zu interessieren. Wichtiger sind die Lysosomen, eine Art »Verdauungsbläschen«, die überflüssige Zellbestandteile oder Fremdkörper abbauen können. Der Golgi-Apparat lenkt den Transport der an den Ribosomen gebildeten Eiweißkörper. In Drüsenzellen steuert er die Sekretion der Drüsensäfte. Ein kleines Doppelorganell, das Zentriol, ist in Abbildung 3 als »Diplosom« dargestellt. Es ist ein für die Zellteilung wichtiges Organell.

Denn das ist eine entscheidende Eigenschaft der Zelle: Sie kann sich teilen, sich vermehren, und so entstehen aus vielen Zellen die *Gewebe*. Jedes Gewebe besteht aus sehr verschiedenen Zellarten: Funktionszellen, die zum Beispiel in Drüsen verschiedene Sekrete produzieren.

Hochkomplizierte Gebilde sind also die Gewebe und ihre Zellen, und noch dazu sind sie hochspezialisiert: Das Gewebe in den Lungen leistet die Atmung. Im Magen-Darm-Trakt wird die Nahrung aufgenommen, aufbereitet und die Abfallprodukte werden ausgeschieden. Drüsen verschiedener Art sorgen für die dazu nötigen Sekrete. Die Leber ist Zentrum des gesamten Stoffwechsels und produziert die Galle. Die Nieren filtrieren täglich mehrere Liter Blutserum, und mit dem Harn verlassen die löslichen Teile des Abfalls den Organismus. Dickdarm und Nieren sind also die »Entsorgungsorgane« des Menschen. Der Herzmuskel sorgt für den steten Blutstrom, das Knochensystem für die Statik, das Gehirn für die Koordination – auch des Geistes, des Denkens – und die Haut schützt alles vor den Gefahren der Umwelt. Ist der Mensch nicht genial konstruiert? Damit ist eine grobe und freilich nur oberflächliche Charakterisierung des Gewebeaufbaus vermittelt. Aber sie gibt einen Einblick in die zunächst kaum vorstellbare Spezialisierung derjenigen Elemente, denen wir unser Leben verdanken. Und die kleinste Einheit, die selbst leben kann, ist die Zelle. Die noch viel kleineren Viren können nur innerhalb von Zellen leben, sind also keine Lebewesen. Deshalb wurde oben versucht, eine detaillierte Darstellung der Zelle und ihrer Innenstruktur zu geben. Das ist notwendig zum Verständnis alles Folgenden. »Omnis cellula e cellula« (= Jede Zelle entsteht aus einer Zelle) formulierte 1858 Rudolf Virchow (1821 – 1902) und begründete damit die Zellularpathologie. Sie bildet heute, wenn auch vielfach modifiziert, noch immer die Grundlage der gesamten Medizin und damit auch der Krebsforschung. Rudolf Virchow veröffentlichte dazu 1863 das Standardbuch seines Jahrhunderts unter dem schlichten Titel »Die krankhaften Geschwülste«.

Was aber ist an den *Geschwülsten*, an ihren Zellen, krank? Diese Frage ist heute klar zu beantworten: Die Zellen haben die oben beschriebene Organdifferenzierung weitgehend verloren, sind also keine spezifisch aktiven Zellen mehr, sind also keine Leberzellen, keine Nieren-, Darm- oder Gehirnzellen, sondern entdifferenzierte Zellen, die nur ein Ziel kennen: ihre eigene Vermehrung. Und so wächst das Krebsgewebe ohne Rücksicht auf das Organ, in dem es entstanden ist, oft erst langsam, dann aber immer schneller und schneller und zerstört damit sein Stammorgan und schließlich seinen Organismus – und damit sich selbst. *Der Krebstod ist Folge eines suizidalen Ausstiegs aus der Sozialordnung der Gewebe, zumeist beginnend mit einer einzigen Zelle, die sich der vorgegebenen Ordnung entzieht.*

Gliederung der Tumoren

Wie jeder Anarchist unserer menschlichen Gesellschaft zeigt auch die Krebszelle noch Eigenschaften ihrer Herkunft, wenigstens lange Zeit, wenn nicht bis zum Tod des Trägers. Diese Reste der Differenzierung sind ungemein wichtig. Sie geben uns die Möglichkeit, die Tumoren in verschiedene Typen zu gliedern. Das ist mehr als bloß eine Einteilung nach dem Aussehen der Tumoren und ihrer Zellen. Wichtig ist: Das liefert die Grundlagen zur Unterscheidung verschiedener Wachstumsintensitäten, also einer Graduierung der Bösartigkeit und damit vielfach die Grundlage der Therapie. Es lohnt sich also, diese Gliederung genauer darzustellen. Sie beruht auf der oben genannten Zellularpathologie, also auf der Gestalt und dem biologischen Verhalten der Tumorzellen.

Wir unterscheiden gutartige und bösartige Tumoren (Tab. I).

Gutartige Tumoren kopieren meist genau den Zelltyp, aus dem sie hervorgegangen sind. So enthalten gutartige Tumoren des Drüsengewebes – man nennt sie *Adenome* – die gleichen Zellen wie die Drüsen ihrer Herkunft. Darmadenome bestehen also aus differenzierten Darmzellen, Speicheldrüsenadenome aus einem Zelltyp der normalen Speicheldrüsen, um nur zwei Beispiele zu nennen. Gutartige Tumoren der Deckgewebe, also z. B. der Haut oder der Harnblase heißen *Papillome*. Stammen die Tumorzellen von Muskelgewebe ab, so enthalten sie Muskelzellen.

Am häufigsten und am bekanntesten sind in dieser Gruppe die *Myome* der Gebärmutter (Abb. 4 oben). Bei über 90 % aller Frauen über 40 entwickeln sich solche Tumoren. Sie sind die häufigsten Ursachen einer operativen Entfernung der Gebärmutter (= Uterusexstirpation), da sie zu intensiven Blutungen (= Menorrhagien) führen.

Tabelle I. Systematik der wichtigsten Tumoren.

Ausgangsgewebe	Gutartiger Tumor	Bösartiger Tumor
Drüsengewebe	Adenom	Adenokarzinom
Deckgewebe	Papillom	Plattenepithelkarzinom
Muskelgewebe	Myom	Myosarkom
Fettgewebe	Lipom	Liposarkom
Knorpelgewebe	Chondrom	Chondrosarkom
Knochengewebe	Osteom	Osteosarkom
Hirnhäute	Meningeom	Meningeosarkom
Lymphgewebe	–	Lymphom
Weiße Blutkörperchen	–	Leukämie
Gliazellen des ZNS	(Gliom)	Glioblastom
Pigmentierte Hautzellen	Nävuszell-Nävus	Malignes Melanom
Embryonale Nierenanlage	–	Nephroblastom (Wilms-Tumor)
Embryonale vegetative Nervenzellen	Neurom	Neuroblastom
Keimzellen	reifes Teratom	unreifes Teratom

Tabelle II. Merkmale gut- und bösartiger Tumoren.

Charakterisierung	Merkmal	Gutartig	Bösartig
Klinisches Verhalten	Wachstum	langsam	rasch
	Allgemeinbefinden	meist nur leicht beeinflusst	zunehmend verschlechternd
	Verlaufsdauer	meist lang	unterschiedlich
	Metastasen	keine	fast immer
	Verhalten nach Resektion	geheilt	oft Rezidive
Histologisches Bild	Begrenzung	scharf	unscharf
	Wachstumsart	verdrängend	invasiv und zerstörend
	umgebende Entzündung	fehlt	meist vorhanden
	Differenzierung	hoch	sehr verschieden
	Zellanordnung	organspezifisch	ungeordnet

Gutartige Tumoren aus Fettzellen sind die *Lipome*, aus Knorpel- und Knochenzellen im Skelettsystem entstehen die *Chondrome* und die *Osteome*. Sie sind nur dann gefährlich, wenn sie die Knochen oder die Gelenke arrodieren, also angreifen oder zerstören. Lebensgefährlich sind dagegen die biologisch gutartigen Geschwülste der Hirnhäute, die *Meningeome*; denn der Schädel fasst nur ein begrenztes Volumen. So führen die Meningeome durch ihr bloßes Wachstum, auch wenn es meist langsam verläuft, zur Hirndrucksteigerung, d. h. zur Kompression der lebenswichtigen Teile des Mittelhirns und des Stammhirns. Hier hilft nur die rechtzeitige Öffnung des Schädels, die Trepanation, mit operativer Entfernung der Geschwulst.

Gutartige Tumoren können also durchaus das Leben bedrohen, obwohl sie (Tab. II) langsam wachsen, obwohl die Allgemeinstörung des Patienten meist leicht und die Verlaufsdauer meist lang ist. Sie setzen keine Metastasen (Tochtergeschwülste) und sind nach der Resektion als geheilt zu betrachten.

Anders die *bösartigen Tumoren*. Sie wachsen rasch, und das Allgemeinbefinden der Patienten verschlechtert sich zunehmend. Die Verlaufsdauer kann kurz sein, sie kann sich aber über Jahre hinziehen. Metastasen (= Tochtergeschwülste) sind häufig, wenn nicht die Regel, und nach operativer Resektion treten oft Rückfälle (= Rezidive) auf.

Hauptursache dieses Verhaltens ist die Wachstumsintensität: Gutartige Tumoren wachsen verdrängend, bösartige invasiv, d. h. sie wachsen unmittelbar in die benachbarten Gewebe ein. Schon mit bloßem Auge ist auf der Schnittfläche die Begrenzung bösartiger Tumoren immer unscharf im Gegensatz zu den gutartigen Tumoren (Abb. 4).

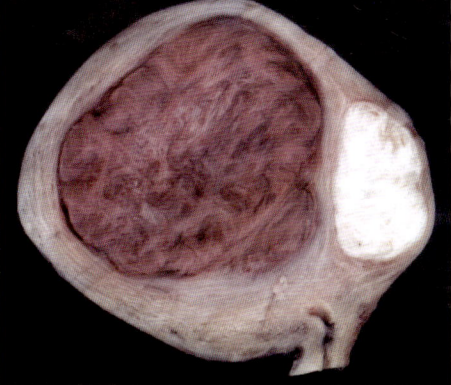

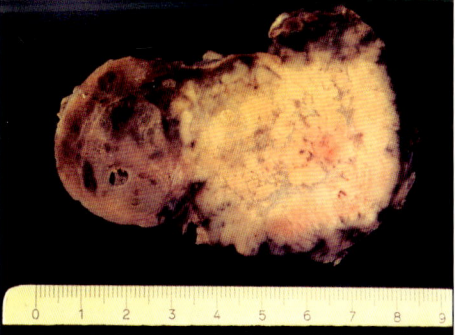

Abbildung 4. Vergleich eines gutartigen und eines bösartigen Tumors an der Schnittfläche. Oben: zwei verschieden große Myome in der Gebärmutter mit scharfer Begrenzung; das linke, größere ist durch Einblutungen rot gefärbt. Unten: ein Schilddrüsenkarzinom mit unscharfer Begrenzung gegen das umgebende Gewebe (10).

Die Bezeichnung auch der bösartigen Tumoren richtet sich nach dem ursprünglichen Zelltyp (Tab. I). Bösartige drüsige Tumoren heißen *Adenokarzinome*. Gehen die Tumoren vom Plattenepithel aus, heißen sie *Plattenepithelkarzinome*, um nur zwei Beispiele zu nennen.

Die Natur spielt, wie sie will: Es gibt Fälle, in denen die oben genannte klare Gliederung nicht stimmt; diese Tumoren sind gar nicht selten. So werden z. B. im Dickdarm aus gutartigen Adenomen oft Karzinome. Folgerung: alle Dickdarmadenome sollen entfernt werden. Das Gleiche gilt – in Grenzen – für die gutartigen Papillome der Harnblase, während Myome der Gebärmutter nie bösartig werden.

In seltenen Fällen ist auch dem geübten Kliniker und Pathologen die Unterscheidung zwischen gutartig und bösartig nach Tabelle II nicht sicher möglich. Das gilt z. B. für Tumoren der Eierstöcke und der Schilddrüse. Hier entscheidet oft erst der klinische Verlauf.

Die feingewebliche Untersuchung (= Histologie) kann oft erst nach Anfertigung von Hunderten von Serien-Schnittpräparaten die Zeichen der Bösartigkeit finden, etwa einen Durchbruch durch die den Tumor umgebende Kapsel oder das Einwachsen von Tumorzellen in Blut- oder Lymphgefäße.

Die Gliederung der Tumormerkmale in Tabelle II gilt im Prinzip für alle Tumorformen, wobei noch hinzugefügt werden muss: *Karzinome* sind nur Tumoren aus Epithelgewebe. Alle anderen Tumoren gehen aus dem sogenannten Mesenchym, dem Gewebe des mittleren embryonalen Keimblattes, hervor; sie heißen *Sarkome*. Die wichtigsten Namen enthält – zusammen mit den gutartigen mesenchymalen Tumoren – die Tabelle I.

Einige *Sonderformen* müssen noch erwähnt werden.

Da gibt es unter den Karzinomen solche, die zwar vorhanden sind, aber nicht wachsen. Man nennt sie »latente« Karzinome. Sie sind insbesondere in der Prostata ungemein häufig: Über 50 % aller Männer, die 80 Jahre oder älter sind, tragen solche mit sich und sind und bleiben doch gesund, zumindest was die Prostata betrifft. Folgerung: Wenn bei einem 80-Jährigen ein positiver Serumtest des prostataspezifischen Antigens (PSA) festgestellt wird, ein meist sicheres Anzeichen für ein Prostatakarzinom, kann man warten, kontrollieren und die Operation verschieben oder auch ganz darauf verzichten (s. S. 91).

Ähnlich verhält es sich mit dem *Carcinoma in situ*, also einem Karzinom »am Ort«. Dieses bleibt – zumindest sehr lange – an seinem Entstehungsort, ohne in die Umgebung einzuwachsen. Diesen Tumor gibt es vor allem im Gebärmutterhals, in der Brust, in der Schleimhaut des Kehlkopfes, der Bronchien, der Harnblase usw.

In der Haut hat man ihm einen eigenen Namen gegeben: Er heißt hier *Morbus Bowen*. Von diesen In-situ-Karzinomen gehen keine Metastasen aus. In der Gebärmutter bilden sie sich in fast 30 % der Fälle unbehandelt zurück. 20 % bleiben über Jahre unverändert bestehen. 50 % gehen schließlich in ein Karzinom über. Im Magen nennt man einen ähnlichen Tumor *»Frühkarzinom«*, und zwar aus folgendem Grund: Er ist auf die Schleimhaut begrenzt und wächst nicht in die Tiefe. Aber in 5 bis 10 % setzt er Metastasen in die regionären Lymphdrüsen. Folgerung: Er muss entfernt werden.

Sonderformen sind schließlich alle krankhaften Neubildungen der Blutzellen: die malignen *Lymphome* und die *Leukämien*. Sie sollen später etwas ausführlicher behandelt werden.

In den Nieren gibt es eine Sonderform, die aus undifferenzierten Zellen der embryonalen Nierenanlage entsteht. Man nennt dieses *»Nephroblastom«* auch den *»Wilms-Tumor«* (s. Tab. I). Analog enthält das *»Neuroblastom«* nur embryonale Zellen des sympathischen Nervensystems. *Teratome* sind Tumoren, die Zellformen aller drei Keimblätter enthalten, also des Ektoderms, des Mesoderms und des Endoderms. Als gutartige Form heißen sie »reife Teratome«, als bösartige »unreife Teratome«. *Gliome* sind die häufigsten Tumoren des Zentralnervensystems. Sie wachsen unterschiedlich rasch und gehören daher nur begrenzt zur Gruppe der gutartigen Tumoren. Außerdem gilt für sie das Gleiche wie für die Meningeome: Sie erhöhen den Hirndruck und müssen daher möglichst rasch entfernt werden. Glioblastome sind primär hochmaligne. Schwarz-braune Hauttumoren sind *Nävuszell-Tumoren*, wenn sie gutartig sind. Die bösartigen Formen sind die *»malignen Melanome«*. Das ist der mit Recht so gefürchtete »schwarze Hautkrebs«. Eine Übersicht auch dieser Tumoren gibt Tabelle I.

Lymphome und Leukämien

Sie wurden oben den Sonderformen zugeordnet. Warum das?

Die *Lymphome* sind bösartige Tumoren der lymphatischen Organe, vor allem der Lymphdrüsen. Diese sind diffus im Organismus verteilt entsprechend ihrer Aufgabe als Filter gegen mit der Lymphe angeschwemmte Fremdkörper, vor allem Bakterien, aber auch Tumorzellen. Sie bestehen aus mehreren Zelltypen: *Makrophagen* (= Fresszellen), *Retikulumzellen* (= Stützzellen), vor allem aber *Lymphozyten*, die sich wiederum in mehrere Typen aufteilen. Ein Lymphknoten ist also ein kompliziertes Organsystem aus spezialisierten Zellen. Die Lymphozyten sind – vereinfacht ausgedrückt – Abwehrzellen, die selbst keine Fremdkörper aufnehmen – das obliegt den Makrophagen – sondern die Abwehrstoffe gegen die Fremdkörper und Fremdzellen bilden, sogenannte Antikörper, und zwar sehr spezifische. Auch gegen Tumorzellen bilden sie Abwehrstoffe. Sie sind sogar die wichtigsten körper-

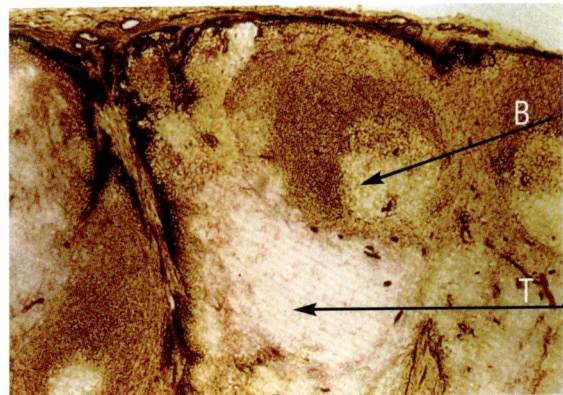

Abbildung 5. Histologie eines Lymphknotens mit immunhistochemischer Färbung der alkalischen Phosphatase (rot) und der 5-Nukleotidase (braun). Die Keimzentren (B) sind schwach positiv, die sie umgebenden B-Lymphozyten sind stark positiv für die 5-Nukleotidase, die T-Region (T) ist für 5-Nukleotidase negativ und schwach positiv für die alkalische Phosphatase. Vergrößerung 64fach (17).

eigenen Zellen im Kampf gegen den Krebs. Wir werden das noch genauer beschreiben müssen.

Wir verstehen aber schon jetzt: Die Lymphdrüsen (= Lymphknoten) bestehen aus hochdifferenzierten Zellen und jeder dieser Lymphozytentypen kann maligne entarten. Es gibt also eine Vielzahl von Lymphomen, je nach Zählart mindestens 14. Hier sollen nur die wichtigsten genannt werden.

Erstbeschreiber der Lymphome war ein Engländer: Thomas Hodgkin (1798 – 1866). Er beschrieb im Jahre 1832 in London sieben Fälle mit einer zum Tode führenden Schwellung der Lymphdrüsen und der Milz. Seitdem spricht man von der Hodgkin'schen Krankheit, oder vom *Morbus Hodgkin*. Nachträglich stellte man – auch in London – fest, dass unter den sieben von Hodgkin beschriebenen Krankheiten nur zwei wirkliche Lymphome waren. Fünf waren Tuberkulosen oder Leukämien. Der Name Morbus Hodgkin hat sich trotzdem gehalten, wie auch der schlichte Name Lymphome. Der Name »Lymphosarkome« (Paltauf 1896), der viel korrekter wäre, weil es sich um bösartige Tumoren aus Zellen des mittleren Keimblattes handelt, hat sich nicht durchgesetzt.

Die Lymphozyten bilden in der Rinde der Lymphknoten recht kompakte Gebilde: die Follikel. Sie enthalten bevorzugt einen spezifischen Zelltyp, die *B-Lymphozyten*. Dazwischen, im interfollikulären Gewebe, liegen vorwiegend *T-Lymphozyten* und *Makrophagen*. B- und T-Lymphozyten sind die wichtigsten Zellen. B-Lymphozyten heißen sie, weil sie zuerst in der Bursa Fabricii der Vögel entdeckt worden sind. Bei Menschen entstehen sie bevorzugt im Knochenmark, englisch „Bone marrow", was auch auf den Buchstaben B hinweist. Die T-Lymphozyten werden im jugendlichen Thymus, einem lymphatischen Organ im oberen Teil des Brustkorbes, geprägt. Beide Lymphozyten-Typen lassen sich feingeweblich mit enzymatischen Färbungen unterscheiden (Abb. 5) und haben verschiedene Funktionen. Hier ist erst einmal wichtig: Sie sind Stammzellen für verschiedene Lymphome.

Die *B-Zell-Lymphome* sind mit 80 % die häufigste Form. Zu den T-Zell-Lymphomen gehören etwa 10 %. Weitere 10 % sind Sonderformen, auf die noch verwiesen werden muss. Eine weitere grobe Einteilung beider Lymphomformen erfolgt nach dem Reifegrad der Zellen. Lymphome, die aus Vorläuferzellen entstehen, sind die »lymphoblastischen Lymphome«. Sie können akut auftreten und verlaufen dann oft rasch tödlich. Die chronischen Lymphomformen beginnen meist im Knochenmark und haben einen längeren Verlauf. Es gibt auch B-Zell-Lymphome, die im Magen, in den Lungen oder in der Haut beginnen. Eine Sonderform ist das »*Burkitt-Lymphom*«, ein sehr aggressives B-Zell-Lymphom. Dieser Typ ist vor allem in Afrika relativ häufig und dort meist mit dem Epstein-Barr-Virus verbunden. Dieser Tumor tritt vorwiegend am Hals auf. Generell gilt: T-Zell-Lymphome haben im allgemeinen eine schlechtere Prognose als B-Zell-Lymphome. »*Mycosis fungoides*« ist eine Form des T-Zell-Lymphoms, das ausschließlich die Haut befällt.

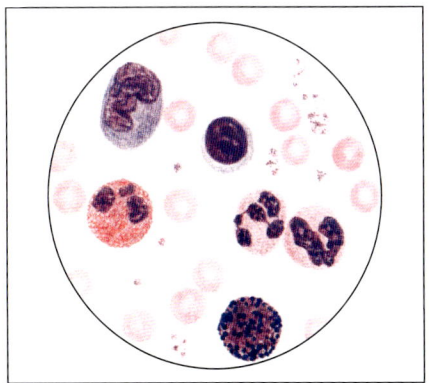
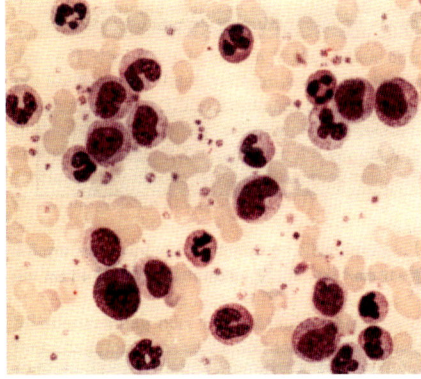

Abbildung 6. Normaler Blutzellenausstrich, gefärbt nach May-Grünwald-Giemsa in 1000facher Vergrößerung. Links oben ein Monozyt, darunter ein eosinophiler Granulozyt mit rot gefärbten Granula. Rechts oben ein Lymphozyt. Darunter zwei verschieden ausgereifte neutrophile Granulozyten. Unten ein basophiler Granulozyt mit blau gefärbten Granula. Dazwischen mehrere Blutplättchen mit feiner blauer Granulierung und blassroten Erythrozyten (6).

Abbildung 7. Blutzellenausstrich bei chronischer myeloischer Leukämie bei gleicher Färbung wie Abbildung 6. Das Blut enthält außer Erythrozyten und Blutplättchen fast nur verschieden reife neutrophile Granulozyten. Die unreifsten Formen haben annähernd runde oder eingekerbte Kerne. Mit der Reifung nimmt die Kerbung zu bis zur weitgehenden Trennung der Kern-Segmente z. B. links oben. Vergrößerung etwa 500fach (14).

Das klassische *Hodgkin-Lymphom* ist eine Erkrankung der westlichen Welt. In Asien ist es äußerst selten, in Afrika unbekannt. Auch bei ihm ist oft das eben genannte Epstein-Barr-Virus im Spiel. Ob es freilich die Ursache ist, weiß man noch nicht. Diese Erkrankung tritt zuerst in der unteren Halsregion, in den Achselhöhlen oder in den Lymphknoten der Hauptbronchien, also an den Lungen, auf. Primärsitz kann auch die Milz sein oder das Knochenmark, etwa in der unteren Wirbelsäule oder im Becken. Alle Lymphome, die nicht Hodgkin-Lymphome sind, werden als »*Non-Hodgkin-Lymphome*« zusammengefasst. Diese haben im Prinzip die gleichen Lokalisationen wie die Hodgkin-Lymphome.

Die *Leukämien* – so verschieden sie sind – haben alle den gleichen Ausgangsort: das Knochenmark. Sie haben auch alle die gleichen Merkmale: Das Blut wird von bösartigen Zellen überflutet, welche die normalen Blutzellen verdrängen und damit – rasch oder langsam – den Organismus töten. Dabei wuchern vor allem die sogenannten »weißen« Blutzellen, daher der Ausdruck »Leukämie«, das bedeutet Weißblütigkeit.

Die wichtigsten Fakten zum Thema Leukämien sind leicht erzählt:

Im normalen Blut kreisen neben der Überzahl der kernlosen roten Blutkörperchen (= Erythrozyten) mehrere Typen gesunder kernhaltiger Zellen, die sogenannten weißen Blutkörperchen, die Leukozyten. Im Blutausstrich unterscheidet man sie nach ihrer Kernform: Die meisten – es sind etwa 60 % – haben gelappte oder segmentierte Kerne (Abb. 6). Da diese Zellen in ihrem Zytoplasma Granula haben, heißen sie »*Granulozyten*«. 25 bis 30 % der übrigen Zellen enthalten runde Kerne und ein nur schmales Zytoplasma. Das sind die »*Lymphozyten*«, weil sie die typischen Zellen der lymphatische Organe sind. Etwas größere Zellen mit etwas größeren Kernen nennt man »*Monozyten*«.

Die Granulozyten können Granula enthalten, die sich in der typischen Färbung rot darstellen. Das sind die »eosinophilen Granulozyten«. Andere färben sich dabei blau an, das sind die »basophilen Granulozyten« (Abb. 6). Dass es unter den Lymphozyten – wie oben beschrieben – mindestens zwei Typen gibt, nämlich T- und B-Lymphozyten, kann man im gewöhnlichen Blutausstrich nicht unterscheiden.

Auch eine im Blut seltene, aber heute zunehmend wichtigere Zellform gehört im mikroskopischen Bild zu den Lymphozyten: die Stammzellen, also die Zellen, die noch nicht differenziert sind und von denen alle Blutzellen letztlich abstammen. Die Stammzellen sind außerordentlich wichtig für das Verständnis der Leukämien. Normalerweise differenzieren sich aus den pluripotenten Stammzellen die reifen Blutzellen.

Bei den Leukämien findet diese Reifung nicht oder nur unvollständig statt, und im Blut kreisen unreife Vorstufen der Blutzellen, z. B. die *Myeloblasten* in verschiedenen Reifungsgraden. Sie erreichen an Zahl zwar nicht die der roten Blutkörperchen, sind aber so stark vermehrt, dass die reifen Granulozyten in der Minderzahl sind (Abb. 7).

Als »*chronische myeloische Leukämie (= CML)*« beginnt die Erkrankung schleichend und wird meist erst im Zusammenhang mit einer infektiösen Erkrankung entdeckt. Die unreifen Vorstufen der Granulozyten haben nämlich nicht die Fähigkeit, Bakterien abzutöten, womit die Granulozyten normalerweise den Organismus schützen. Noch immer erkranken und sterben Patienten mit einer chronischen myeloischen Leukämie an einer Allgemeininfektion. Befallen werden vorwiegend Menschen im mittleren Lebensalter.

Wenn die Erkrankung nicht geheilt werden kann, geht sie in drei bis vier Jahren in eine bösartigere, akute Form über. Jetzt überwiegen im Knochenmark und im Blut mehr und mehr die relativ großen, sehr unreifen Myeloblasten; es kann auch ein regelrechter »*Blastenschub*« auftreten. Die Myeloblasten verdrängen im Knochenmark die normalen Vorformen aller Blutzellen, vor allem auch der roten Blutkörperchen, und die Erkrankung kann dann rasch zum Tode führen, einfach weil die normalen Blutzellen nicht in ausreichendem Maße gebildet werden.

Ganz ähnlich ist der klinische Verlauf bei den chronischen und den *akuten lymphatischen Leukämien*. Im Knochenmark und im peripheren Blut treten jetzt massenhaft unreife Lymphozyten, sogenannte »Lymphoblasten« auf. Wie oben schon ausgeführt, gehen viele Lymphome in eine lymphatische Leukämie über. Die *CLL (= chronische lymphatische Leukämie)* des älteren Menschen verläuft oft sehr langsam, sodass diese Patienten gar nicht an der Leukämie, sondern an einer anderen Krankheit sterben.

Übrigens: Auch die Vorformen der roten Blutkörperchen, die »Erythroblasten«, können leukämisch entarten. Man spricht dann von einer *Erythroleukämie* oder *Erythrämie*. Das Gleiche gilt für die Vorformen der Monozyten; es entsteht eine Monozytenleukämie. Wenn die Vorformen der Blutplättchen, der Thrombozyten (Abb. 6), entarten, entsteht eine »Thrombozythämie«. Die bösartig entarteten Zellen können ihre normale Funktion nicht mehr ausüben. So bilden die kranken Thrombozyten keine Blutgerinnsel. Die Folge ist eine massive Störung der Blutgerinnung, und die Patienten verbluten gelegentlich an nur kleinen Verletzungen. Im Vergleich zu den myeloischen und lymphatischen Leukämien sind dies freilich relativ seltene Erkrankungen, aber sie mussten erwähnt werden.

Rückblick

Zellen, die kleinsten lebensfähigen Einheiten der menschlichen Gewebe, sind auch die Bausteine aller Tumoren. Obwohl diese Zellen in ihren bösartigen Formen ihre Funktionen verloren haben und sich statt dessen ungebremst, »anarchisch« vermehren, bleiben gewebseigene Charakteristika meist noch lange erhalten. Auf ihnen beruht die Gliederung nicht nur in gutartige – meist langsam und nur verdrängend wachsende – und bösartige Tumoren, die rasch und zerstörend in die Umgebung eindringen. Die Gliederung erfolgt auch auch nach der Gestalt der Zellen (= Morphologie) und ihrem Verhalten.

Tumoren der epithelialen Reihe sind in der gutartigen Gruppe die Adenome (= Drüsentumoren) und die Papillome (= Tumoren des Deckepithels). In der bösartigen Gruppe sind dies die Karzinome im engeren Sinne. Alle Tumoren aus dem mittleren Keimblatt der Embryonalentwicklung sind je nach ihrem Gewebetyp z. B. Myome, wenn sie aus Muskelzellen bestehen, Lipome aus Fettzellen, Chondrome aus Knorpelzellen, Osteome aus Knochenzellen usw. Die bösartigen Geschwülste dieser Gruppe sind die Sarkome. Zu ihnen gehören auch die Lymphome und Leukämien, hier ausdrücklich als Sonderformen dargestellt.

Die aus den verschiedenen Lymphozytentypen bestehenden Lymphome können überall dort entstehen, wo normalerweise Lymphknoten liegen, besonders am Hals, in den Achselhöhlen und Leistenbeugen. Leukämien entstehen bevorzugt im Knochenmark. Ihr Zelltyp entspricht den normalen Blutzellen: Aus den pluripotenten Stammzellen der Granulozyten entstehen die myeloischen Leukämien, aus denen der Lymphozyten die lymphatischen Leukämien, wobei die akuten Formen rascher verlaufen als die chronischen.

Auch auf einige andere, seltenere Sonderformen wurde verwiesen.

3 Statistiken

Vorausschau

> Weltweit starben im Jahr 2002 6,7 Millionen Menschen an Krebs. Die geografische Verteilung ist global sehr unterschiedlich. Generell steht beim Mann der Lungenkrebs an der Spitze, bei der Frau der Brustkrebs. In den Entwicklungsländern folgt beim Mann als zweithäufigster Tumor der Magenkrebs, bei der Frau der Gebärmutterhalskrebs. Die Fünf-Jahres-Heilungen unterscheiden sich in den verschiedenen Regionen je nach Tumortyp und Lokalisation. Tumoren bei Kindern – vor allem Leukämien – bieten in den meisten Fällen eine bessere Lebenserwartung als die Tumoren Erwachsener. Alle statistischen Ergebnisse werden weltweit gesammelt und regelmäßig veröffentlicht.

Sofort tauchen Fragen auf: Wie viele Krebsarten gibt es eigentlich und in welchen Organen sind sie häufig, in welchen selten? In welchem Alter erkranken die Menschen an Krebs und wie viele sind es pro Jahr? Gibt es geografische Unterschiede in Europa und in der ganzen Welt? Wie hoch ist die durchschnittliche Lebenserwartung, wenn Krebs festgestellt worden ist? Was kann ich tun, um eine Krebserkrankung zu vermeiden?

Die Antwort auf die letzte Frage muss verschoben werden; dazu braucht man genauere Kenntnisse über die Entstehungswege und die Ursachen des Krebses. Alle anderen Fragen sind Themen dieses Kapitels, auch wenn es den recht nüchternen Titel »Statistiken« trägt, der eher theoretisch denn praktisch klingt.

Tumorarten

Wie viele Tumorarten es gibt, hängt von den Unterscheidungs-Kriterien ab. Die Tabelle I (s. Kapitel 2) enthält die Namen der wichtigsten Tumorarten. Es sind allerdings Namen von Gruppen, die sich vielfältig untergliedern lassen. Solche Untergliederungen werden vor allem nach zwei Faktoren vorgenommen: der Lokalisation und dem mikroskopischen Bild. Das Letztgenannte ist deshalb wichtig, weil es vielfach die Behandlung und die mögliche Lebenserwartung bestimmt.

Solche Aussagen sind nur in breit angelegten Studien zu gewinnen, möglichst weltweit. In Genf ist die Zentrale der Weltgesundheitsorganisation (WHO = World Health Organisation). Diese beschäftigt sich seit über 40 Jahren auch mit diesen Fragen. Sie veröffentlicht in etwa zehnjährigem Abstand einen Sammelband aller Krebsbezeichnungen und der wächst von Mal zu Mal. Die zunehmende Zahl der

Tumorformen in der mikroskopischen Diagnostik und damit die Zahl der Diagnosetypen kann durchaus als Zeichen des Fortschrittes in der Forschung angesehen werden. 2000 erschien die 3. Auflage der »International Classification of Diseases for Oncology« (= ICD-O-3). Sie enthält über 2000 Namen verschiedener Tumoren, wobei allerdings auch die gutartigen Tumoren enthalten sind.

Die ICD-O-3 enthält auch eine exakte Gliederung und Nummerierung der Tumoren nach ihrer Lokalisation. Wieder eine fast erschreckende Zahl: Es sind 244, wobei die Lokalisationen noch untergliedert sind in bis zur 20 Teilgruppen. Den Außenstehenden mag das erstaunen; denn in dieses System fließt viel Arbeit und sehr viel Geld. Aber ein Beispiel erläutert, wie wichtig dieses System ist: Erinnert sei an die oben vermittelte Unterscheidung der Leukämien. Da war die Rede von der akuten lymphatischen Leukämie (ALL), die meist rasch verläuft und intensiv behandelt werden muss. Die chronische lymphatische Leukämie (CLL) kann dagegen im Alter so langsam voranschreiten, dass gar keine Behandlung notwendig ist. Man muss freilich genau wissen, welcher Typ vorliegt. Um sich international zu verständigen, und zwar möglichst einfach und zugleich sicher, gibt die ICD-O-3 jedem Tumortyp eine fünfstellige Nummer. Wenn also zum Beispiel eine Ärztegruppe in Kalifornien neue Erfahrungen mit einem neuen Krebsmedikament an einem bestimmten Tumor gesammelt hat und die Ergebnisse online oder gedruckt veröffentlicht, gibt sie die aktuelle ICD-O-3 Nummer an, und alle Ärzte der Welt wissen Bescheid.

Lokalisationen und Häufigkeiten

Auch zu diesen Themen steht das Genaueste und Neueste in der ICD-O-3. Aber so im Einzelnen braucht das nur der Spezialist. Wir können hier vereinfachen. Wir wollen nur wissen, wie häufig die Tumoren in den verschiedenen Organen sind. Das steht am genauesten im CIFC, was bedeutet »Cancer Incidences in Five Continents«, also Krankheitshäufigkeiten in fünf Kontinenten. Auch dieses Buch wird von der WHO herausgegeben, zusammen mit der IARC, der »International Agency for Research on Cancer« in Lyon, im Deutschen vereinfacht Europäisches Krebsforschungszentrum genannt. Dieses Zentrum veröffentlichte im März 2003 wieder zusammen mit der WHO einen Welt-Krebsbericht (World Cancer Report). Der Leser möge verzeihen, dass hier diese internationalen Instanzen genannt werden. Aber sie sind nun einmal wichtig, wenn man sich mit der aktuellen Krebslandschaft befassen will.

Alle Häufigkeitsdaten beruhen auf den Ergebnissen der *Krebsregister*, die im CIFC genau aufgelistet und mit Adressen genannt werden: In Afrika sind es 5, in Asien 24, in Europa 76 (davon ganze zwei in Deutschland!), in Nordamerika 25, im Ozeanischen Archipel (einschließlich Australien) 9 und in Süd- und Mittelamerika 11. In Deutschland bremste die hier besonders strenge Datenschutzgesetzgebung den Aufbau von epidemiologischen Krebsregistern. Das 1921 gegründete Krebsregister in Hamburg – es war das erste Register weltweit! – und das Register der ehemaligen DDR wurden 1990 bzw. 1992 mit Rücksicht auf den Datenschutz geschlossen, und in beiden Gebieten musste ab 1994 neu begonnen werden. Im Saarland besteht seit 1970 ein landesweites Register mit fast vollständiger Erfassung. Das größte deutsche Bundesland, Nordrhein-Westfalen, baut erst seit Juni 2005 ein landesweites Register mit gesetzlich festgelegter Meldepflicht auf, fußend auf dem seit 1985 bevölkerungsbezogenen Krebsregister des Regierungsbezirks Münster. In allen deutschen Bundesländern laufen parallele Entwicklungen.

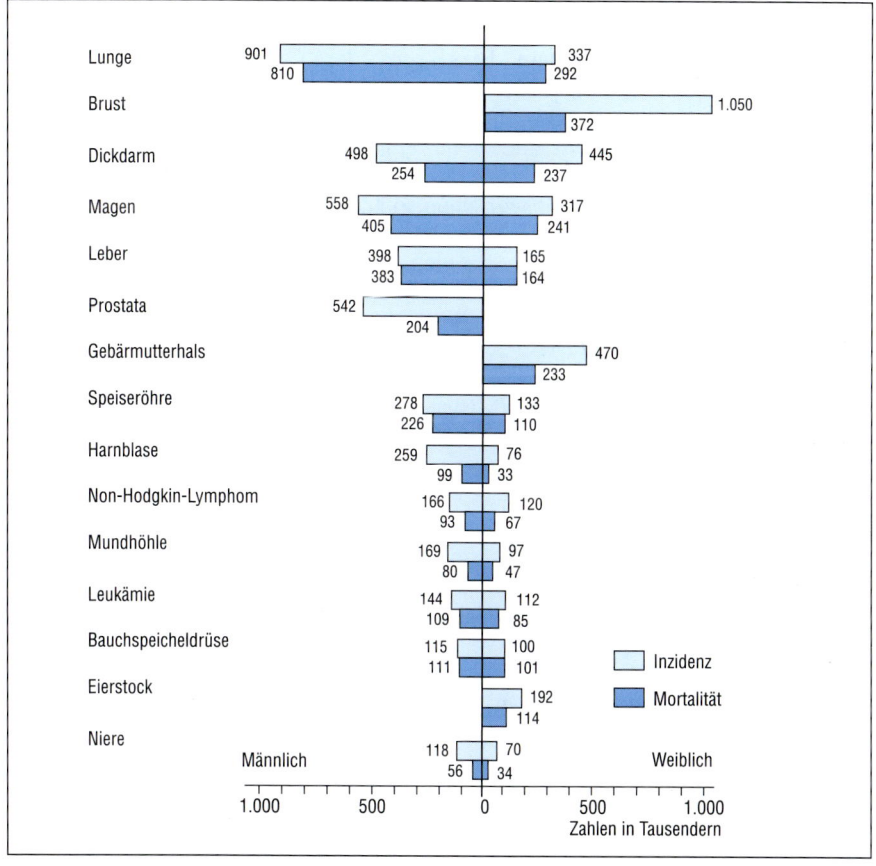

Abbildung 8. Häufigkeit (= Inzidenz) und Sterblichkeit (= Mortalität) der häufigsten Krebsformen weltweit. Zahlen in Tausendern (28).

Die weltweiten *Häufigkeiten* und *Sterblichkeiten* bei den häufigsten Krebsarten sind in Abbildung 8 wiedergeben. Addiert man die Daten von Frauen und Männern, dann ist der Lungenkrebs mit 1 238 000 Erkrankungen pro Jahr der häufigste Tumor, gefolgt vom Brustkrebs der Frau mit 1 050 000, dem Dickdarmkrebs mit 943 000 und dem Krebs des Magens mit 875 000.

Allerdings gibt es erhebliche *geografische Unterschiede*: In Deutschland war 2002 mit 26,8 % der Brustkrebs der häufigste Tumor der Frau, gefolgt vom Darmkrebs mit 17,4 % und dem Lungenkrebs mit 6,1 %. Bei den Männern sind am häufigsten der Prostatakrebs mit 22,3 % und 16,3 % der Dickdarmkrebs, gefolgt vom Lungenkrebs mit 14,9 % und dem Harnblasenkrebs mit 14,9 % (nach den 2006 von der Gesellschaft der epidemiologischen Krebsregister in Deutschland e.V. veröffentlichten Daten). Über die Ursachen der Häufigkeitsunterschiede zur weltweiten Verteilung wird noch zu sprechen sein. In den Entwicklungsländern ist übrigens bei der Frau nach dem Brustkrebs der Gebärmutterhalskrebs der zweithäufigste Tumor, gefolgt vom Magen-, Lungen- und Dickdarmkrebs. Beim Mann steht nach dem Lungen- und dem Magenkrebs der Leberkrebs an 3. Stelle, ein Tumor, der in den Industrieländern nur eine geringere Rolle spielt.

In welchem *Alter* erkranken die Menschen an Krebs?

Auch dabei gibt es erhebliche Unterschiede je nach der Lokalisation (Tab. III). Die meisten Erkrankungen an Krebs betreffen Menschen ab dem sechsten Lebensjahrzehnt. Das gilt sowohl für die Krebsformen der Verdauungsorgane als

Tabelle III. Mittleres Erkrankungsalter (ME) und 5-Jahres-Heilungsraten der wichtigsten Krebsformen des Erwachsenen in Deutschland 1974 – 2002. L.-Jahr = Lebensjahr.

Lokalisation	ME 2002	5-Jahres-Heilungsraten					
		1974	1979	1984	1989	1997	2002
Magen	71. L.-Jahr	18 %	20 %	24 %	26 %	30 %	32 %
Darm	70. L.-Jahr	29 %	42 %	43 %	50 %	55 %	60 %
Lungen	68. L.-Jahr	9 %	9 %	10 %	11 %	12 %	14 %
Prostata	74. L.-Jahr	56 %	59 %	63 %	69 %	79 %	85 %
Brust	63. L.-Jahr	56 %	59 %	63 %	68 %	79 %	80 %
Gebärmutterhals	68. L.-Jahr	62 %	62 %	63 %	65 %	65 %	67 %
Eierstöcke	65. L.-Jahr	26 %	28 %	30 %	34 %	39 %	42 %
Nieren	67. L.-Jahr	44 %	50 %	56 %	58 %	63 %	68 %
Hoden	35. L.-Jahr	64 %	72 %	76 %	92 %	95 %	98 %
Malignes Melanom	57. L.-Jahr	47 %	62 %	74 %	74 %	83 %	85 %
Lymphome	58. L.-Jahr	34 %	41 %	52 %	60 %	61 %	66 %
Leukämien	63. L.-Jahr	17 %	18 %	20 %	42 %	43 %	46 %

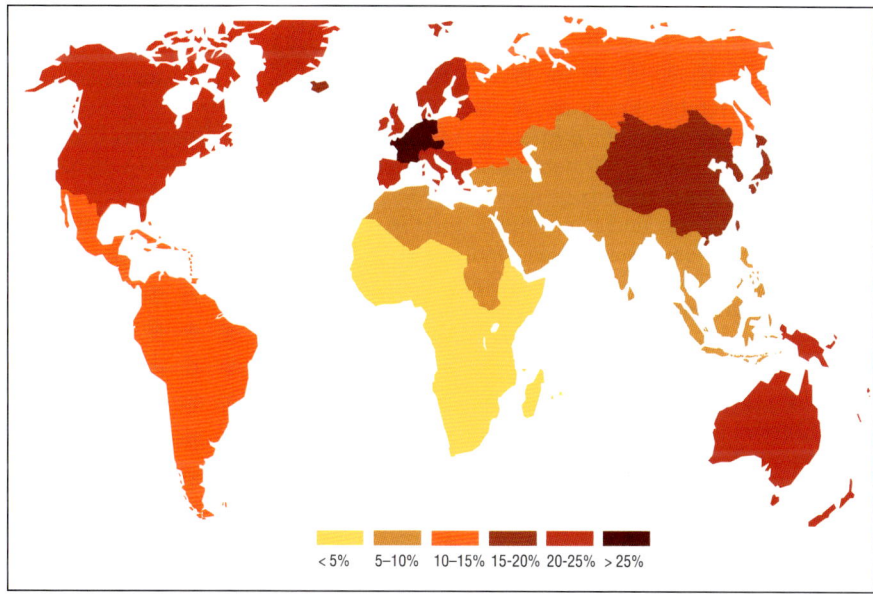

Abbildung 9. Krebstodesfälle im Jahr 2002 weltweit (8).

Tabelle zu Abb. 9. Im Jahr 2002 starben weltweit 6,7 Millionen Menschen an Krebs.

	Gesamtzahl	Männer	Frauen	Anteil der an Krebs Verstorbenen
Nordamerika	631 900	331 200	300 700	20–25 %
Zentral-, Südamerika und Karibik	479 900	245 000	234 000	10–15 %
Nordeuropa	241 100	126 300	114 800	20–25 %
Westeuropa	475 100	264 700	210 400	> 25 %
Südeuropa	348 400	208 100	140 300	20–25 %
Zentral-, Osteuropa und Russische Föderation	637 000	359 200	277 800	10–15 %
Nordafrika und westliches Asien	224 000	123 700	100 300	5–10 %
Afrika südlich der Sahara	412 100	201 900	210 200	< 5 %
Südliches Zentralasien	845 200	434 600	410 600	5–10 %
Ostasien	2 016 300	1 278 300	738 000	15–20 %
Südostasien	363 400	195 700	167 700	5–10 %
Australien und Ozeanien	49 500	27 300	22 200	20–25 %

auch für den Lungenkrebs, den Prostatakrebs, den Krebs der Harnwege und auch für die Krebsformen der weiblichen Geschlechtsorgane. Krebs ist also – allgemein gesagt – eine Alterserkrankung. Das ist wichtig, wenn man die Ursachen über die Zunahme der Krebserkrankungen untersucht. Eine extreme Ausnahme macht der Hodenkrebs: Hier liegt das mittlere Erkrankungsalter in der Mitte des 4. Lebensjahrzehnts. Nicht wenige Hodentumoren treten aber schon ab dem 20. Lebensjahr auf. Das Prostatakarzinom ist das andere Extrem: Es tritt selten vor dem 6. Lebensjahrzehnt auf und hat seinen Gipfel in der Mitte des 8. Lebensjahrzehnts. Der »schwarze Hautkrebs«, das »maligne Melanom«, und die Lymphome und Leukämien haben ihre Häufigkeitsgipfel im 6. bzw. 7. Lebensjahrzehnt. Alle diese Daten gelten nicht nur für Deutschland, sondern für ganz Mitteleuropa. Die Tumoren bei Kindern werden gesondert behandelt.

Weltweit erkrankten im Jahr 2002 10,9 Millionen Menschen an Krebs. 6,7 Millionen Menschen starben an Krebs. Wie schon gesagt: die Zahlen steigen weiter an. Im Jahr 2020 werden wahrscheinlich 16 Millionen Menschen jährlich an Krebs erkranken, und in den entwickelten Industrieländern werden mehr als 25 % der Todesfälle durch Krebs verursacht sein. Die heutige Krebsforschung ist sich sicher, dass die Hälfte dieser Erkrankungs- und Todesfälle durch eine Änderung der Lebensweise verhindert werden könnte. Darüber wird noch ausführlich zu sprechen sein.

Übrigens ist auch das ein Anlass und eine Aufgabe dieses Buches.

Sterberaten und Überlebenswahrscheinlichkeiten

In der Abbildung 8 sind neben den Häufigkeiten die Sterberaten der wichtigsten Tumoren wiedergegeben. Abbildung 9 zeigt weltweit die geografische Verteilung. Unter Bezug auf die jeweilige Bevölkerungszahl ist die prozentuale Sterberate in Westeuropa am höchsten, in den mittleren und südlichen Teilen Afrikas am niedrigsten.

Vergleiche zwischen verschiedenen Regionen müssen berücksichtigen, dass das durchschnittliche Lebensalter der Bevölkerung sehr verschieden ist. In tropischen Gebieten Afrikas oder Südamerikas erreichen nur wenige Menschen das 60. Lebensjahr, in Europa über 50 % mit steigender Tendenz. Da die meisten Krebsarten im höheren Alter zunehmen, ist auch die Häufigkeit der Tumoren in den entwickelten Industriestaaten schon aufgrund der Altersstruktur höher als in den Entwicklungsländern.

Beim Betrachten der Tabelle III, die ja neben dem mittleren Erkrankungsalter die *5-Jahres-Heilungsraten* der wichtigsten Tumorformen in sechs aufeinanderfolgenden Zeitabschnitten enthält, fällt sofort auf, dass die Patienten mit Lungenkrebs die geringste Lebenserwartung haben. Patienten mit einem Krebs der Verdauungsorgane leben nach der Diagnosestellung fast dreimal so lange. Patientinnen mit Brustkrebs oder mit Tumoren der Geschlechtsorgane – abgesehen von denen den Eierstöcke – haben mit Heilungsraten von 67 bzw. 80 % eine noch höhere Lebenserwartung, Patienten mit Prostatakarzinom (85 %) und Hodenkrebs (98 %) die höchsten Heilungsraten. Das Gleiche gilt für das maligne Melanom (85 %).

Nach den aktuellen Angaben der Gesellschaft der epidemiologischen Krebsregister in Deutschland stand 2002 bei den *prozentualen Krebssterberaten* – bezogen auf die Bevölkerungszahl – der Lungenkrebs bei Männern mit 26,3 % weit an der Spitze, gefolgt vom Darmkrebs mit 12,8 % und dem Prostatakrebs mit 10,4 %. Bei Frauen führt der Brustkrebs diese Statistik mit 17,8 % an, gefolgt vom Darmkrebs mit 14,9 % und vom Lungenkrebs mit 10,4 %. Der Gebärmutterhalskrebs rangiert mit 1,8 % an 12. Stelle, das maligne Melanom bei Frau und Mann an 13. Stelle. In Ergänzung zu den Daten der Tabelle III zeigt dies doch erhebliche Fortschritte in der Behandlung der wichtigsten Krebsformen – abgesehen vom Lungenkrebs. Einzelheiten im Kapitel über die modernen Therapiemethoden.

Tumoren bei Kindern

Obwohl die relative Zahl der Kindertumoren mit unter einem Prozent aller Tumoren (bei allerdings großen regionalen Unterschieden weltweit) erfreulich gering ist, bieten sie doch so viele Besonderheiten, dass ein eigener Abschnitt dafür notwendig ist.

Schon die Häufigkeitsverteilung der einzelnen Tumorformen ist höchst unterschiedlich. Während bei den erwachsenen Männern die Lungentumoren, die Prostatatumoren und die Tumoren des Magen-Darm-Kanals quantitativ im Vordergrund stehen und bei der Frau der Brustkrebs (Abb. 8), überwiegen bei den Kindern die Leukämien, gefolgt von Tumoren des Zentralnervensystems (ZNS) und den Lymphomen (Tab. IV). Übrigens sind bei allen Tumoren die Knaben im Verhältnis 1,2 : 1 häufiger betroffen als die Mädchen.

Die Daten der Tabelle IV stammen vom Zentralen Deutschen Kinderkrebsregister in Mainz aus den Jahren 1980 bis 2002. Als obere Altersgrenze gilt: Der Tumor muss vor dem 15. Geburtstag diagnostiziert worden sein. Bei etwa 13 Millionen Kindern in Deutschland und einer jährlichen Zahl von etwa 1800 Neuerkrankungen ergibt sich: Die Wahrscheinlichkeit, dass ein Kind bis zu seinem 15. Lebensjahr an einem Tumor erkrankt, liegt bei 1 : 500. Übrigens ist die Erkrankungsrate in den ersten fünf Jahren etwa doppelt so hoch wie zwischen dem 6. und dem 15. Lebensjahr.

Tabelle IV. Häufigkeiten und 15-Jahres-Überlebenszeiten der wichtigsten Kindertumoren in Deutschland 1980 – 2002.

Diagnose	Relative Häufigkeit	15-Jahres-Überlebenszeit
Lymphatische Leukämie	27,4 %	76 %
Astrozytom	9,4 %	67 %
Neuroblastom	8,3 %	63 %
Non-Hodgkin-Lymphom	6,2 %	81 %
Nephroblastom	6,0 %	85 %
Hodgkin-Lymphom	5,2 %	93 %
Nicht lymphatische Leukämie	4,9 %	43 %
Knochentumoren	4,5 %	60 %
Weichteiltumoren	3,6 %	59 %
Retinoblastom	1,5 %	95 %

Neben den relativen Häufigkeitsdaten der wichtigsten Kindertumoren sind in Tabelle IV auch die relativen Überlebensraten 15 Jahre nach der Diagnosestellung aufgeführt. Unter den Leukämien, der häufigsten Krankheitsgruppe, ist die *lymphatische Leukämie* mit 27,4 % die mit Abstand häufigste Form. Die nichtlymphatischen, meist myeloischen Leukämien sind mit 4,9 % wesentlich seltener. Es handelt sich übrigens bei beiden Formen um akute Leukämien. Chronische Leukämien kommen bei Kindern fast nicht vor. Die mittlere Überlebensrate nach 15 Jahren liegt bei 76 % bzw. 43 %. Bei Erwachsenen mit akuter Leukämie jenseits des 65. Lebensjahres beträgt sie höchstens 5 %.

Das *Neuroblastom*, ein Tumor aus Zellen primitiver Nervenzellen, ist mit 8,3 % der zweithäufigste solide Tumor des Kindes. Dieser Tumor kommt nur bei Kindern vor, nie bei Erwachsenen. Astrozytome, mit 9,4 % häufiger als das Neuroblastom, sind Gliome (s. Tab. I), also Tumoren, die in gleicher Form auch bei Erwachsenen auftreten. Die 15-Jahres-Überlebenszeit bei Kindern liegt mit 67 % wesentlich höher als bei Erwachsenen (unter 20 %).

Nephroblastome, auch *Wilms-Tumoren* genannt, entstehen aus embryonalen Zellen der Nierenanlage. Beim Erwachsenen kommt dieser Tumor praktisch nicht vor. Beim Kind tritt er vor allem im Alter von zwei bis drei Jahren auf und hat eine Heilungsquote von 85 %. Die kindlichen Lymphome haben ebenfalls eine Heilungsquote von über 80 % (Tab. IV), wobei die Hodgkin-Lymphome etwas seltener sind als die Non-Hodgkin-Lymphome, mit 93 % weisen sie aber eine besonders hohe Heilungsrate auf. Beim Erwachsenen liegt die Heilungsquote der Lymphome dagegen nur bei 66 % (s. Tab. III). Als Knochentumoren kommen beim Kind vor allem *Osteosarkome* vor, also Tumoren, die fast nur aus Knochengewebe bestehen. Es ist dies der häufigste Tumor des kindlichen Skeletts. Er tritt im frühen Adoleszentenalter, also ab dem 12. Lebensjahr, auf.

Das *Retinoblastom* geht, wie der Name sagt, von der Retina (= Netzhaut) des Auges aus. In einem hohen Prozentsatz, nämlich in knapp 40 %, ist er ein familiärer Tumor, dessen genetische Bezüge inzwischen recht genau bekannt sind. Darüber muss im Kapitel über die Krebsentstehung gesondert gesprochen werden (s. Kapitel 4). Die 15-Jahres-Überlebenszeit, das ist zugleich die Heilungsrate, ist mit 95 % die höchste aller Kindertumoren (Tab. IV), für jeden Krebsforscher ein traumhaftes Ergebnis.

Rückblick

Sowohl die feingeweblichen (= mikroskopischen) Diagnosen als auch die Lokalisationsformen sind international verbindlich von der WHO gegliedert und in der ICD-O-3 veröffentlicht. Auch die Häufigkeiten aller Tumorformen nach der geografischen Verteilung in allen fünf Kontinenten veröffentlicht regelmäßig die WHO. Deren Daten beruhen im Wesentlichen auf den nationalen Krebsregistern. Weltweit ist der Lungenkrebs der häufigste Tumor, gefolgt vom Brustkrebs der Frau, dem Dickdarmkrebs und dem Magenkrebs – allerdings mit erheblichen geografischen Unterschieden. Die meisten Krebserkrankungen befallenen Menschen ab dem 6. Lebensjahrzehnt. Weltweit starben im Jahr 2002 6,7 Millionen Menschen an Krebs. Die Fünf-Jahres-Heilungsraten unterscheiden sich überall stark je nach Tumortyp und Lokalisation. Generell weist der Lungenkrebs die niedrigste Rate mit 14 % auf, die höchste die Hodentumoren mit 98 %. Die Heilungsraten nehmen seit 1974 kontinuierlich zu. Das gilt besonders für die Kindertumoren, bei denen die akute lymphatische Leukämie am häufigsten ist mit einer 15-Jahres-Überlebensrate von 76 %. Das Retinoblastom des Auges, der seltenste Kindertumor, hat eine 15-Jahres-Überlebensrate von 95 %.

4 Warum Krebs entsteht

Vorausschau

Neben den später erörterten Erbfaktoren spielen Umweltsubstanzen die Hauptrolle, vor allem Verbrennungsprodukte im Tabakrauch und in den Autoabgasen, aber auch bestimmte Chemikalien der Industrie. Die Rate der beruflich verursachten Krebse nimmt noch immer zu. Kurzwellige Strahlen im Bereich des Ultraviolettlichtes bis in die Dimension der Atomstrahlen, aber auch Strahlen von außerhalb der Erde (kosmische Strahlen) und Strahlen aus dem Erdinneren (terrestrische Strahlen) erzeugen Krebs. Infektionskrankheiten, die Krebs erzeugen, sind vor allem durch Viren bedingt. Unter den Ernährungsfaktoren werden bevorzugt tierische Fette genannt. Generell gilt: Fettleibigkeit fördert die Entstehung von Krebs.

Frühe Beobachtungen

Jahrhunderte lang galt die Regel des Griechen Hippokrates (460 bis 377 v. Chr.): Krebs entsteht aus der »schwarzen Galle« – bis man während der Renaissance, also im 16. Jahrhundert nach Einführung der inneren Leichenschau, fand, dass es den »melanotischen Saft« gar nicht gibt. Man hatte statt dessen die Lymphe als Saft in allen Geweben gefunden und John Hunter (1728 bis 1793) nahm an, dass verklumpte Lymphe die Krebsursache sei.

Im gleichen Jahrhundert wurden zwei bahnbrechende Beobachtungen registriert. Die Erste: Pfeifenraucher erkranken besonders häufig an Lippenkrebs. Das erkannte 1797 Thomas von Sömmering in Mainz. Die Zweite: Eine sonst höchst seltene Krebsform, den Krebs des Hodensackes, fand Percival Pott 1775 in London häufig bei Schornsteinfegern und er fand auch die Erklärung: Zwischen den Falten des Hodensackes bleibt Ruß hängen, reizt die Haut und verursacht Krebs. In die Londoner Kamine wurden vorwiegend Jungen hinuntergelassen; bei den »Chimney boys« traten nach Jahren die genannten Tumoren auf.

Aus beiden Beobachtungen ergab sich: Krebs kann durch äußere Faktoren verursacht werden, genauer: durch Faktoren, die bei Verbrennungen entstehen; bei den Pfeifenrauchern durch den Tabakrauch, bei den Schornsteinfegern durch den Ruß verbrannten Holzes in den Kaminen.

Fast 100 Jahre später folgte eine weitere, ganz andere Beobachtung: F. H. Härtling und W. Hesse, Ärzte im sächsischen Erzgebirge, beschrieben 1879 den »Schneeberger Lungenkrebs«: 75 % aller Todesfälle in den erzgebirgischen Bergwerken, in denen Silber, Kobalt und Zinn gefördert wurden, beruhten auf Lungentumoren. Man erinnerte sich der »mala metallorum« des Paracelsus (1531) und vor allem eines frühen Naturforschers Georgius Agricola (1494 bis 1555), des Begründers der Mineralogie, der in seinem letzten Buch »De re metallica« auch die Lungenkrebse im erzgebirgischen Joachimsthal erwähnt hatte. Nebenbei: Dort wurde besonders viel Silber gefunden, und nach diesem Ort wurde der silberne »Joachimsthaler« genannt, später einfach der »Taler«, heute der »Dollar«. Dass die Ursache dieses Lungenkrebs die Radonstrahlen des Urans waren, ahnte man damals nicht; wie sollte man auch?

Zur ungefähr gleichen Zeit der Entdeckung des »Schneeberger Lungenkrebses«, nämlich 1888, beschrieb der Londoner Hautarzt Jonathan Hutchinson Fälle von Hautkrebs nach langdauernder Behandlung der hartnäckigen Schuppenflechte Psoriasis mit der sogenannten Fowlerschen Lösung, die reich an Arsen war. Damit war ein recht spezifischer krebserzeugender Faktor gefunden: das Arsen.

Der Frankfurter Chirurg Ludwig Rehn stieß 1895 bei Chemiearbeitern, die mit Anilin arbeiteten, häufig auf Harnblasenkarzinome. Man nannte diese Tumoren damals die »Anilin-Krebse«. Heute wissen wir, dass die krebsverursachende Substanz nicht das Anilin, sondern das β-Naphthylamin ist. Damit war eine weitere Gruppe von krebserzeugenden Substanzen entdeckt: die aromatischen Amine.

Ende des 19. Jahrhunderts wusste man also: Äußeren Faktoren, vor allem bestimmte chemische Substanzen, können Krebs verursachen – was die Beteiligung körpereigener, also innerer Faktoren nicht ausschließt. Darauf wird später gesondert einzugehen sein.

Krebserzeugende Umweltsubstanzen

Damit begann Anfang des 20. Jahrhunderts die Suche nach krebserzeugenden Substanzen, den sogenannten *Karzinogenen* (= Kanzerogenen). Ihre Zahl ist auch heute noch nicht genau bekannt.

Gesichert ist, dass der *Zigarettenrauch* krebserzeugende Substanzen enthält und dass in Europa und in Nordamerika etwa 30 % aller Tumoren Raucherkrebse sind. Das betrifft vor allem Krebse der Bronchialschleimhaut (weniger des eigentlichen Lungengewebes). Aber auch Kehlkopfkrebse und Mundschleimhautkrebse gehören dazu, auch der Unterlippenkrebs der Pfeifenraucher, worauf oben schon hingewiesen worden ist. Bösartige Tumoren der Speiseröhre entstehen ebenfalls gehäuft bei Rauchern, besonders wenn ein starker Alkoholkonsum hinzukommt. Nach neueren Untersuchungen sind auch Krebserkrankungen des Magens, der Bauchspeicheldrüse und der Gebärmutter bei Raucher(inne)n häufiger als bei

Nichtrauchern. Selbst Leukämien treten bei Rauchern häufiger auf. Tumoren der Nieren und der Harnblase sind oft Folgen chronischen Zigarettenrauchens, da die karzinogenen Substanzen durch den Harn ausgeschieden werden. Bislang waren Männer häufiger von diesen Tumoren befallen als Frauen – was sich derzeit aber deutlich ändert: Seit etwa 20 Jahren rauchen junge Frauen mehr Zigaretten als junge Männer. In den USA sterben heute mehr Frauen an Bronchialkrebs als an Brustkrebs. Generell gilt: Das relative Risiko, an Bronchialkrebs zu erkranken, ist streng proportional zur Menge der pro Tag gerauchten Zigaretten (Abb. 10). Wer aufhört zu rauchen, hat nach 15 Jahren fast wieder das Krebsrisiko eines Nichtrauchers. Ein etwas erhöhtes Krebsrisiko bleibt. Erstaunlich bleibt auch: Nicht jeder Raucher erkrankt an Bronchialkrebs. Die Erklärung dafür folgt später.

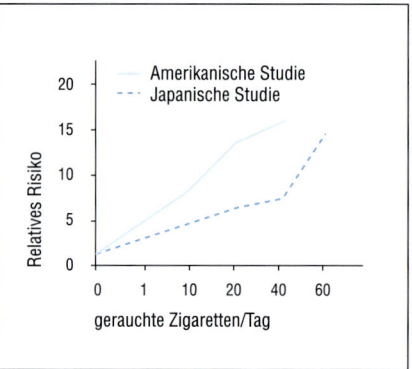

Abbildung 10. Relatives Risiko an Lungenkrebs zu erkranken, in Abhängigkeit von der Zahl täglich gerauchter Zigaretten (28).

Der Zigarettenrauch stellt ein komplexes Aerosol dar. Er besteht aus Destillations- und Verbrennungsprodukten des brennenden Tabaks, auch des Papiers. Fast 50 verschiedene Karzinogene wurden bisher gefunden. Zu ihnen gehören vor allem polyzyklisch-aromatische Kohlenwasserstoffe wie das Benz(a)anthracen, aber auch Nitrosamine, aromatische Amine und viele anorganische Verbindungen wie Arsen, Nickel, Chrom, Cadmium und Blei.

In Räumen, in denen Personen rauchen, ist der Tabakrauch auch für Nichtraucher gefährlich. Enthält doch der passiv eingeatmete Rauch, der sogenannte Nebenstromrauch, die karzinogenen Substanzen in höherer Konzentration als der Hauptstromrauch, den der Raucher inhaliert. Das *Passivrauchen* ist also überaus gefährlich. Epidemiologische Untersuchungen führten zu dem Ergebnis, dass in Deutschland etwa 400 Bronchialkrebs-Todesfälle pro Jahr Folgen des Passivrauchens sind. Die gleichen krebserzeugenden Substanzen entstehen auch bei der Verbrennung von Kohle, Benzin und Öl und finden sich somit besonders in den Auspuffgasen von Verbrennungsmotoren.

Andere krebserzeugende Chemikalien sind die schon genannten aromatischen Amine wie das β-Naphthylamin, das bei der Farbstoff- und Gummiherstellung freigesetzt wird. Hochkarzinogen sind die Nitrosamine, die vor allem Krebse des Magens und der Leber verursachen. Sie entstehen möglicherweise auch aus den mit der Nahrung aufgenommenen Nitraten und werden im Magen durch ein erst

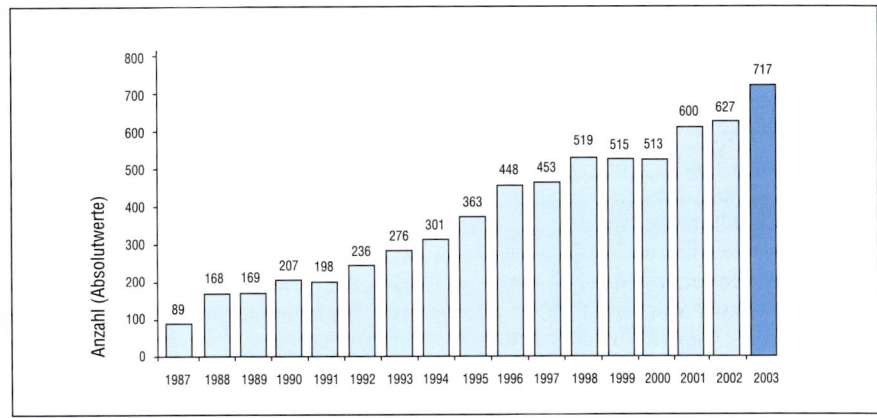

Abbildung 11. Häufigkeit der Mesotheliome in Deutschland 1987–2003 (21).

seit etwa 40 Jahren bekanntes Bakterium, durch den Helicobacter pylori, aktiviert. Also auch Bakterien spielen bei der Krebsentstehung eine Rolle (s. S. 45).

Mehr noch allerdings die weit verbreiteten Schimmelpilze. Der bekannteste Wirkstoff ist hier das *Aflatoxin*, ein Mykotoxin (= Pilzgift), das vor allem in Afrika und in Ostasien für die dort häufigen Leberkrebse verantwortlich gemacht wird.

In den Industrieländern sind noch andere Substanzen zu nennen, z. B. Blei, Chromverbindungen und vor allem Asbest. Letzteres wurde bis vor etwa 30 Jahren vielseitig zur Wärmeisolierung in Gebäuden, aber auch bei der Herstellung von Bremsbelägen und Filtermaterialien benutzt. Der typische Asbesttumor entsteht im Rippenfell und heißt Pleuramesotheliom (Pleura = Rippenfell, die Mesothelien sind die dort typischen Deckzellen). Im zentralen Deutschen Mesotheliomregister Bochum ist die Zahl der gemeldeten Mesotheliome von 1987 bis 2003 kontinuierlich von 89 Fällen pro Jahr auf 717 angestiegen (Abb. 11). Aber auch Bronchialkarzinome entstehen häufig unter der Einwirkung von Asbest. Das Zusammenwirken von zwei oder mehreren karzinogenen Substanzen addiert nicht nur deren Wirkung, sondern potenziert sie. Ein solcher Synergieeffekt (= *Synkarzinogenese*) ist für Asbest und Zigarettenrauchen in Abbildung 12 dargestellt. Danach ist die Rate der Bronchialkarzinome bei Zigarettenrauchern, die zusätzlich Asbest ausgesetzt sind, um mehr als das Fünffache erhöht.

Fast alle Chemikalien wirken nicht direkt krebsauslösend. Sie stoßen vielmehr einen chemischen Umbauprozess an, sind also Vor-Karzinogene, sogenannte »Prokarzinogene«. Die Umbauprozesse sind bei jeder krebserzeugenden Substanz verschieden. Es würde zu weit führen, sie hier im Einzelnen darzustellen. Aber um sie

Das ist Krebs

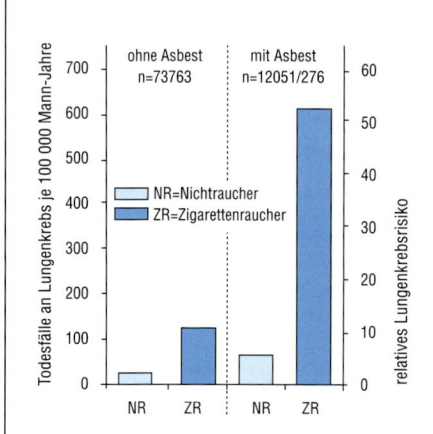

Abbildung 12. Synergistische Wirkung von Asbest und Zigarettenrauchen für die Entstehung von Bronchialkarzinomen (27, Daten von 11).

im Prinzip verstehen zu können, soll später einiges im Kapitel über die Molekularbiologie dargestellt werden (s. Kapitel 5).

Strahlen als Ursachen bösartiger Tumoren

Bei der krebserzeugenden Wirkung von Strahlen ist deren Wellenlänge entscheidend: Je kurzwelliger die Strahlen sind, umso eher erzeugen sie Krebs. Extrem kurzwellige Strahlen wirken direkt auf die Atomstruktur, indem sie ein Elektron abspalten (= Ionisation). Deshalb spricht man hier von *ionisierenden Strahlen*. Das sind z. B. Röntgenstrahlen, aber auch Alpha-, Beta- und Gamma-Strahlen, die beim Zerfall radioaktiver Elemente entstehen.

Natürliche ionisierende Strahlen erreichen die Erde in hohem Maße aus dem Kosmos. Sie werden zum überwiegenden Teil in der Atmosphäre absorbiert, und nur ein Bruchteil dieser *kosmische Strahlen* erreicht die Erdoberfläche und damit uns – in Abhängigkeit von der Höhe, auf der wir uns befinden. Auf einem Berg von 2000 m Höhe ist die kosmische Strahlenwirkung doppelt so hoch wie auf Meereshöhe, 4000 m über dem Meeresspiegel ist sie fünfmal so hoch. Im Flugzeug steigt die Strahlenbelastung je nach Flughöhe bis auf das 20- bis 50fache. Entsprechend gefährdet ist das Flugpersonal. Cave Weltraumfahrt! Für fliegendes Personal besteht nach der deutschen Strahlenschutzverordnung ein bestimmter Grenzwert, der pro Kalenderjahr nicht überschritten werden darf.

Aber auch aus dem Erdinneren erreichen uns ionisierende Strahlen. Diese »*terrestrischen*« *Strahlen* spielten z. B. beim »Schneeberger Lungenkrebs« der Bergarbeiter im Erzgebirge die Hauptrolle. Die geförderten Erze (früher vor allem Silber, Wismut und Zinn) lagen unmittelbar neben dem stark strahlenden Uran. Mitte vorigen Jahrhunderts war dieses Uran sehr begehrt, und zwar von der Sowjetunion zum Bau ihrer Atombomben. Damals wurde Uran vor allem im sächsischen Erzgebirge planmäßig in großen Mengen abgebaut, und zwar unter nur geringem Schutz der Bergarbeiter. Das führte nach einer Latenzzeit von 15 bis 45 Jahren zu einer massiven Erhöhung der Lungenkrebserkrankungen (Abb. 13).

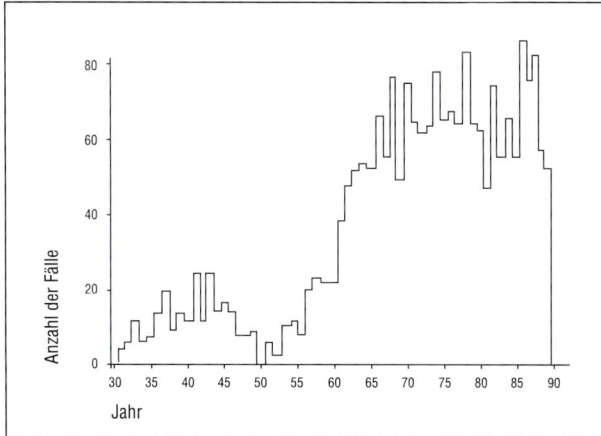

Abbildung 13. Lungenkrebserkrankungen im Kreis Aue (Erzgebirge) 1931 bis 1989 (20).

Neben diesen natürlichen Strahlen spielen in der modernen Industriewelt *künstlich erzeugte ionisierende Strahlen* eine erhebliche Rolle. Bald nach der Entdeckung und Anwendung der Röntgenstrahlen, also ab 1895, wurden Hautreaktionen an den Stellen entdeckt, die von diesen Strahlen direkt getroffen worden waren, 1902 der erste »Röntgenkrebs« (Abb. 14). 1896 entdeckte Becquerel die Uran-Strahlung, wenige Jahre später das Ehepaar Curie ein Element mit noch wesentlich stärkerer Strahlung; sie nannten es »Radium«. Wilhelm Conrad Röntgen erhielt 1901 den ersten Nobelpreis für Physik, Antoine Henri Becquerel und Marie und Pierre Curie 1903 den dritten Nobelpreis für Physik.

Damit begann die Kernphysik, die nach der Entdeckung der Kernspaltung durch Otto Hahn (1939) zur Kernindustrie mit den Atom- und Wasserstoffbomben und den Kernkraftwerken weltweit führte. Viele bezeichnen dies als die erste ethische Grenzüberschreitung durch die Wissenschaft. Die beiden US-Atombombenabwürfe auf Hiroshima und Nagasaki 1945 töteten in kurzer Zeit über 100 000 Menschen. Bei den Überlebenden entstanden in Abhängigkeit von der Entfernung, in der sie sich während der Atomexplosionen befanden, und auch in Abhängigkeit von der Zeit, nach der sie in die Städte zurückgekehrt waren, bösartige Tumoren, und zwar vorwiegend Leukämien und Schilddrüsenkrebse. Als 1986 das russische Kernkraftwerk bei Tschernobyl »explodierte« – der bisher schwerste Kernkraftunfall, verursacht durch Nachlässigkeit und unerlaubtes Experimentieren – zog eine »Wolke« radioaktiven Materials von Weißrussland nach Norden und Westen bis nach Mitteleuropa. In der weiteren Umgebung Tschernobyls häuften sich nach fünf Jahren Schilddrüsenkrebse bei Kindern und Jugendlichen, verursacht wohl durch radioaktives Iod in der Milch, später in geringerem Ausmaß bei Erwachsenen Leukämien. Seitdem ist die Öffentlichkeit sensibilisiert. Immer wieder werden auch in Deutschland gehäufte Leukämiefälle in der Umgebung von Kernkraftwerken gemeldet. Einer kritischen Überprüfung halten diese Meldungen

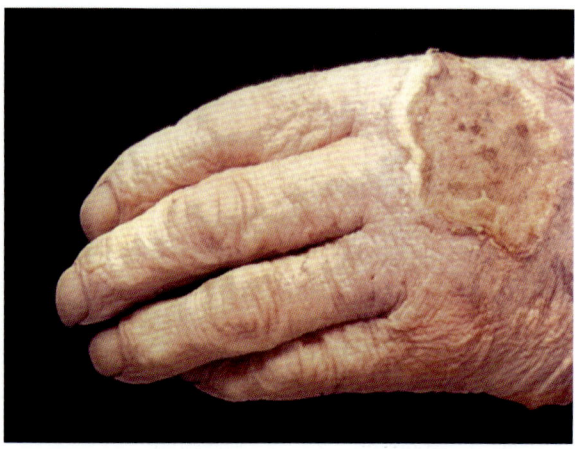

Abbildung 14. Röntgenkrebs auf dem Handrücken eines Arztes um 1930.

aber nicht stand. Eine Häufung bösartiger Tumoren in der Umgebung von Kernkraftwerken gibt es bislang nicht. Bei Arbeitern, die Jahrzehnte in Kernkraftwerken tätig waren, ist die Leukämierate allerdings um den Faktor 2 erhöht.

Gefährlicher kann die Strahlenbelastung durch medizinische Eingriffe bei Diagnostik und Behandlung sein. Im ersten Quartal des 20. Jahrhunderts ging man aus Unkenntnis bei Röntgenuntersuchungen zeitweise etwas leichtfertig vor. Die Geräte waren anfangs ungenügend abgesichert, und der untersuchende Arzt schob mit seiner Hand die Patienten ungeschützt hinter dem Röntgenschirm hin und her, bis die günstigste Position für die Durchleuchtung und die fotografische Aufnahme erreicht war. Der Röntgenkrebs entwickelte sich dann – nach vielen Jahren – auf der Rückfläche der schiebenden Hand (Abb. 14). Im Laufe des vorigen Jahrhunderts wurden die Geräte immer sicherer, das Personal durch Bleischürzen geschützt, sodass die Gefahr heute auf ein Minimum reduziert ist. Auch wird die Zahl der Röntgenuntersuchungen weitestmöglich reduziert und durch die völlig unschädliche Ultraschalldiagnostik ersetzt. Die in der Nuklearmedizin diagnostisch und therapeutisch eingesetzten Radionuklide haben meist eine extrem kurze Halbwertszeit und sind deshalb weitgehend ungefährlich. Die »International Commission on Radiation Protection« hat Dosisgrenzwerte festgelegt, die nicht überschritten werden dürfen.

Größere Bedeutung kommt wahrscheinlich dem radioaktiven Edelgas Radon zu, dem Hauptteil der terrestrischen Strahlung. Radon findet sich in den meisten Gesteinsformen des deutschen Mittelgebirges. Es dringt als Gas durch Fugen und Ritzen in die Häuser ein und verlässt die Häuser durch die normale Ventilation. Häufiges Lüften der Wohnungen senkt die Radon-Konzentration. Das deutsche Bundesumweltministerium hat inzwischen eine Broschüre zur Senkung der Radon-Konzentrationen in Wohnhäusern herausgegeben. Wahrscheinlich geht ein

Teil der jetzt so häufigen Bronchialkrebse auf Radon zurück. Der »Schneeberger Lungenkrebs«, von dem oben die Rede war, und die Krebse bei den Arbeitern der mitteldeutschen Uranbergwerke ab 1945 (Abb. 13) waren typische Radon-Krebse.

Auch die normale *Sonnenbestrahlung* kann Krebs verursachen. Schon seit langem weiß man, dass bösartige Tumoren der Haut oft an Stellen auftreten, die durch normale Kleidung nicht geschützt sind, also vor allem an Gesicht, Hals und Händen. Etwa fünf Prozent des Sonnenlichts liegen im Bereich des Ultraviolettlichts, und die UV-Strahlen im Bereich zwischen 290 und 320 nm sind verantwortlich für sehr viele Hautkrebse. Diese Strahlen dringen bis in die Basalzellschicht der Haut vor, in der sich die Zellen regenerieren, die von der Haut nach oben abgestoßen werden. Von dort aus entstehen die verschiedenen Formen des Hautkrebses: Pigmentfreie Plattenepithelkarzinome und die sogenannten Basaliome, aber auch die pigmentierten »malignen Melanome«, eine besonders bösartige Krebsform, der »schwarze Hautkrebs«. Obwohl die letztgenannte Krebsform besonders in angeborenen Pigmentmalen, also vielfach umweltunabhängig entsteht (s. S. 98), spricht vieles dafür, dass durch die heutigen Freizeitgewohnheiten mit langem und intensivem »Sonnenbad« besonders in Kindheit und Jugend die Entstehung bösartiger Hauttumoren begünstigt wird. Dies betrifft vor allem hellhäutige Menschen, während eine stärker pigmentierte Haut schützt.

In Australien ist heute der Hautkrebs dreimal so häufig wie alle anderen Krebsformen zusammen. Nach der Landung auf dem Flughafen von Sydney wurde man viele Jahre lang mit der Mahnung empfangen: »Between eleven and three, slip under a tree!« (Abb. 15). Die Australische Krebsgesellschaft propagiert mit mehreren »SunSmart campaigns« den Sonnenschutz vor allem bei Kindern und Jugendlichen.

Seit Mitte der siebziger Jahre des 20. Jahrhundert weiß man, dass eine wichtige Schutzschicht in der Stratosphäre, das Ozon, vor allem über der Antarktis rapide abnimmt. Das ist das sogenannte »Ozonloch«. Durch diese Verdünnung der Stratosphäre dringen UV-Strahlen stärker auf die Erdoberfläche vor als bei intakter Strato- und

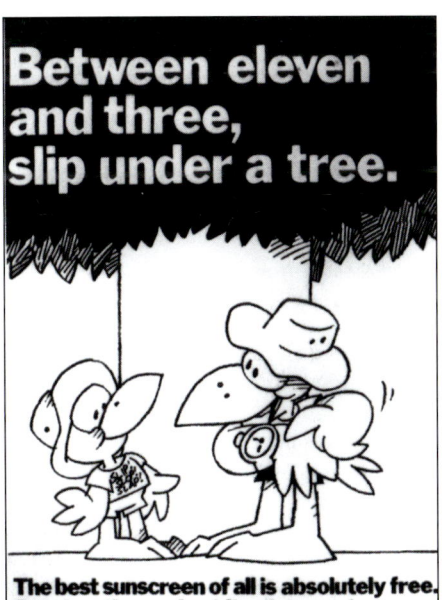

Abbildung 15. Krebswarnung auf dem Flughafen von Sydney um 1980.

Atmosphäre. Die Hauptursachen dieser Verdünnung sind die Fluorkohlenwasserstoffe (FCKW), die vor allem in Kühlaggregaten entstehen. Die neuen Entwicklungen von FCKW-freien Kühlaggregaten (z. B. in Kühlschränken und in Autokühlungen) werden diese Gefahr vermindern.

Ob die rapide Zunahme elektrischer Alltagsgeräte wie Radio, Fernseher, Computer, Mobiltelefone, aber auch Radargeräte bei Verkehrskontrollen und in militärischen Einsätzen analoge Folgen haben, wird zu Zeit vielseitig untersucht. Sichere Hinweise auf die Entstehung bösartiger Tumoren gibt es bislang nicht.

Krebsentstehung durch den Beruf

In Tabelle V sind die wichtigsten Gefahrstoffe, die als Ursachen eines beruflich verursachten Krebses bekannt sind, zusammen mit den überwiegend betroffenen Organen und Berufsgruppen zusammengestellt. Die Angaben stammen aus einem Bericht des Hauptverbandes der gewerblichen Berufsgenossenschaften Deutschlands, der die Jahre 1978 bis 2000 analysierte. Bei der Zahl der gemeldeten Fälle ist Asbest in fast 70 % der Fälle die Ursache. Auf dieses Karzinogen wurde schon ausführlich hingewiesen (s. S. 37). Obwohl die Verwendung von Asbest seit über 20 Jahren untersagt ist, muss mit einem weiteren Anstieg der Asbesttodesfälle gerechnet werden (s. Abb. 11), besteht doch ein Zeitabstand vom Beginn der Exposition bis zum Ausbruch der Krebskrankheit von durchschnittlich 35 Jahren (= Latenzzeit).

Das Analoge gilt für die durch *ionisierende Strahlen* verursachten Berufskrebse. Dazu gehören in den hier analysierten 23 Jahren knapp 15 % der beruflich verursachten Krebse, davon zu zwei Dritteln die Bronchialkarzinome der Bergleute in der Wismut AG in Mitteldeutschland nach 1945. Hier liegt die Latenzzeit bei etwa 40 Jahren; es ist also auch hier mit weiteren Neuerkrankungen zu rechnen. Auch die *aromatischen Amine* und die *polyzyklischen Kohlenwasserstoffe* in Teer und Kokereigasen und in den Auspuffgasen unserer Automobile wirken weiter und werden auch in Zukunft Berufskrebserkrankungen verursachen.

Relativ neu sind die Erkenntnisse über die krebserzeugende Wirkung von *Eichen- und Buchenholzstaub*. 1965 fiel einer englischen Hals-Nasen-Ohrenärztin, Frau Dr. Hadfield, auf, dass über 80 % ihrer Patienten mit einem Karzinom der Nasenhöhlen und Nebenhöhlen in der Möbelindustrie gearbeitet hatten. Mehrere dadurch angeregte Studien in England, Frankreich und anderen europäischen Ländern bestätigten den Zusammenhang. Die Wirkung von Eichen- und Buchenholzstaub wurde Mitte der achtziger Jahre in die Liste der anerkannten Ursachen für Berufskrebs aufgenommen. Wie bei der Entdeckung der Harnblasenkrebse der Anilinarbeiter 80 Jahre vorher durch Rehn war auch hier die Beobachtung eines Einzelnen – in diesem Falle einer Ärztin – der Anfang der Kenntnis eines beruflich verursachten Krebses.

Benzol und seine Homologe sind seit langem als Ursachen von Leukämien und Lymphomen bekannt. Benzol ist ein viel verwendeter Grundstoff in der chemischen Industrie bei der Herstellung von Hartkunststoffen und von Farben. Auch im Benzin ist es in nicht unerheblichen Mengen enthalten, also auch in den Auspuffgasen unserer Automobile. Während die Produktion von Asbest seit Jahrzehnten verboten ist, steigt die Menge des hergestellten Benzols rapide an. In Deutschland wurden in den letzten Jahren des 20. Jahrhunderts jährlich etwa 1,5 Millionen Tonnen Benzol produziert, im Jahr 2000 knapp 2,8 Millionen. Die Latenzzeit des

Tabelle V. Beruflich verursachte Krebserkrankungen in Deutschland 1978 – 2000.

Arbeitsstoffe	Fallzahlen	Prozentuale Verteilung	Überwiegend betroffene Organe	Überwiegend betroffene Berufsgruppen
Asbest	14 079	69,8	Lunge, Rippenfell, Bauchfell, Kehlkopf	Bauberufe, Isolierer, Textilberufe, Schlosser
Ionisierende Strahlen	2994	14,8	Lunge, Haut, Knochenmark	Bergleute, Ärzte, Klinikpersonal
Aromatische Amine	948	4,7	ableitende Harnwege	Chemieberufe, Maler, Lackierer
Polyzyklische Kohlenwasserstoffe in Teer und Kokereigasen, Kfz-Auspuffgasen	450	2,2	Lunge, Kehlkopf, Nase, Haut	Chemieberufe, Straßenbau, Dachdecker, Kfz-Fahrer
Eichen- und Buchenholzstaub	415	2,1	Nasennebenhöhlen	Holzberufe
Benzol und seine Homologe	378	1,9	Knochenmark, Lymphknoten	Chemieberufe, Maler, Lackierer, Kfz-Fahrer
Vinylchlorid und andere Halogenkohlenwasserstoffe	68	0,3	Leber	Chemieberufe
Sonstige	841	4,2		
Summe	20 173	100,0		

durch Benzol verursachten Blutkrebses liegt bei 33 Jahren. Mit einer Zunahme der Leukämien und Lymphome ist also durchaus zu rechnen, zumal eine Beschränkung oder gar ein Verbot der Benzol-Produktion trotz aktueller Mahnungen von Fachleuten nicht in Sicht ist. Das Vinylchlorid ist ein farbloses, schwach süßlich riechendes Gas, das in der Kunststoffindustrie als Vorläufer des Polyvinylchlorids verwendet wird. Als Spätfolge kann ein spezieller, sehr gefäßreicher Tumor der Leber auftreten, der dann als Berufskrankheit anerkannt wird.

In die Gruppe »Sonstige« der Tabelle V gehört auch das Cadmium, das molekularbiologisch die Reparatur von DNA-Schäden (s. Kapitel 5) verhindert. Besonders gefährdet sind hier Menschen in der Produktion von Elektrobatterien.

Am Beispiel des Benzols ist besonders deutlich, dass auf dem Gebiet des beruflich verursachten Krebses Handlungsbedarf besteht. Das geht aus den Zahlen der Tabelle V eindeutig hervor: Die Zahl der in Deutschland als Berufskrankheiten anerkannten Krebserkrankungen hat sich von 1980 bis 1997 von 121 auf 1807 erhöht, deutlich stärker als die Zahl der insgesamt anerkannten Berufskrankheiten. Lagen die Berufskrebse 1980 bei 2,2 % der allgemeinen Berufskrankheiten-Renten, so betrug die Zahl 1997 25,9 %. 2003 waren mehr als 50 % aller Todesfälle durch Berufserkrankungen auf Krebs zurückzuführen. Die Zunahme der beruflich bedingten Krebserkrankungen ist also nicht nur durch eine Änderung der Anerkennungsgrenzen, sondern auch durch eine Steigerung der Einwirkung krebserzeugender Faktoren in der Berufswelt zu sehen. In den Zahlen ab 1991 sind allerdings die Krebserkrankungen der Uranbergarbeiter in der ehemaligen DDR einbezogen. Von solchen Ausnahmen abgesehen gelten die genannten Daten, die sich zunächst auf Deutschland beziehen, für alle westlichen Industrienationen, freilich mit unterschiedlicher Gewichtung.

Der beruflich verursachte Krebs ist ein weltweites Problem, auf das der World Cancer Report der Weltgesundheitsorganisation (WHO) jährlich hinweist. Aus den Entwicklungsländern gibt es nur relativ wenige verlässliche Daten. Der Transfer moderner Industrietechnologien brachte zum Teil groteske Ergebnisse. So wurde die Herstellung von Asbest und auf Asbest basierender Produkte von Europa und Nordamerika nach Brasilien, Indien, Pakistan und Südkorea verlagert – mit nur sehr geringen Vorsichtsmaßnahmen. Oft wird in Entwicklungsländern mit veralteten Maschinen von relativ wenig ausgebildeten Menschen mit nur ungenügenden Schutzmaßnahmen gearbeitet, weil diese entweder nicht bekannt oder schlicht zu teuer sind.

Nach den Statistiken des Harvard Centers for Cancer Prevention (USA) aus dem Jahre 1996 liegt die Rate der Berufskrebse in den entwickelten Ländern zwischen 4 und 5 %, in den Industrie-Ballungszonen der Entwicklungsländer bei etwa 20 %.

Krebs durch Infektionen

Hier kann auf Bekanntes zurückgegriffen werden, z. B. die Förderung von Magenkrebs durch *Helicobacter pylori*. Es handelt sich um ein 0,3 bis 0,5 µm langes, an einem Ende gegeißeltes Bakterium (Abb. 16), das sich mittels spezifischer Rezeptoren an die Oberfläche der Magenschleimhaut anheftet, die obere Epithelschicht durch Toxine zerstört und zunächst eine akute, dann eine chronische Magenschleimhautentzündung (= Gastritis) auslöst. Erst führt das zu einer Atrophie der Magenschleimhaut und dann zu einer verstärkten Regeneration der erhalten gebliebenen Nachbarzellen. In diesen entsteht über mehrere Zwischenstufen (sog. Metaplasien, Dysplasien) unter Einwirkung mutagener Agenzien der Bakterien schließlich das Karzinom. Die Bakterien sind aber nicht die einzigen Ursachen für das Magenkarzinom. Hier spielt die Ernährung eine große Rolle: stark gesalzene Nahrung, stark gebratenes und auch gepökeltes Fleisch und überhitzt gebratener Fisch mit wenig frischem Gemüse und wenig frischen Früchten (Vitamin C!) sind die wichtigsten, heute bekannten Faktoren. Generell spielt bei allen Magen-Darm-Krebserkrankungen die Ernährung eine große Rolle (s. S. 48). Übrigens wird die Entstehung von Darmkrebs auch durch chronische Entzündungen wie Colitis ulcerosa oder Morbus Crohn begünstigt.

Die Länder mit der höchsten Quote von Magenkarzinomen (Ostasien, die Andenstaaten Südamerikas, Teile von Mittelafrika) sind auch die Gebiete, in denen die meisten Menschen mit dem Bakterium Helicobacter pylori ihr Leben lang infiziert sind. In den entwickelten Ländern wird in der Regel nach Entdeckung der Infektion eine heilende Chemotherapie durchgeführt. Die Tatsache, dass die Häufigkeit des Magenkarzinoms in den Industrieländern während der letzten Jahrzehnte deutlich zurückgegangen ist, kann auch auf die erfolgreiche Bekämpfung des Helicobacters zurückgeführt werden.

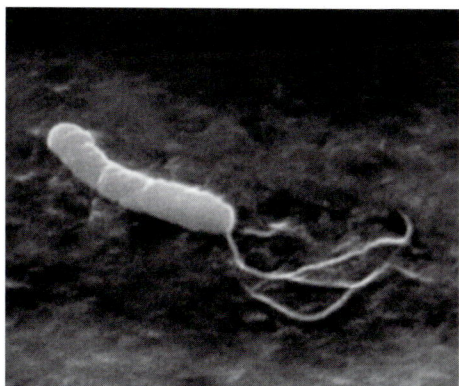

Abbildung 16. Helicobacter pylori, aufgenommen mit Scanning-Elektronenmikroskop (28).

Parasiten können ebenfalls Krebskrankheiten verursachen. Das wichtigste Beispiel ist die Trematode (= Saugwurm) Schistosoma haematobium, die in verschmutzten Gewässern Afrikas und im vorderen Orient als Parasit in Schnecken vorkommt oder auch frei im Wasser herumschwimmt. Dieser Wurm setzt sich bevorzugt in der Harnblasenschleimhaut fest und ruft dort nach einer Latenzzeit von etwa 20 Jahren einen typischen Harnblasenkrebs hervor. In den genannten Regionen werden 20 % aller Blasenkrebse auf diese Wurminfektion zurückgeführt. In anderen Regionen können andere Wurmarten bösartige Tumoren verursachen, z. B. Opisthorchis viverrini und Clonorchis sinensis als Parasiten in Fischen in bestimmten Regionen Ostasiens, z. B. Thailands. Diese Wurmarten verursachen eine bestimmte Form von Leberkrebs, bei der vorwiegend Gallengänge wuchern, sogenannte Cholangiokarzinome. Ob solche Infektionen auch in Europa und Nordamerika eine Rolle spielen, ist unbekannt.

Unter den chronischen, krebsauslösenden Infektionen spielen die *Viren* die wichtigste Rolle (Tab. VI), bei uns vor allem die sogenannten *Papillomaviren*, also Viren, die primär gutartige Epithelwucherungen an Haut und Schleimhäuten verursachen, die Papillome (s. Tab. I). Aus diesen Papillomen können Karzinome entstehen. Inzwischen sind mehr als 100 Arten dieser »Humanen Papillomaviren« (HPV) bekannt, von denen die meisten harmlose Warzen oder andere gutartige Tumoren entstehen lassen. Karzinogen sind vor allem die Typen 16 und 18. Deren DNA wird in fast allen invasiven Karzinomen der Gebärmutterhalsschleimhaut (= Cervix uteri) gefunden, aber auch bei etwa 80 % der Karzinome des Darmausganges (= Analkarzinom) und bei vielen Krebsen der Scheide, des Penis und interessanterweise auch in Karzinomen der Mund-Rachen-Schleimhaut.

Das zweithäufigste Tumorvirus ist das *Hepatitisvirus* vom Typ B und C, das auch bei uns die Hauptursache der chronischen Leberentzündung (= Hepatitis) ist. Und auch bei uns kann über eine solche Entzündung – meist über eine Leberzirrhose – ein Leberkrebs entstehen. Weltweit erkranken jährlich fast 400 000 Menschen an diesem Leberkrebs, das sind 4,3 % aller Krebsfälle. Die Infektion mit dem HBV-

Tabelle VI. Einige onkogene Viren.

Virus	Tumor
Humane Papillomaviren (HPV)	
Verschieden Typen	gutartige Hautwarze
Typen 6, 8, 11	Zervixkondylom, Larynxpapillom
Typen 16, 18, 31, 33	Zervixkarzinom
Herpes-Viren	
Epstein-Barr-Virus (EBV)	Burkitt-Lymphom, Nasopharynxkarzinom
Herpes-simplex-Virus (HSV) Typ II	evtl. Zervixkarzinom
Humanes Herpes-Virus 8 (HHV-8)	malignes Lymphom bei Aids, Kaposi-Sarkom
Hepatitis-B-Virus (und C-Virus)	hepatozelluläres Leberkarzinom
Humanes T-Zell-lymphotropes Virus (HTLV)	T-Zell-Leukämien T-Zell-Lymphome

Virus erfolgt über infiziertes Blut oder bei sexuellen Kontakten. Die am stärksten betroffenen Regionen weltweit bei diesem Tumor sind Ostasien und Teile von Zentralafrika. Das Hepatitisvirus vom Typ C wird dort oft auch von der Mutter auf das Kind übertragen oder von Kind zu Kind durch leichte Verletzungen. Man kann die Antikörper gegen HBV und HCV im Blut heute leicht nachweisen und damit Risikogruppen erkennen.

Eine dritte, aber bei uns wichtige Tumorvirusgruppe sind die *Herpes-Viren*. Herpes ist eine Bläschenerkrankung der Haut, bevorzugt der Lippen. Ein sogenannter »einfacher« Herpes-Virus-Typ ist das Herpes-simplex-Virus (HSV). Es wird gelegentlich im Krebs der Gebärmutterhalsschleimhaut gefunden. Wichtiger ist in dieser Gruppe das Epstein-Barr-Virus (EBV). Es wird oft schon in der Kindheit übertragen und führt vor allem in Afrika und in Teilen von Neu-Guinea zum Burkitt-Lymphom, einem hochmalignen Non-Hodgkin-Lymphom bevorzugt des Unterkiefers. Ein anderes, mit dem HBV-Virus assoziiertes Karzinom ist ein Nasopharynxkarzinom in Südostasien. Hier spielen noch andere kausale Faktoren eine Rolle, zum Beispiel bestimmte Pilzgifte. Da das EBV bevorzugt B-Lymphozyten in B-Lymphoblasten umwandelt, können auch in Europa und in Nordamerika maligne Lymphome vom B-Zell-Typ durch EBV hervorgerufen werden, auch der Morbus Hodgkin. Ähnlich wirkt das humane Herpes-Virus 8 (HHV-8), das als Hauptgrund für die malignen Lymphome bei Aids, der allgemeinen Immunschwäche, angeführt wird, auch für das Kaposi-Sarkom, einen bösartigen Tumor der Blutgefäße in der Haut und den inneren Organen.

Neue Forschungsergebnisse zeigen, dass ein anders Mitglied der Herpes-Viren, das *Zytomegalie-Virus*, generell das Wachstum von Krebszellen beschleunigt, sodass Tumorzellen, die mit diesem Virus infiziert sind, nicht nur schneller wachsen, sondern auch schneller metastasieren. Auch sind diese Zellen wahrscheinlich unempfindlicher gegen Zytostatika. Nachgewiesen wurde dieser Virustyp vor allem in kindlichen Neuroblastomen, aber auch in Dickdarm- und Prostatakarzinomen. Diese Erkenntnisse könnten eine neue Entwicklung der Krebstherapie einleiten, da bei uns bis zu 70 % der Bevölkerung mit diesem Virus infiziert sind – ohne dass die Infektion bemerkt wird. Es besteht also eine natürliche Abwehr mittels Antikörpern. Die moderne Antikörper-Therapie (s. Kapitel 7) ist eigentlich nur eine logische Folgerung dieser Erkenntnis.

Das *humane T-Zell-lymphotrope Virus (HTLV)* wurde vor etwa 30 Jahren bei einer Leukämieform in Japan entdeckt. Inzwischen weiß man, dass diese virusbedingte T-Zell-Leukämie und ein analoges T-Zell-Lymphom auch in Europa und in Nordamerika auftreten. Noch ist offen, ob und welche anderen Tumoren durch HTLV verursacht werden.

Das *Aidsvirus (= HIV-Virus)* ist ein Retrovirus, bei dem nach Einschleusung in die Wirtszelle die viruseigene RNA mittels eines speziellen Enzyms, der reversen

Transkriptase (s. Kapitel 5) in eine doppelsträngige DNA umgewandelt wird. Die Infektion erfolgt entweder sexuell oder durch infiziertes Blut. Außer dem schon genannten, durch ein DNA-Virus ausgelösten Kaposi-Sarkom entstehen bei Aidskranken gehäuft Hodkin- und Non-Hodkin-Lymphome. Aber auch Karzinome des Darmausganges, des Gebärmutterhals und des Hodens sind hier zu nennen. Das beruht auf der allgemeinen Abwehrschwäche dieser Patienten, die auch die Immunabwehr gegen Tumorzellen umfasst.

Die Erforschung der molekularen Wirkungswege der Retroviren hat in den letzten Jahrzehnten maßgeblich zum Verständnis der allgemeinen Molekularbiologie der Krebsentstehung beigetragen. Ihr wird ein besonderes Kapitel gewidmet (s. Kapitel 5).

Ernährungsfaktoren

Zum *Magenkrebs* wurde dazu schon festgehalten: Stark Gesalzenes und Gepökeltes und stark Gebratenes begünstigen die Krebsentstehung. Lokale Reizung der Schleimhaut und die Bildung heterozyklischer Amine und anderer chemischer Karzinogene sind die Hauptfaktoren. Viel diskutiert wurde, warum die Häufigkeit des Magenkarzinoms in den letzten Jahrzehnten im Gegensatz zu den meisten anderen Tumoren deutlich abgenommen hat. In Japan, einem Land mit sehr hoher Magenkrebsrate, sank die Häufigkeit des Magenkarzinoms in den Jahren 1960 bis 2000 von 60 auf 30 pro 100 000 Einwohner. Mit Sicherheit ist hierfür die oben schon erwähnte Bekämpfung des Helicobacter pylori mitverantwortlich. Viel spricht auch dafür, dass die Verwendung von weniger gesalzenem Fisch und der häufigere Genuss von Konservennahrung sowie von Milchprodukten diese Verminderung der Häufigkeit wesentlich mitverursacht hat. Interessanterweise gilt das alles nicht für den Krebs oberhalb des Mageneingangs, also des unteren Teiles der Speiseröhre. Hier entsteht durch Höherverlagerung von Magenschleimhaut der sogenannte Barrett-Ösophagus und in ihm das *Barrett-Karzinom*. Bei ihm ähneln die Risikofaktoren denen des Speiseröhrenkrebses: Zigarettenrauch und Alkohol stehen hier im Vordergrund. Bei Frauen sind 10 g Alkohol, bei Männern 20 g unschädlich. Schon bei Konsum von 60 g pro Tag – das entspricht etwa 0,75 l Wein – erhöht sich die Krebsgefahr nicht nur an Magen und Speiseröhre, sondern auch an anderen Organen.

Beim *Dickdarmkrebs* steht der Konsum von Fleisch im Vordergrund. Die tägliche Aufnahme von 80 g »rotem« Fleisches (das sind alle Arten von Rind-, Schweine- und Lamm-Fleisch) erhöht das Risiko um 30 %. Geflügelfleisch hat interessanterweise keinen Einfluss, und nach vielen Langzeitstudien soll der Genuss von viel Fisch eine krebshemmende Wirkung ausüben (Abb. 17). Erhöhter Fettgehalt der Nahrung begünstigt vor allem bei Frauen die Entstehung von Dickdarmkrebs, wahrscheinlich durch vermehrt entstehende Gallensäuren, die im Dickdarm meta-

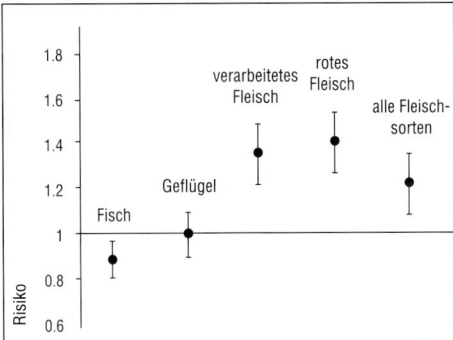

Abbildung 17. Dosisabhängiges Dickdarmkrebs-Risiko in Abhängigkeit von Fisch und Fleischsorten in unserer Nahrung (15).

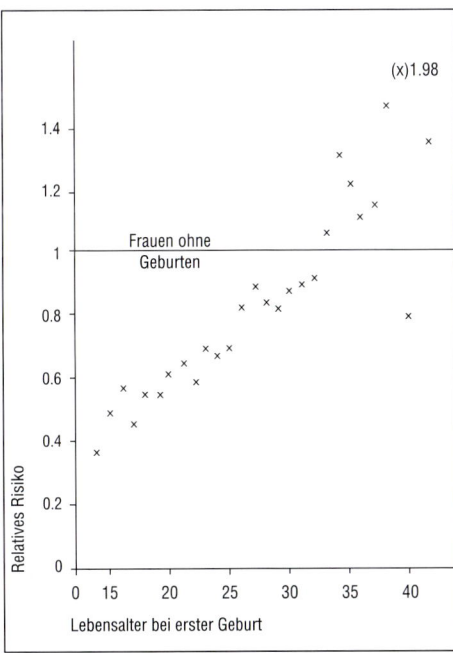

Abbildung 18. Relatives Brustkrebsrisiko (1,0 = Frauen ohne Geburten) in Abhängigkeit vom Lebensalter bei der ersten Geburt (18).

bolisiert, d.h. durch Enzyme umgewandelt werden. Die Wirkung dieser Faktoren wird gehemmt durch den Konsum von Ballaststoffen. Als Ballaststoffe gelten die Teile der Nahrung, die im Magen-Darm-Kanal nicht abgebaut, also nicht verdaut, sondern mit dem Kot ausgeschieden werden. Das sind vor allem grob gemahlene Getreideprodukte wie dunkles Brot, aber auch faserreiche Gemüse und Salate und rohes, ungeschältes Kernobst. Nach neueren Studien ist bei einem täglichen Ballaststoffgehalt der Nahrung von 35 g die Darmkrebshäufigkeit um 40 % niedriger als bei Menschen, die im Durchschnitt nur 15 g täglich aufnehmen. Auch die Wirkungsweise der Ballaststoffe ist weitgehend geklärt: Alle Ballaststoffe gelangen im wesentlichen unverändert in den Dickdarm und saugen hier wie ein Schwamm Wasser auf und vermehren damit die Stuhlmasse. Das führt zu einer beschleunigten Darmpassage und vermindert die Kontaktzeit eventueller Karzinogene mit der Dickdarmschleimhaut. Einige Ballaststoffe werden im Dickdarm abgebaut und dabei entstehen Substanzen, welche die Darmwand schützen. Hier werden vor allem kurzkettige, also kleine Fettsäuren genannt. Die chemischen Einzelheiten können hier unerwähnt bleiben.

Brustkrebs, bei uns der häufigste Tumor der Frau, wird nach epidemiologischen Studien ebenfalls durch fettreiche Nahrung begünstigt. Viel Gemüse und viel Obst vermindern die Häufigkeit dieses Tumors. Eine wesentlich größere

Rolle spielen bei diesem Tumor aber hormonelle Faktoren. Treten die normalen Regelblutungen (= Menarche) vor dem 13. Lebensjahr auf und enden sie nach dem 55. Lebensjahr (= Menopause), erhöht sich statistisch die Wahrscheinlichkeit, an einem Brustkrebs zu erkranken, auf fast das Doppelte. Frauen, die früh ihr erstes Kind bekommen und dann auch stillen, erkranken wesentlich seltener als Spät-Erstgebärende oder Kinderlose. Dies ist schon seit vielen Jahren bekannt (Abb. 18) und betrifft vor allem Frauen, bei denen die spezifischen Gene BRCA-1 und BRCA-2 nicht ausgebildet sind (s. Kapitel 5).

Die Bedeutung von *Nahrungsmittelzusätzen* zur Konservierung oder zur Verbesserung von Geschmack oder Farbe haben jetzt keine gesicherte Wirkung mehr auf die Krebsstatistik. Früher spielten Substanzen wie das sogenannte Buttergelb eine gefährliche Rolle. Seitdem man dies erkannt und solche Zusätze verboten hat, kennen wir keine wirklich giftige Zusatzsubstanz zur Nahrung.

Ende 2002 wurde aus Schweden berichtet, dass beim Grillen oder Frittieren stärkereicher Nahrungsmittel, also Kartoffeln und Backwaren, *Acrylamid* ensteht, das im Magen und Darm krebsfördernd wirkt. Nach anderen, neueren Studien entsteht es vor allem bei Zigarettenrauchern.

Vieles spricht dafür, dass zu wenig *Vitamin C* in der täglichen Nahrung die Entstehung von Magenkrebs, Krebs des Mund-Rachen-Bereiches und der Speiseröhre begünstigt, weniger der Lungen, der Bauchspeicheldrüse und des Gebärmutterhalses. Ähnliches gilt für Vitamin A und Vitamin E. Vitamin B 6 (und Folsäure) hemmt die Entstehung von Dickdarmkrebs, wobei die Daten aber weniger gesichert sind. Das Gleiche gilt für den Krebs der Gebärmutterschleimhaut.

Wohl alle Krebsarten werden durch *Fettleibigkeit* begünstigt. Wenn man den Angaben Glauben schenkt, dass in den Industrienationen etwa ein Drittel der Menschen zu viel Fett mit sich trägt, dann hätte man eine einfache Erklärung für die allgemeine Zunahme der bösartigen Tumoren in unseren Bereichen. Nach manchen Angaben steigert die Fettsucht die allgemeine Krebsrate bis um das Sechsfache. Umgekehrt: Regelmäßiges Körpertraining reduziert den Fettansatz und damit die Gefahr, an Krebs zu erkranken. Seit etwa 30 Jahren wird immer wieder betont, dass neben dem Zigarettenrauch die Ernährung der wichtigste Faktor für die Krebsentstehung ist, bis zu der Angabe, dass 30 % aller Tumoren ernährungsbedingt sind.

Um das zu verstehen, ist ein dem folgenden Kapiteln vorgreifender Ausflug in die Molekularbiologie nötig. Denn Fettleibigkeit ist Folge einer Stoffwechsel-Fehlregulation des Insulins und damit der Geschlechtshormone, da die Letzteren durch Insulin in ihrer Entstehung und in ihrer Aktivität angeregt werden. Die Geschlechtshormone spielen generell eine wichtige Rolle bei der Zelldifferenzierung, der mitotischen Zellteilung (s. S. 57) und dem geplanten Zelltod, der Apoptose (s. S. 60). Sie fördern auf diesem Wege die Krebsentstehung in den von Geschlechtshormonen gesteuerten Organen, also vor allem der Brust, der Gebärmutter und der Eierstöcke. Stoffwechselstörungen des Insulins und des Insulinähnlichen Wachstumsfaktors IGF bei Fettleibigkeit steigern die Aktivität der Geschlechtshormone und fördern auf diese Weise die Krebsentstehung in den genannten Organen.

Krebs ist eine sehr komplexe Krankheit und wird durch viele Stoffwechselfaktoren beeinflusst, die im Prinzip den Risikofaktoren der Erkrankungen des Herz-Kreislauf-Systems entsprechen. Diese Parallele vereinfacht die ärztliche Empfehlung zur Verhütung der bei uns wichtigsten und häufigsten beiden Krankheitsgruppen, dem Krebs und den Herz-Kreislauf-Leiden: Gemäßigt essen, und dabei ausreichende Mengen von Gemüse und Obst, und regelmäßiges körperliches Training. So einfach ist das. Auf die wichtigsten Krebs verursachenden *Erbfaktoren* wird gesondert hingewiesen (s. S. 71).

Rückblick

Seit dem 16. Jahrhundert wurden Umweltfaktoren als Krebsursachen vermutet, seit Ende des 18. Jahrhunderts gesichert: im Pfeifenraucher-Lippenkrebs, im Hodensackkrebs der Schornsteinfeger. Der seit dem 16. Jahrhundert mehrfach erwähnte Lungenkrebs von Bergarbeitern entpuppte sich im 20. Jahrhundert als Uranstrahlen-Krebs. Bahnbrechend wurden Einzelbeobachtungen von Hautkrebs durch Arsen, von Harnblasenkrebs durch aromatische Amine. Diese gehören heute zu den bekanntesten krebserzeugenden Substanzen – auch im Zigarettenrauch. 30 % aller Tumoren sind Folgen des Zigarettenrauchens, vor allem Bronchialkrebse, aber auch Krebse des Kehlkopfes, der Nieren und der Harnblase und vieler anderer Organe. Das »Passivrauchen«, also die Einatmung von Zigarettenrauch in der Nachbarschaft von Rauchern, ist ebenfalls überaus gefährlich.

Die krebserzeugenden Faktoren können einander in ihrer Wirkung steigern. Asbest, ein immer noch wichtiges krebserzeugendes Agens, erhöht die Rate der Lungentumoren um ein Vielfaches.

Durch Strahlen bedingte Tumorformen treten nicht nur bei durch Uran gefährdeten Bergleuten auf. Auch Röntgenstrahlen und andere ionisierende Strahlen verursachen Krebs, erst recht Atomstrahlen wie etwa nach Abwurf der beiden Atombomben über Japan oder nach dem Tschernobyl-Desaster 1986.

Aber auch natürliche Strahlen wirken krebserregend, so die kosmischen Strahlen aus dem Universum und die Radon-Strahlen aus dem Inneren unserer Erde. Unter den sonst so willkommenen Sonnenstrahlen verursachen die des Ultraviolett-Bereiches Hautkrebse in erheblicher Zahl.

Höher ist die Rate der beruflich verursachten Krebse, die weltweit zunimmt. Das gilt auch für Tumoren durch Infektionen. Magenkrebs ist zum Teil Folge einer Bakterieninfektion durch Helicobacter pylori. In den Tropen verursachen Parasiten z. B. Harnblasen- und Leberkrebse. Weltweit sind etwa 15% aller Krebse durch Viren bedingt. Das gilt für den Gebärmutterhalskrebs, für den Leberkrebs vorwiegend in Ostasien, für Lymphome und Leukämien auch bei uns.

Eine große Rolle spielen in Industrieländern Ernährungsfaktoren, vor allem Fleisch und Fett. Fettleibigkeit ist bei uns eine wesentliche Ursache für viele Krebsarten. Erbfaktoren werden später dargestellt.

5 Wie Krebs entsteht

Vorausschau

Bei Krebs ist das normale, regulierte Wachstum, welches über geordnete Zellteilungen erfolgt, immer gestört, und zwar durch Mutationen. Das sind irrversible Veränderungen in der Erbsubstanz, den Genen, genauer: in der DNA. Dabei entstehen Onkogene, die durch einen komplizierten molekularen Mechanismus das ungehemmte Wachstum der Krebszellen auslösen. Das geschieht recht unterschiedlich je nach Einwirkung der verschiedenen Umweltkarzinogene, von Strahlen oder von Viren. Diese Entwicklung verläuft oft über verschiedene Stufen der »klonalen Evolution«, in jedem Fall aber über mehrere Mutationsschritte, deren Ablauf zumeist gut bekannt ist. Bei allen häufigen Krebsformen spielen Erbfaktoren eine entscheidende Rolle.

Die intrazellulären Mechanismen, die aufgrund der oben genannten Ursachen zu Krebs führen, können heute nur molekularbiologisch erklärt und verstanden werden, also durch Prozesse, die in und an den Molekülen der Zellen ablaufen. Freilich kann hier nur ein sehr grober Überblick gegeben werden. Wer Genaueres wissen will, sei auf die angegebene Fachliteratur verwiesen. Interessant ist, dass die Grundkenntnisse der normalen Molekular*biologie* vielfach aus der Molekular*pathologie*, also aus abnormen Verhältnissen bei Krankheiten gewonnen worden sind. Man konnte aus dem Abnormen auf das Normale schließen, was die Verbindung zwischen Medizin und Molekularbiologie besonders eng gestaltete. Wir müssen hier freilich den umgekehrten Weg gehen und erst das Normale und dann das Abnorme kennenlernen.

Genom und Proteom

Die Grundlagen zu diesem Thema werden heute im Biologieunterricht gelernt. Nicht alle Leser mögen diesen Vorzug genossen, andere den Inhalt inzwischen vergessen haben, weshalb er hier wenigstens in groben Zügen dargestellt wird.

Zunächst soll daran erinnert werden, was wir in dem Kapitel »Zellen und Gewebe« über die Grundbausteine des Organismus, die Zellen, ausgeführt haben: a) Jede Zelle enthält einen Zellkern (s. Abb. 3) und darin die Erbsubstanz in Form der Desoxyribonukleinsäure (englisch: deoxyribonucleic acid = DNA). b) Jede reife Organzelle ist für ihre spezifische Funktion differenziert, und c) diese Differenzierung erfolgt unmittelbar an der DNA, die in ihrer Doppelhelix-Struktur in Abbildung 19 dargestellt ist. Doppelhelix bedeutet: Zwei fadenförmige Makromoleküle sind um eine gemeinsame Achse spiralig umeinander gewunden. Jeder

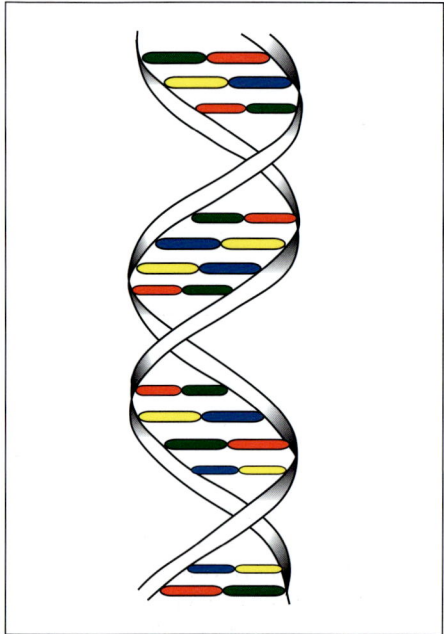

Abbildung 19. Schema der DNA-Doppelhelix, Erklärungen im Text.

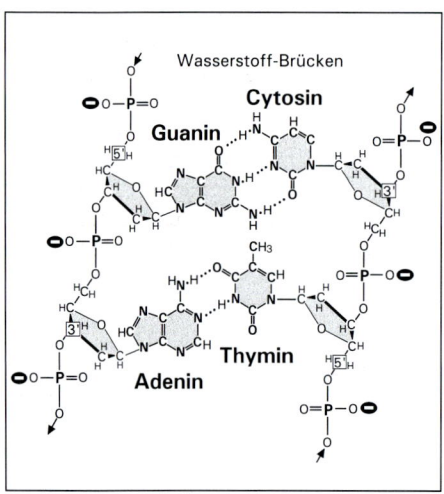

Abbildung 20. Basenpaarung in der DNA-Doppelhelix (26).

»Faden« besteht aus einer langen Reihe von 5er Zuckern (= Zuckermoleküle mit 5 Kohlensstoff-Atomen) in Form der Desoxyribose, wobei die Zuckermoleküle durch Phosphodiesterbindungen untereinander verknüpft sind. Diese Zucker-Phosphat-Ketten sind wiederum durch Purin- und Pyrimidin-Basen über Wasserstoffbrücken quer miteinander vernetzt, was in Abbildung 19 durch farbige Striche dargestellt ist.

Hier liegt die wichtigste Gliederung der DNA. Es gibt nämlich nur vier Basen, und diese sind immer paarweise geordnet: Adenin (in Abb. 19 gelb) steht immer dem Thymin gegenüber (in Abb. 19 blau), Guanin (in Abb. 19 rot) dem Cytosin (in Abb. 19 grün). Als Formel zeigt das Abbildung 20.

Diese Doppelhelix besteht beim Menschen aus 7,8 Milliarden Basenpaaren, deren Aufeinanderfolge durch das »Human-Genom-Projekt« in den letzten Jahren analysiert werden konnte. 10 Basenpaare sind 3,4 nm lang (nm = Nanometer = 10^{-9} m). Wenn man sich den DNA-Faden auseinandergezogen vorstellt, hat er eine Länge von mehr als einem Meter, und das im Inneren jedes Zellkerns mit einem Durchmesser von etwa 1/100 mm. Ein Wunderwerk! Allerdings hat jeder Faden nur einen Durchmesser von 2 nm und ist mit einem basischen Eiweißkörper, einem Histon, in spezifischer Weise verpackt.

Das gesamte genetische Material einer Zelle, also alle DNA-Histon-Komplexe zusammen, wird als

Genom bezeichnet. Wie viele Gene das menschliche Genom enthält, ist immer noch nicht ganz sicher, man schätzt 30 000 bis 40 000. Ein Gen ist der Abschnitt, der für die Bildung eines Eiweißes oder einer RNA benötigt wird. Die Gene für die RNA bestehen aus etwa 100 Basenpaaren, die Gene für Eiweißkörper sind deutlich größer: Das kleinste, heute bekannte Eiweiß codierende Gen (für ein Histon) enthält 400 Basenpaare, das größte 2,4 Millionen.

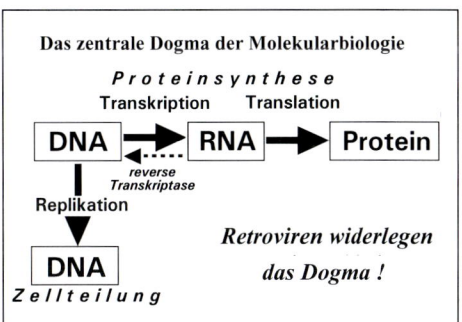

Abbildung 21. Das zentrale Dogma der Molekularbiologie (26).

Im Genom liegen die Gene nicht nebeneinander, sondern sie sind durch unterschiedlich lange genfreie DNA-Abschnitte voneinander getrennt. Auch ist nur ein sehr kleiner Teil aller Gene aktiv, d. h. codierend tätig, im menschlichen Genom wahrscheinlich höchstens fünf Prozent. Die nicht aktiven Gene sind maskiert und codieren weder RNA noch Aminosäuren für die Eiweißsynthese. Dadurch entsteht die organspezifische Differenzierung. Entscheidend für diese Differenzierung sind die aktiven Eiweißkörper, deren Spezifität letztlich von den Basenpaaren der DNA bestimmt wird. Genauer: jeweils drei aufeinanderfolgende Basenpaare, sogenannte Tripletts, codieren über die ribosomale RNA die Aminosäuren.

Neben den normalen »großen« gibt es noch sehr kleine Ribonukleinsäure-Moleküle, die sogenannte MikroRNA (miRNA), die sich an die Boten-RNA anlagern. Die miRNA-Moleküle haben nur eine Länge von 21 bis 25 Nukleotiden. Zum Vergleich: RNA-Viren haben eine Länge von 7000 bis 8000 Nukleotiden. Unter Nukleotiden versteht man Moleküle, die aus einer der vier oben genannten Basen, also Adenin, Thymin, Guanin oder Cytosin plus Zucker und Phosphat bestehen. Da die Boten-RNA die genetische Information von der DNA an die ribosomale RNA weiterleitet (Abb. 21), kann die miRNA diese Information unmittelbar beeinflussen und damit die Feineinstellung der Genaktivitäten steuern. Die miRNA lässt sich mit nanotechnischen Genchips nachweisen und eignet sich somit als »Tumormarker« (s. S. 93).

Die Genaktivitäten sind wesentlich komplexer, als hier dargestellt werden kann. Zum Beispiel kann eine Genregion unter Umständen zwei völlig verschiedene Proteine codieren. Auch können Gene durch Methylierung des Cytidins funktionslos werden. Das methylierte Cytidin hat eine zusätzliche CH_3-Gruppe an der 5er Stelle des Basenringes. Es ist wesentlich an der Differenzierung der Zellen beteiligt, da an dieser Stelle keine Codierung möglich ist. Auch können durch Hypermethylierung Tumorsuppressor-Gene wie das BRCA-1 inaktiviert werden, was für die Entstehung des erblich bedingten Brustkrebses wichtig ist (s. S. 71).

Die Zahl und die Aufeinanderfolge der Aminosäuren bestimmen das Spezifische der Eiweißkörper und damit die Differenzierung der einzelnen Zellen. Im Durchschnitt besteht ein Eiweißkörper der menschlichen Zelle aus 447 Aminosäuren.

Die Summe der in einer Zelle vorhandenen Eiweißkörper nennt man das *Proteom*. Es besteht beim Menschen wahrscheinlich aus etwa 250 000 verschiedenen Eiweißkörpern. Ihre Zahl ist also wesentlich höher als die der Gene.

Die Analyse des Proteoms ist für die Medizin heute ebenso wichtig wie die des Genoms, da mit ihr nicht nur die über die DNA-RNA-Proteinsynthese (Abb. 21) entstandenen Eiweißkörper erfasst werden, sondern auch die Vielzahl der erst nach dieser RNA-Proteintranslation, also sekundär, modifizierten Proteine. Denn diese sind die jeweils funktionstragenden Moleküle, die bei Krankheiten oft verändert und damit für die Diagnostik und Therapie wichtig sind.

Es kann hier nicht der komplizierte Mechanismus der Eiweißbildung im Einzelnen dargestellt werden. Sind doch ganze Ketten von Brückenenzymen daran beteiligt, also wiederum hochspezifische Makromoleküle. Hier reicht der Hinweis auf das »zentrale Dogma der Molekularbiologie«, das aus Abbildung 21 gut verständlich ist.

Das regulierte Wachstum

Wachstum ist in den meisten Bereichen der Biologie mit Zellvermehrung verbunden. Wie geschieht das? Ganz einfach: durch Zellteilung. Diese ist als »Mitose« seit über 100 Jahren bekannt, in ihren molekularbiologischen Abläufen aber erst in den letzten Jahrzehnten erforscht worden. Die Mitose ist Teil des *Zellzyklus* (Abb. 22), und von ihm soll jetzt berichtet werden.

Das neue Leben einer Zelle beginnt nach der Teilung ihrer Mutterzelle. Von dieser bekommt sie einen kompletten Chromosomensatz, also ein komplettes Genom, und die Hälfte des Zytoplasmas.

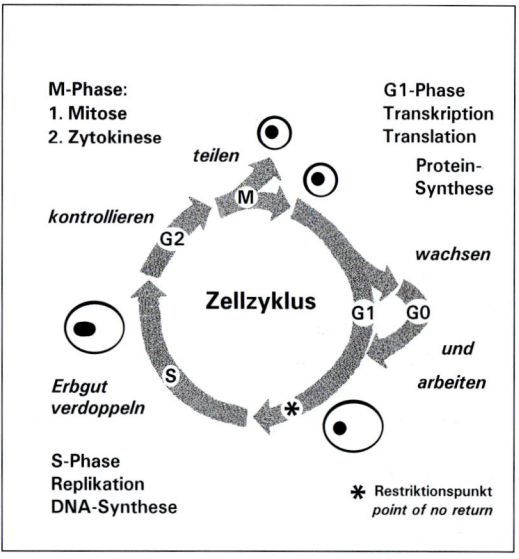

Abbildung 22. Schema des Zellzyklus (26).

Zunächst wächst sie und differenziert sich durch Aufbau der Funktionsproteine. Im Zellzyklus ist das die G1-Phase. In dieser Phase, der Funktionsphase, kann die Zelle sehr lange bleiben; dann ist sie in der G0-Phase. Wenn sie Anlauf zur nächsten Zellteilung nimmt, tritt sie wieder in die G1-Phase über. Dabei spielt ein spezifisches Protein eine zentrale Rolle, das Retinoblastom-Protein (pRb). Die Namensgebung dieses Eiweißkörpers ist verwirrend und nur historisch zu erklären. Gefunden wurde dieser Eiweißkörper nämlich bei einem spezifischen Tumor der Netzhaut (= Retina), dem Retinoblastom. Das pRb ist aber nicht nur in den Retinoblasten, sondern in allen Zellen enthalten, ja, mengenmäßig ist es eines der wichtigsten Kernproteine. Wir müssen wiederholt darauf zurückkommen.

Wie schon betont, spielt das pRb im Zellzyklus eine entscheidende Rolle: Seine Aufgabe ist, die Zellteilung hinauszuzögern, damit die Zelle arbeiten kann. Das tut es, indem es einen Transkriptionsfaktor bindet und damit inaktiviert. Als »Transkription« haben wir oben das Abschreiben der Sequenz der Basenpaare von der DNA auf die RNA kennengelernt (Abb. 21). Der im Zellzyklus wichtige Transkriptionsfaktor schreibt die Basenpaarung der DNA auf die neu zu synthetisierende DNA ab. Solange er durch das Retinoblastom-Protein gebunden ist, kann er nicht funktionieren. Der Startschuss für die DNA-Neusynthese fällt, wenn pRb den Transkriptionsfaktor frei gibt. Noch über mehrere andere Transkriptionsfaktoren wird bestimmt, wann der Restriktionspunkt, der »Point of no return« erreicht ist, d. h. die Vorbereitungen zur DNA-Neusynthese abgeschlossen sind.

Die identische Verdoppelung (= Replikation) der DNA ist ein äußerst komplexer, durch mehrere Enzyme gesteuerter Vorgang, der mehrstufig kontrolliert wird. Er findet in der S-Phase des Zellzyklus statt (Abb. 22) und dauert etwa sechs Stunden. In der anschließenden G2-Phase wird kontrolliert, ob die Verdoppelung fehlerfrei erfolgt ist, und dann folgt die Verteilung des verdoppelten Erbgutes auf zwei Tochterkerne, über die eigentliche *Mitose* (Abb. 23). Um die Aufteilung der DNA-Fäden auf die beiden Tochterkerne zu ermöglichen, werden die Fäden vorher zu Paketen verpackt, womit sie als »Chromosomen« lichtmikroskopisch sichtbar werden. Die Chromatinverpackung endet in der ersten Phase der Mitose, der *Prophase*. In ihr bilden die Chromosomen noch ein dichtes Knäuel. Dann entsteht von den Zentrosomen her (s. Abb. 3) mit vielen Mikrotubuli die Teilungsspindel, und diese drängt die Chromosomen in ein Mittelfeld zwischen beide Spindelpole. Jetzt ist die *Metaphase* erreicht. Die Chromosomen sind jetzt als einzelne Paare lichtmikroskopisch gut zu charakterisieren, und zwar immer als zwei identische, längliche Körper. Abbildung 24 zeigt den Chromosomensatz eines Mannes. Die Chromosomen sind der Länge nach geordnet und nummeriert, rechts unten das für den Mann typische XY-Paar: Das Y-Chromosom ist das männliche Chromosom; Frauen haben zwei X-Chromosomen, also XX und nicht XY. Die Geschwister-Chromatiden sind in Abbildung 24 bereits geteilt und nur noch mit den Zentromeren-Regionen untereinander verbunden. Von hier aus werden die in dieser Abbildung dargestellten chromosomalen Querbanden mit ihren Genen nummeriert. Der obere, jeweils kürzere Arm der Chromosomen wird p-Arm genannt (von französisch »petit«), der untere, längere ist der q-Arm. Gene, die auf dem kürzeren Arm z. B. des Chromosoms 8 liegen, werden als 8p lokalisiert und von der Zentromer-Region aus nummeriert, die auf dem längeren als 8q. Nach der Metaphase wandert je eine Hälfte der Chromosomen durch scheinbaren Zug der Mikrotubuli der Teilungsspindel zu den beiden gegenüberliegenden Spindelpolen.

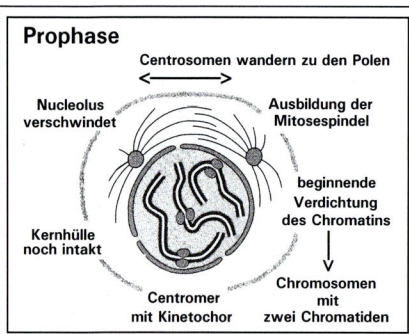
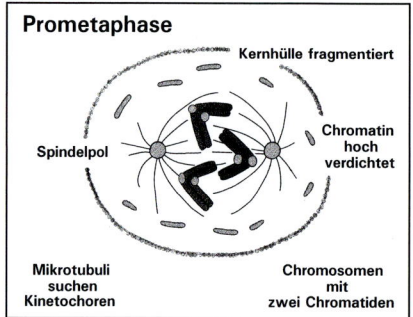
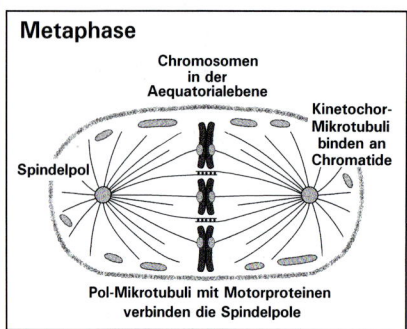
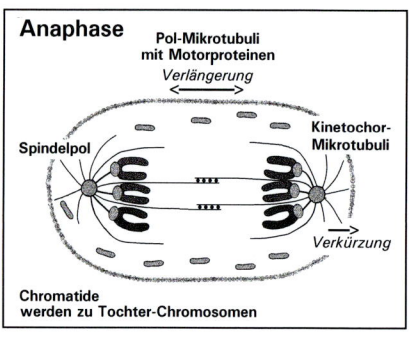
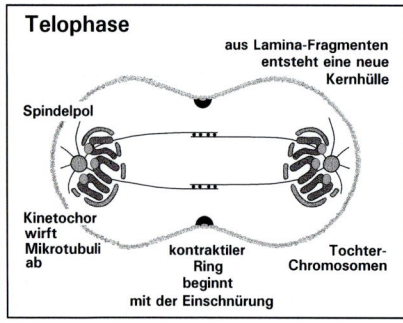
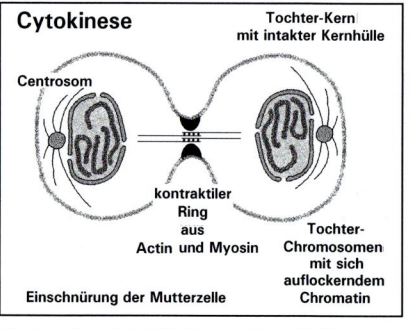

Abbildung 23. Die Phasen der Mitose (26).

Dieser Wanderungsvorgang läuft in der *Anaphase* ab. Bewirkt wird er einmal durch »Motorproteine«, die sich zwischen den auseinanderwandernden Chromatiden bilden, zum anderen durch Abbau der Spindel-Mikrotubuli. Er geht rasch in die *Telophase* über, in der eine neue Kernhülle entsteht, und zwar aus den Teilen der alten Kernmembran, die während der Prophase in kleine Stücke aufgelöst worden war. Bereits während der Telophase bildet sich in der Mitte zwischen den Spindelpolen in der Plasmamembran ein Gürtel aus kontraktilen Proteinen, die einander nach innen ziehen. Dieser kontraktile Ring schnürt die Mitte der Zelle so weit ein, bis er an der Einschnürungsstelle fusioniert, und auf diese Weise entstehen zwei im Prinzip identische Tochterzellen. Die zytoplasmatischen Organellen werden zu gleichen Teilen auf die Tochterzellen verteilt. Damit ist die Zellteilung, die »Zytokinese«, abgeschlossen. Der gesamte Vorgang, die M-Phase der Abbildung 22, dauert etwa eine Stunde.

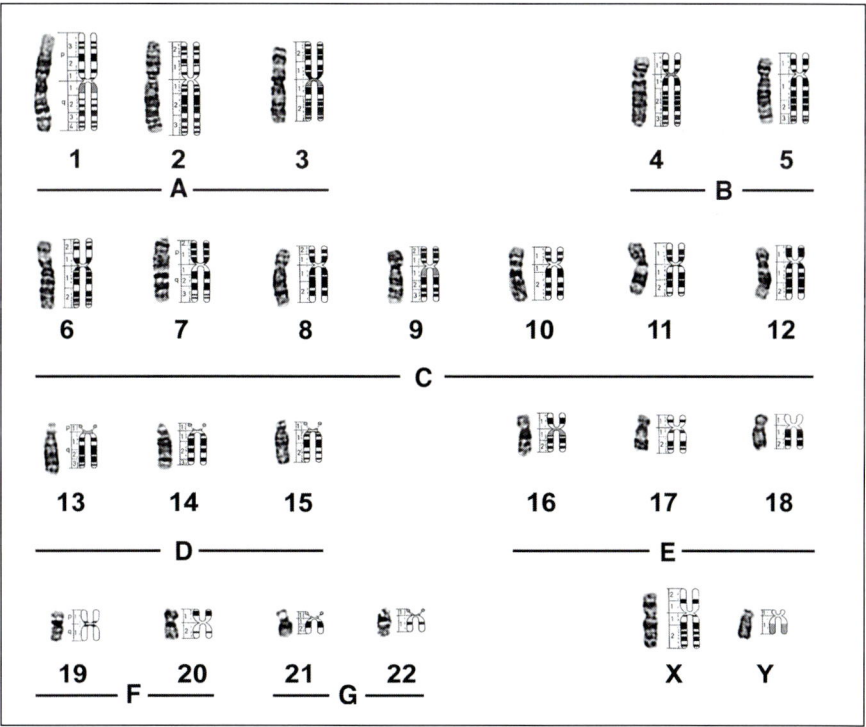

Abbildung 24. Menschliche Chromosomen in der Metaphase. Links jeweils die charakteristischen Querbandmuster, daneben Zeichnungen des Bandenmusters mit schematischer Nummerierung, wobei die kurzen Arme der Chromosomen mit p (= frz. »petit«), die langen Arme mit q (= der nächste Buchstabe im Alphabet) bezeichnet werden (7).

Die Teilungsfähigkeit von differenzierten Organzellen ist begrenzt. Ein Klon von reifen Zellen, z. B. Fibroblasten, stirbt in einer Gewebekultur nach 50 bis 100 Zellteilungen ab. Nur Keimzellen und embryonale Stammzellen sind unbegrenzt teilungsfähig; sie sind »unsterblich«, genauer: sie sterben erst mit dem Gesamtorganismus. Im wissenschaftlichen Slogan nennt man sie »immortal«, und – für uns hier wichtig – diese Eigenschaft bekommen auch die Krebszellen, sie werden »immortalisiert«.

Das genauere Studium der Zellteilungsvorgänge hat für die begrenzte Lebenszeit der reifen Organzellen mehrere Erklärungen gefunden: So ergab sich, dass ein DNA-Strang sich bei jeder Verdoppelung verkürzt, es geht also DNA verloren. Damit dieser Verlust die Zelle nicht sofort gefährdet, gibt es die »*Telomeren*«. Das sind DNA-Nukleotide ohne genetische Information jeweils am Ende der DNA-Kette. Ihr Verlust hat also keinen Einfluss auf die gesamte Genomaktivität. Allerdings ist nach einer von Zelle zu Zelle unterschiedlichen Zahl von Replikationen (20 bis 100) dieser Telomeren-Puffer aufgebraucht, und jetzt verlieren die Zellen bei jeder Teilung aktives Genmaterial. Sie werden schließlich funktionsunfähig und sterben ab. Keimzellen der Haut und der Schleimhäute, allgemein gesprochen: alle Stammzellen, müssen sich aber immerfort teilen können. Damit sie weiter funktionstüchtig bleiben, gibt es ein Enzym, das die Telomeren verlängern, den DNA-Verlust also reparieren kann. Es heißt »Telomerase«. Seine Funktion ist ein komplexer Vorgang, der hier nicht im Einzelnen erörtert werden soll. Es reicht, dass wir das Prinzip als solches kennen. Für uns ist es wichtig, da außer den Keimzellen und den Stammzellen gerade auch Tumorzellen eine solche Telomerase-Aktivität besitzen.

Da die Lebensdauer der reifen Organzellen begrenzt ist, müssen abgestorbene Funktionszellen durch Nachkommen aus den Stammzellen ersetzt werden. Das geschieht in der Haut und in den Schleimhäuten von den als »Basalzellen« bezeichneten adulten Stammzellen, die unmittelbar auf den Basalmembranen liegen. Aber auch andere Organe, wahrscheinlich sogar alle einschließlich des Gehirns, haben Stammzellen, die bei Bedarf Zellverluste ersetzen. Es besteht also im Normalzustand fast immer ein Gleichgewicht zwischen Zellverlust und Zellneubildung. Man nennt dies »zelluläre Homöostase«. Bei Verlust von Organteilen, etwa durch Verletzungen, werden aus dem Stammzell-Pool neue Organzellen nachgeliefert.

Aber auch im Normalzustand werden etwa in der Oberhaut und in den Schleimhäuten täglich Milliarden von Zellen abgestoßen. Sie sind »gealtert« und werden eliminiert. Diese Elimination von Zellen nennt man »*Apoptose*« (Abb. 25). Das Wort ist aus dem Griechischen übernommen und bedeutet »das Fallen der Blätter (von den Bäumen) im Herbst«. Das ist ein guter Vergleich: Wenn die Bäume sich auf die Winterruhe vorbereiten, stoßen sie die Blätter ab, die nicht mehr wichtig sind. Genau das Gleiche tut der Organismus mit »gealterten« Zellen. Apoptose findet bei gesunden Menschen pausenlos statt z. B. an der Hautoberfläche, an den Schleimhäuten des Mundes und des Magen-Darm-Kanals, der Atemwege, bei Frauen auch in der Uterusschleimhaut während der Monatsblutung. Beim Abbau der Uterusmuskulatur nach einer Schwangerschaft und der Brustdrüsen nach dem Abstillen erfolgt das Gleiche. Sie ist nach krankhaftem Zellverlust (= Nekrose, Abb. 25) und Zellteilung der dritte Faktor der oben genannten zellulären Homöostase.

Die Apoptose beginnt mit einem Schrumpfen der Zelle, auch des Zellkerns. Dessen Chromatin wird fragmentiert, der Kern zerfällt (Abb. 25). Zunächst sind die Zellteile noch von geschlossenen Membranen umgeben. Dann werden sie aber von Fresszellen phagozytiert, also aufgenommen und schließlich aufgelöst. Bei allen diesen Vorgängen laufen mehrstufige Enzym-Aktivierungen ab, die heute genau bekannt sind, deren Darstellung wir uns aber hier ersparen können.

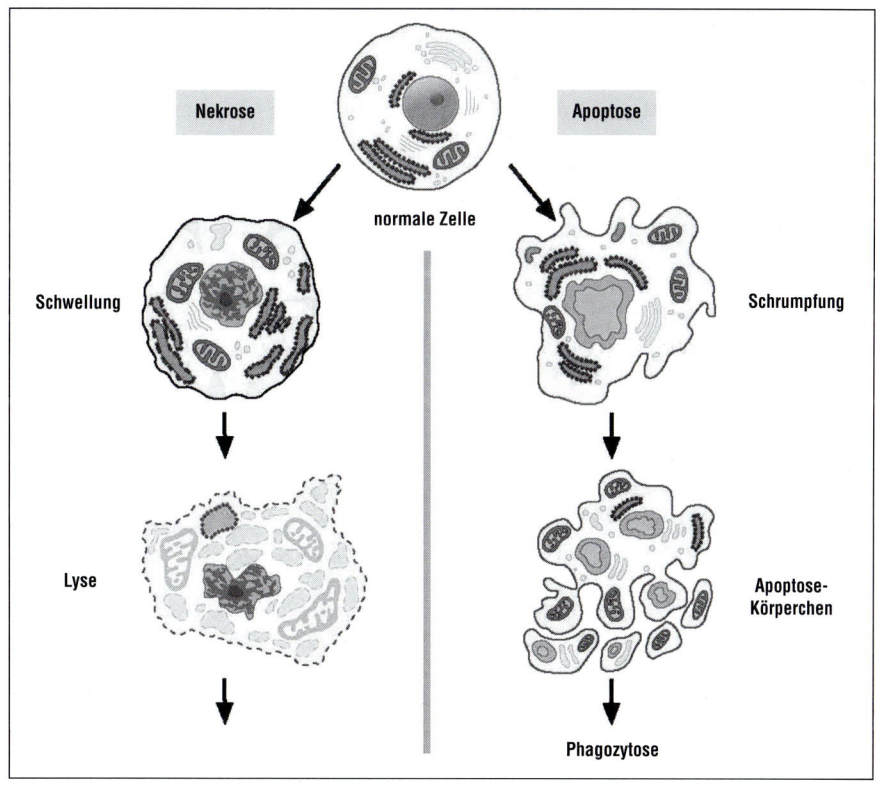

Abbildung 25. Schematische Zeichnung der Nekrose (links) und der Apoptose (rechts) (16).

Das unregulierte, bösartige Wachstum

Das oben genannte Gleichgewicht zwischen Zellvermehrung, Nekrose und Apoptose wird immer dann gestört, wenn die regulierenden Faktoren ausfallen oder anders funktionieren. Als erstes Beispiel wurde schon die Telomerase-Aktivität genannt, die nicht nur in Stammzellen sondern auch in Krebszellen den mitotischen Telomerenverlust ausgleicht, womit die Tumorzellen potenziell unsterblich werden.

Als zweites Beispiel seien die *Retroviren* genannt, von denen oben das Aidsvirus und das HTLV-Virus (= humanes T-Zell-lymphotropes-Virus) erwähnt wurden. Die Besonderheit dieser Virusform besteht darin, dass sie dem »zentralen Dogma der Molekularbiologie« (s. Abb. 21), der Eiweiß-Synthese von der DNA über die RNA, zuwiderlaufen, indem sie mittels einer »reversen Transkriptase« ihre Virus-RNA in DNA umwandeln, also gewissermaßen den umgekehrten Weg beschreiten. Damit zwingen sie die infizierten Zellen zu einer ungehinderten Proliferation, und es entsteht durch das HTLV eine T-Zell-Leukämie. Diese Virus-RNA-Form, naturgemäß ein Virusgen, erhielt bei seiner Entdeckung erstmals den Namen »Onkogen«, denn es verursacht einen Tumor (griechisch »onkos« = Tumor). Bald darauf stellte man fest, dass die gleichen Gensequenzen auch an anderen Krebszellen vorkommen. Nun war es notwendig, beide Onkogenformen, die der Retroviren und die der Tumorzellen, unterschiedlich zu bezeichnen. Die Virus-Onkogene wurden jetzt »v-onc« genannt, die zellulären »c-onc«.

Viel wichtiger war aber die Entdeckung, dass die zellulären Onkogene aus Gensequenzen stammen, die in nahezu allen Körperzellen vorhanden sind. Sie dienen der Proliferationskontrolle, also der Kontrolle des Zellzyklus. Diese Gensequenzen nennt man *Protoonkogene*, was »Vor-Onkogene« bedeutet. Denn aus ihnen entstehen sekundär die tumoreigenen Onkogene, und zwar in der Regel durch eine Mutation.

Mutationen (= Erbgutveränderungen der DNA) werden durch die in Kapitel 4 unter den Absätzen »Krebserzeugende Umweltsubstanzen«, »Strahlen als Ursachen bösartiger Tumoren«, »Krebsentstehung durch den Beruf« und »Krebs durch Infektionen« genannten Faktoren verursacht. Die Wege, die zu den entscheidenden Mutationen führen, sind unterschiedlich. Das Ergebnis ist aber immer das Gleiche: Krebs entsteht dann, wenn die mutagene Noxe solche Gene trifft, die an der Proliferationskontrolle, also am Zellzyklus (s. Abb. 22), beteiligt sind. Das ist allerdings nur ein sehr kleiner Teil der genetisch aktiven DNA. Sind doch nur etwa fünf Prozent der Kern-DNA funktionell aktiv, und davon ist nur ein sehr kleiner Teil an der Kontrolle der Proliferation beteiligt. Die große Masse der unseren Körper treffenden krebserzeugenden Schäden bleibt also wirkungslos. Das erklärt die oft sehr langen Latenzzeiten der Krebsenstehung. Das erklärt auch, warum nicht alle Raucher an Krebs erkranken und dass selbst bei Kettenrauchern das Bronchialkarzinom oft erst nach 20 bis 30 Jahren auftritt.

Besonders wichtig ist, dass DNA-Schäden in der Regel repariert werden. Diese DNA-Reparatursysteme laufen auf verschiedenen molekularbiologischen Wegen und führen dazu, dass eine mutativ verursachte Molekülveränderung der DNA komplett beseitigt wird. Eine trotz alledem »erfolgreiche« Mutation, also die Umwandlung eines Protoonkogens in ein Onkogen, ist dann aber prinzipiell irreparabel.

Ehe dies krebsauslösend wirkt, müssen noch andere »Widerstände« überwunden werden. Oben wurde schon das Retinoblastom-Protein pRb genannt. Dieser Eiweißkörper, der in allen Körperzellen, also nicht nur in Retinoblastomen, vorkommt, bindet – wie schon ausgeführt – im Zellzyklus einen wichtigen Transkriptionsfaktor, der das Abschreiben (= Transkription) der Basenpaare von der DNA auf die RNA bewirkt (s. Abb. 21). Wie schon betont, beginnt die DNA-Synthese erst dann, wenn das pRb den Transkriptionsfaktor freigegeben hat. Ist allerdings das pRb durch eine Mutation des rb-Gens verändert und seine Funktion gestört, kann die DNA-Synthese sofort beginnen, der Zellzyklus also weiter laufen und die Zelle sich ungestört vermehren.

Das rb-Gen gehört also zu den *Tumorsuppressor-Genen*. Es wurde hier besonders herausgehoben, da es auch den normalen Zellzyklus bestimmt. Tumorsuppressor-Gene sind also durchaus normale Gene, deren Produkte zu den negativ wirkenden (= supprimierenden) Regulatoren des Zellzyklus gehören. Fehlt dieses Genprotein oder wurde es – etwa durch Mutation – fehlerhaft verändert, dann ist das Gleichgewicht zwischen positiver und negativer Regulation gestört. Es überwiegt der die Proliferation fördernde Einfluss, was die Entstehung von Tumoren begünstigt.

Als wichtigstes Tumorsuppressor-Gen gilt dasjenige, welches das *p53-Protein* codiert. Das p53-Protein ist übrigens nach seiner Molekülgröße benannt: Diese beträgt 53 000 Dalton. Es hat eine wichtige Funktion: Wenn nämlich eine Zelle einer mutagenen Attacke ausgesetzt war, ganz gleich, ob diese Attacke chemischer oder radiologischer Natur war, bremst es den Zellzyklus in der G1-Phase. Dadurch wird die Teilungsruhe verlängert, was den Reparaturenzymen Zeit gibt, den Genschaden zu reparieren. Das p53-Protein wird deshalb als »Wächter des Erbgutes« bezeichnet. Es verhindert, dass sich im Genom Mutationen anhäufen. Dauert die Reparatur zu lange, dann steigt der p53-Gehalt an, was über andere Genfunktionen zur Apoptose führt. Vereinfacht ausgedrückt: wenn der durch die Mutation ausgelöste Genschaden nicht repariert werden kann, wird die Zelle in den Selbstmord getrieben. Das p53-Gen kann allerdings seinerseits durch eine Mutation verändert werden, und es steht dann kein funktionstüchtiges p53-Protein zur Verfügung. Das Ergebnis: Genommutationen werden nicht ausreichend repariert und es kann schließlich eine Krebszelle entstehen.

Ein anderes Gen, genauer: das von ihm codierte Protein, hat eine dem p53-Gen vergleichbare Wirkung: das BRCA-Protein. Es hemmt bei DNA-Schäden den Zellzyklus ebenfalls in der G1-Phase und stimuliert darüber hinaus Reparaturenzyme. Es ist also wie das p53 ein »Wächter des Genoms«. Seine Bezeichnung kommt aus dem Englischen. Da es bei etwa 10 Prozent aller Fälle von Brustkrebs fehlt oder funktionslos ist, nannte man es »Breast cancer protein«, eben BRCA-Protein. Bei Brustkrebs spielt dieses Protein noch eine andere, wichtige Rolle: Es kontrolliert den Östrogenrezeptor, also die Andockstelle des Hormons Östrogen an der Zelloberfläche. Östrogen ist ein wichtiges weibliches Geschlechtshormon. Das erklärt, warum bei Fehlen oder bei Funktionsuntüchtigkeit des BRCA-Gens nur Zellen in der Brust und den Eierstöcken reagieren und sich in Krebszellen umwandeln. Inzwischen wurden ein weiteres, analog funktionierendes Gen und sein Produkt gefunden, weswegen das erste BRCA-1, das zweite BRCA-2 heißt.

Mit diesen Betrachtungen sind wir – fast unversehens – *in der molekularen Epidemiologie* gelandet. Zur Definition: Während die klassische Epidemiologie nach den äußeren Ursachen von Krankheiten forscht, stehen bei der molekularen Epidemiologie die Veränderungen an den Molekülen im Mittelpunkt, was der gesamten Krebsursachenforschung neue Horizonte geöffnet hat.

Für den Laien mag das nicht leicht zu verstehen sein. Er soll aber nicht verzagen. Um den heutigen Wissensstand wenigstens annähernd zu beschreiben, müssen diese Fakten zumindest im Groben dargestellt werden. Vereinfacht sei das Wichtigste noch einmal zusammengestellt: Mehrere Eiweißkörper wie das p53-Protein, das BRCA-Protein oder das pRb-Protein halten im gesunden Körper die Zellvermehrung im normalen Maß. Wenn eines dieser Proteine durch eine Mutation inaktiviert ist, kann sich die Zelle schneller teilen, was die Krebsentstehung begünstigt.

Mutationen, Erbfaktoren, die klonale Tumorentstehung

Wir lernten oben: Aus Protoonkogenen entstehen Onkogene durch Mutationen. Wir können verallgemeinern: Krebs entsteht entweder durch angeborene Gendefekte oder durch Mutationen. Es wird Zeit, den Begriff *Mutation* genauer zu erklären.

Wenn ein Molekül des lebenden Organismus durch ein Krebs erzeugendes Agens, eine Chemikalie, ein karzinogenes Virus oder ionisierende Strahlen getroffen wird, kann es sehr verschieden reagieren. Ist das Molekül Teil der DNA, kann ein Informationsschaden entstehen, der durch Reparaturenzyme ausgeglichen werden kann. Wenn das nicht gelingt, resultiert ein Informationsschaden der DNA.

5 Wie Krebs entsteht 65

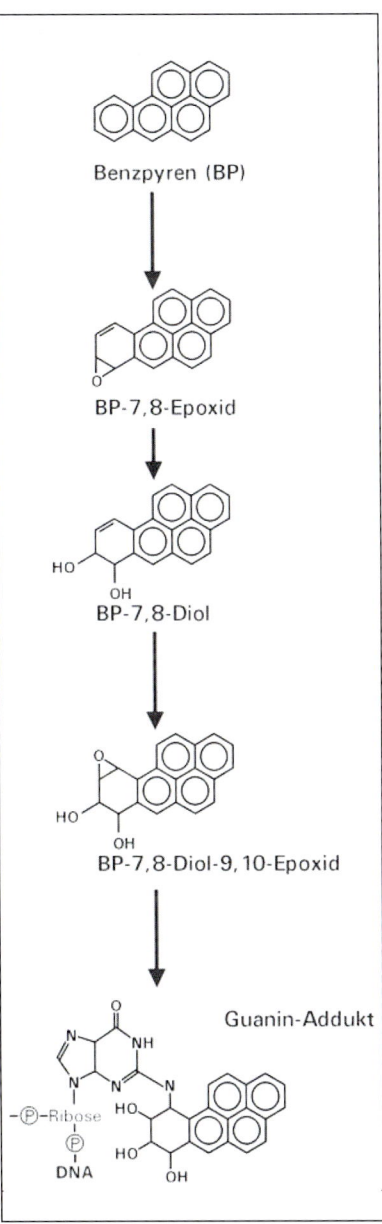

Abbldung 26. Biotransformation von Benzpyren (26).

Es gibt im Prinzip zwei Formen von Mutationen: Entweder werden die Purin- und Pyrimidinbasen der DNA (s. Abb. 20) verändert. Das sind die *Basenmutationen*. Oder der Zucker-Phosphat-Strang der DNA leidet Schaden. Dann entstehen *Genommutationen*, die in der Metaphase (s. Abb. 23) als *Chromosomenmutationen* sichtbar werden.

Bei den Basenmutationen können Basen verloren gehen oder sie verändern ihre Eigenschaft zur Basenpaarung. Das geschieht entweder durch Abspaltung ganzer Basen bzw. einzelner Basengruppen oder durch Anlagerung an diejenigen funktionellen Gruppen, von denen die Wasserstoffbrücken bei der Basenpaarung ausgehen (s. Abb. 20). Bei diesen Basenmodifikationen entstehen durch sogenannte »Punktmutationen« neue, abnorme Basenpaarungen, die – wenn sie nicht durch Reparaturenzyme korrigiert werden – von Zelle zu Zelle weitergegeben werden. Solche Basenmutationen werden von vielen Krebs auslösenden chemischen Substanzen verursacht, von denen die meisten im Kapitel »Warum Krebs entsteht« genannt wurden. Hier ist wichtig, dass diese Substanzen nicht unmittelbar auf die DNA einwirken, sondern dass sie erst durch Umwandlung (= Biotransformation) letztlich wirksame («ultimative») Karzinogene werden. Als Beispiel für eine solche Umwandlung sei hier die Transformation von Benzpyren angeführt (Abb. 26): Zunächst wird das Benzpyrenmolekül enzymatisch in Benzpyren-Epoxid verwandelt. Dieses kann unter Umständen via Urin oder Galle ausgeschieden werden, kann aber auch an die Purin-Base Guanidin andocken. Das so entstandene, für die ursprüngliche DNA fremde Molekül lagert sich zwischen die Ebenen zweier Basenpaare der beiden DNA-Stränge ein mit dem Ergebnis, dass bei der Verdoppelung der DNA-Stränge während der S-Phase des Zellzyklus die Basenpaare übersprungen werden. Das ist ein Beispiel einer Mutation durch Basenverlust, also einer Basenmutation nach der oben genannten Gliederung. Ein solches Beispiel sollte hier ausgeführt werden, um zugleich das Prinzip der Umwandlung eines Prokarzinogens in ein Karzinogen deutlich zu machen. Die Einzelheiten dieser Entwicklungsschritte (Abb. 26) können hier unberücksichtigt bleiben.

Die molekularen Vorgänge bei durch Strahlen verursachten Tumoren sind ganz anderer Art.

Strahlung ist generell die Fortleitung von Energie in Form von elektromagnetischen Wellen. Wenn ein energiereiches Strahlenquant auf ein Molekül trifft, kann es aus der Elektronenhülle des Atoms ein Elektron herausschlagen. Im Bioorganismus treffen die Strahlenquanten vorwiegend auf Wasser, denn 70 Prozent des menschlichen Körpers bestehen aus Wasser. Beim Auftreffen eines energiereichen Strahlenquants entstehen hier besonders aggressive Hydroxyl-Radikale, die aus anderen Molekülen Elektronen herausreißen, was zu einem Molekülbruch führt, auf der DNA zu einer Mutation. Auf gleichem Wege können aber auch durch Elektronenverlust Moleküle entstehen, die ihrerseits zu Radikalen werden und eine Reaktionskette auslösen, die dann zur Mutation führt. Das alles ist eine sehr vereinfachte Darstellung des Effektes der Strahlen, vom UV-Licht über die Röntgenstrahlen bis zu den Teilchenstrahlungen der Radioisotope. Wichtig ist: Im Gegensatz zu chemischen Karzinogenwirkungen entstehen die Mutationen der durch Strahlen verursachten Tumoren durch direkte Einwirkung der auslösenden Faktoren.

Das Gleiche gilt für die *Virustumoren*. Dass die RNA-Viren durch die reverse Transkriptase ihre RNA in DNA verwandeln, wurde schon dargestellt. Es muss jetzt also nur noch die Tumorentstehung durch die DNA-Viren behandelt werden.

Virusinfektionen können generell zwei Folgen nach sich ziehen: Entweder tötet das Virus die Zelle ab, nachdem eine massive Vermehrung der Viren in der Zelle stattgefunden hat. Oder – und das interessiert hier – das Virus verwandelt die Zelle in eine Tumorzelle; das ist die maligne Transformation.

In dem vereinfachten Schema der Abbildung 27 sind beide Abläufe dargestellt. Bei (1) sieht man, dass die Virus-DNA von einer Hülle umgeben ist, dem sogenannten Viruskapsid. Nach Eindringen des Virus in die Zelle (2) wird diese Hülle abgestoßen, und die Kapsidreste (K) lösen sich im Zytoplasma auf. Die Virus-DNA verlagert sich in den Zellkern (3a), wo sie sich vermehrt (4a), ohne das Genom der Wirtszelle zunächst zu beeinträchtigen. Die sich vermehrende Virus-DNA wandert vom Zellkern in das Zytoplasma und erhält hier wieder eine Proteinhülle, womit komplette, neue Viren entstehen. Das ist aber zugleich der Tod

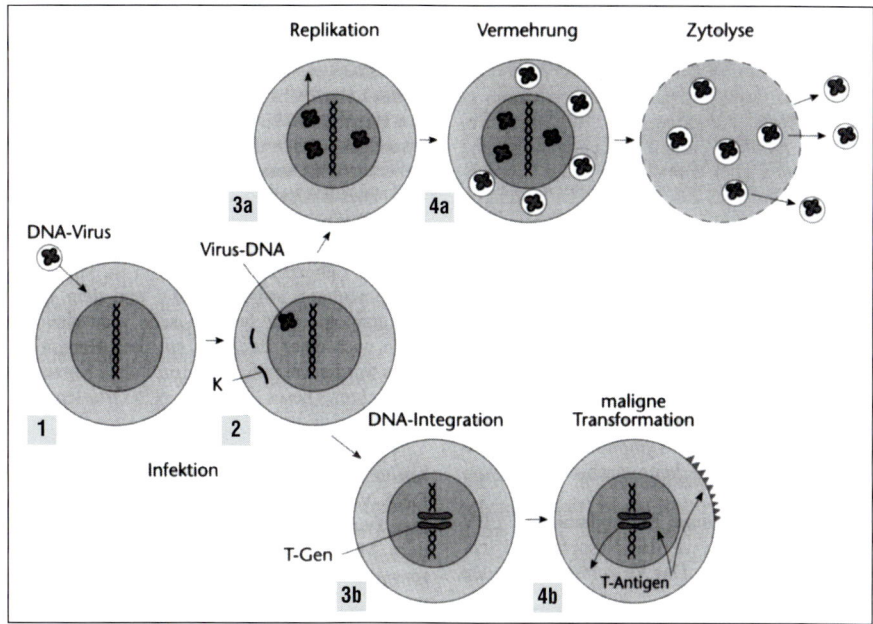

Abbildung 27. Vereinfachtes Schema der onkogenen Viruswirkung. Einzelheiten im Text (10).

der Wirtszelle, die Zytolyse. Im Schema ist nur eine geringe Zahl von neuen Viren gezeichnet; in Wirklichkeit sind es oft mehrere Tausend.

Wenn das Virus krebserzeugend wirkt, wird es in die DNA der Wirtszelle integriert (3b). Das Virus-Gen wird zugleich mit der DNA der Wirtszelle vermehrt und gibt sein Genprodukt, hier als T-Antigen bezeichnet, in das Zytoplasma ab, womit die maligne Transformation abgeschlossen ist (4b) und entsprechende Oberflächenstrukturen erscheinen, welche die veränderte Zelle als Tumorzelle erkennbar machen.

Nach diesen Erläuterungen zurück zu den Mutationen.

Als Beispiel einer *Chromosomenmutation* sei die Veränderung aufgeführt, die bei der Adenomatosis coli, einer vererbten Erkrankung des Dickdarmes, eine Rolle spielt. Der Dickdarm ist dabei von vielen Adenomen durchsetzt (Abb. 28), also von primär gutartigen Drüsentumoren (s. Tab. I). Diese Adenome können nach mehreren Jahrzehnten in Krebsherde übergehen, sind also »potenzielle Präkanzerosen«. Bei dieser Erkrankung fehlt ein bestimmter Teil des Chromosoms 5, und zwar durch Abspaltung der Abschnitte q15 bis q22 (Abb. 29). Man nennt solche

Chromosomendefekte nach dem Englischen »Deletionen«. Komplizierter sind die Verhältnisse beim Burkitt-Lymphom (Abb. 30). Hier werden zumeist Endteile des Chromosoms 8 auf Teile des Chromosoms 14 verlagert und umgekehrt, sodass dann die in Abbildung 30 unteren Enden des Chromosoms 8 am unteren Ende des Chromosoms 14 liegen und die unteren Enden des Chromosoms 14 am unteren Ende des Chromosoms 8. Das Ergebnis dieser »Translokation«, d. h des Austausches von Chromosomenteilen, ist in diesem Fall, dass das Protoonkogen myc des Chromosoms 8 durch diese Verlagerung aktiviert und damit in ein Onkogen umgewandelt wird.

Bei einer anderen Krankheit, der chronischen myeloischen Leukämie CML, fiel schon relativ früh auf, dass der lange Arm des Chromosoms 22 verkürzt ist. Man nennt dieses Chromosom nach dem Ort seiner Entdeckung »Philadelphia-Chromosom«. Die am Chromosom 22 fehlenden Teile sind an das Chromosom 9 verlagert und umgekehrt ein Teil des Chromosoms 9 an das Chromosom 22 (Abb. 31). Das in dieser Abbildung eingezeichnete c-abl-Protein reguliert normalerweise den Zellzyklus. Durch diese Translokation verliert das c-abl diese Funktion, und aus dem c-abl-Proto-Onkogen wird zusammen mit dem bcr-Locus des Chromosoms 22 das aktive Onkogen bcr/abl. Das führt zur Bildung einer abnormen RNA und im nächsten Schritt über ein abnormes Protein zur chronischen myeloischen Leukämie.

Dass ein einfacher Genverlust zu einem Tumor führen kann, wurde erstmals beim *Retinoblastom* entdeckt. Dieser Tumor tritt zu 40 % familiär im Kindesalter auf und besteht aus mehreren Geschwülsten der Netzhaut (= Retina). Das hier wichtigste Gen, das rb-Gen wurde schon erwähnt, auch das zugehörige Protein, das pRb-Protein. Beides fehlt nicht nur beim Retinoblastom, sondern auch bei vielen anderen Tumoren (in den Lungen, der Brust, der Harnblase usw.). Das rb-Gen sitzt auf einem langen Arm des Chromosoms 13. Bei der familiären

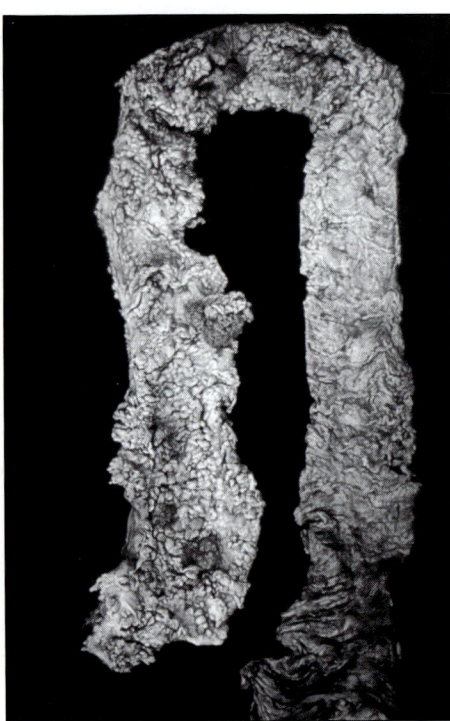

Abbildung 28. Adenomatosis coli mit zahllosen Adenomen und einzelnen Karzinomen im Dickdarm (10).

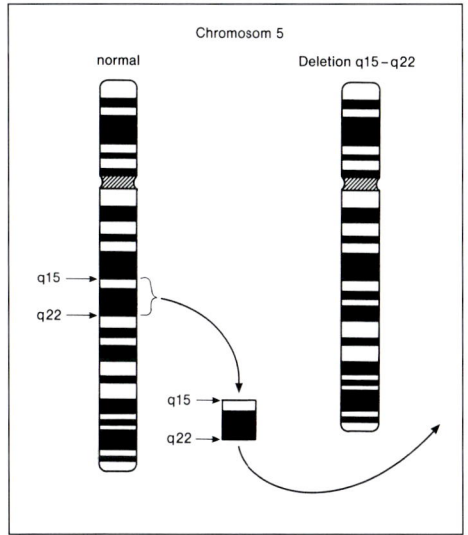

Abbildung 29. Chromosomale Deletion bei familiärer Adenomatose des Dickdarms (10).

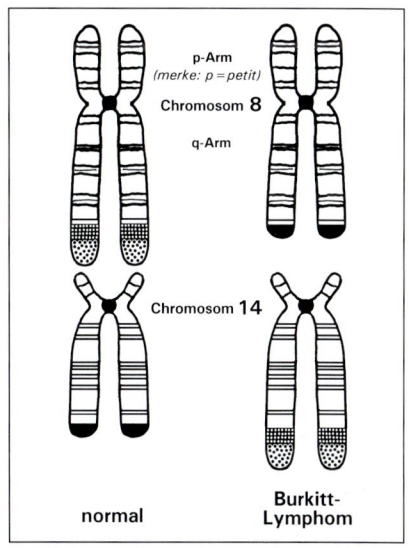

Abbildung 30. Die myc-Translokation des Endes des langen Arms von Chromosom 8 an das Ende des langen Arms von Chromosom 14 bei Burkitt-Lymphom (26).

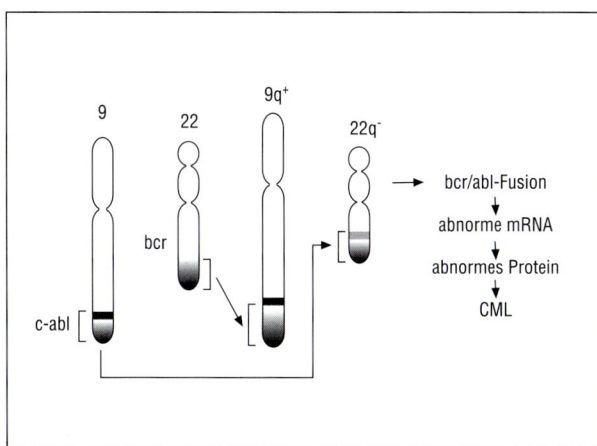

Abbildung 31. Reziproke Translokation der distalen Enden der Chromosomen 9 und 22. Auf dem Philadelphia-Chromosom 22q kodiert die Fusion der brc-Region mit der c-abl-Region des Chromosoms 9 ein abnormes Protein als Schritt zur CML. Einzelheiten siehe Text (26).

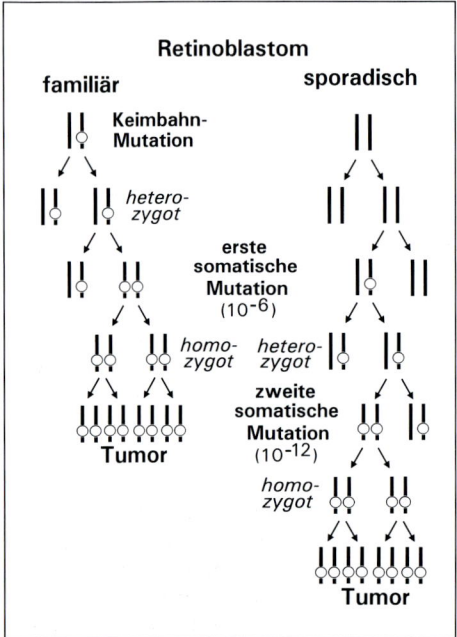

Abbildung 32. Ablauf der Mutation bei der Entstehung des familiären und des sporadischen Retinoblastoms (26).

Form des Retinoblastoms erfolgt die Mutation als Keimbahnmutation und wird unmittelbar von einem Elternteil auf den Embryo vererbt. Sie betrifft immer erst eines der beiden Chromosomen, womit die beiden Chromosomen verschieden sind. Das nennt man eine »Heterozygotie«. Diese wird dann auf die folgenden Zellen weitergegeben (Abb. 32), bis auch der zweite DNA-Strang analog mutiert worden ist. Dann ist das Genom »homozygot« verändert und der Tumor entsteht, und zwar meistens parallel in beiden Augen.

Bei der sporadischen Form des Retinoblastoms – also der nichterblichen Form – führt die erste somatische Mutation – die mit einer Häufigkeit von 1 pro 1 Million Zellteilungen (= 10^{-6}) auftreten kann – ebenfalls zu einem heterozygoten Chromosomensatz (Abb. 32 rechts). Erst wenn eine zweite somatische Mutation – wieder im Durchschnitt in 1 pro 1 Million Zellteilungen – zur Homozygotie geführt hat, entsteht ein Tumor. Es müssen also zwei im Abstand nacheinander ablaufende Mutationen erfolgen, ehe ein Tumor entsteht. Das braucht Zeit, und so bildet sich das sporadische Retinoblastom erst viel später, und meistens in nur einem Auge. Dieses »Zwei-Treffer-Prinzip« der Mutationsfolge gilt wahrscheinlich für die meisten nichterblichen Tumoren. Es müssen also beide Allele gleichsinnig mutiert werden, durch zwei Treffer. Man nennt dies nach dem Erstbeschreiber die *Knudson-Theorie*.

Das Retinoblastom ist nicht der einzige Tumor, der erblich, also durch eine Genomveränderung in der Keimbahn, verursacht wird. Der kindliche Wilms-Tumor der Niere ist ein weiteres Beispiel. Das Li-Fraumeni-Syndrom (Tab. VIII) ist ebenfalls Folge einer Keimbahnmutation, und zwar des p53 Gens, des Wächter-Genoms, also eines für das molekulare Verständnis des Zellzyklus und auch der Krebsentstehung zentralen Gens.

So nimmt es nicht wunder, dass *p53-Mutationen* bei vielen Tumoren gefunden werden, und zwar oft schon früh während der Krebsentstehung, oft noch ehe der

Tumor invasiv wächst, also im sogenannten »In-situ-Stadium«. Das gilt vor allem für Brust- und Lungenkrebsformen. Generell werden p53-Mutationen bei mehr als einem Drittel aller menschlichen Karzinome gefunden.

In Zellen von Brustkrebsgewebe ist – wie auch in anderen Tumoren – eine Vielzahl von genetischen Veränderungen nachweisbar, darunter chromosomale Mutationen an mindestens 12 Stellen. Dabei handelt es sich nicht nur um Genverluste, sondern auch um sogenannte »DNA-Amplifikationen« (Amplifikation ist der englische Ausdruck für Funktionsverstärkung). Genetische Irregularität gehört generell zum Krebs.

Beim *Brustkrebs* ist sie vergleichsweise gut untersucht. Dabei fällt auf, dass zwei Genregionen dominant wirksame Mutationen aufweisen, die familiär zu Brustkrebs disponieren und für sogenannte »*Brustkrebs-Familien*« verantwortlich sind – übrigens auch für den sehr seltenen *Brustkrebs des Mannes*. Den ersten in diesen Studien entdeckten Genlocus nannte man BRCA-1. Er konnte am langen Arm des Chromosoms 17 lokalisiert werden. Trägerinnen von Mutationen dieses Genlocus erkranken wesentlich früher und häufiger als der Durchschnitt der Frauen, und zwar im Alter von 50 bis 70 Jahren zu über 70 % (Abb. 33). Der gleiche Mutationstyp findet sich auch bei familiärem Eierstockkrebs (Ovarialkarzinom). Abbildung 33 zeigt als Beispiel einen Familienstammbaum von Trägerinnen von BRCA-Genmutationen: In der ersten Nachkommengeneration erkrankten hier drei von

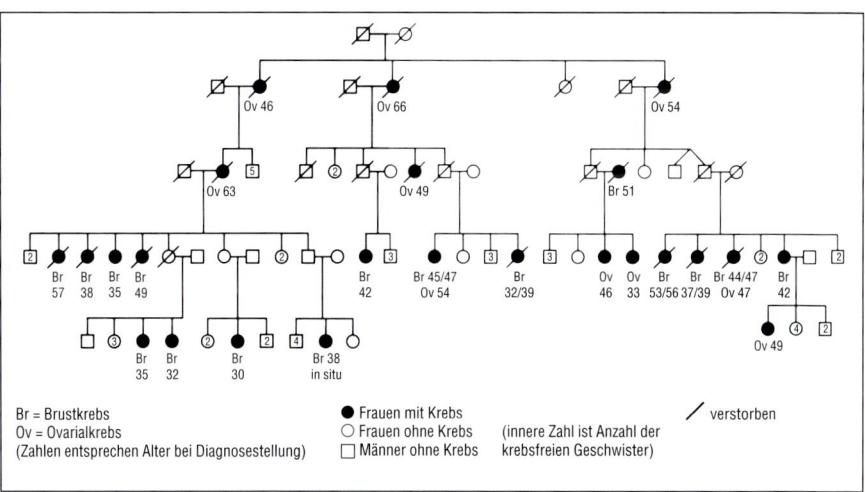

Abbildung 33. Erbfolge einer Familie mit Mutation des BRCA-1-Gens. Br = Brustkrebs, Ov = Eierstock-(Ovarial-)krebs, jeweils mit Angabe des Lebensalters, in dem der Krebs diagnostiziert wurde (28).

vier Frauen im Alter von 46 bis 66 Jahren an Eierstockkrebs. In der nächsten Generation erkrankten zwei an Eierstockkrebs, eine an Brustkrebs. In der dritten Generation waren es 13 von 19 Frauen, die an Krebs erkrankten, in der vierten Generation fünf von neun Frauen.

Das zweite disponierende Brustkrebsgen heißt BRCA-2. Es liegt am langen Arm des Chromosoms 13. Mutationen dieses Gens finden sich bei Eierstockkrebs seltener als Mutationen von BRCA-1. Dagegen weisen Familien mit BRCA-2-Mutationen gehäuft Krebserkrankungen der Gebärmutter, des Kehlkopfes und der Prostata auf.

Noch ein weiteres Beispiel: 5 % der Patienten mit Dickdarmkrebs haben einen familiär vererbten Gendefekt; einmal bei der schon genannten adenomatösen Polyposis (Abb. 28), dann aber auch beim sogenannten Lynch-II-Syndrom (Tab. VIII). Bei diesen Menschen besteht eine erhöhte Gefahr, an Dickdarmkrebs zu erkranken.

In Tabelle VII sind die familiären, also erblichen Krebsursachen häufiger Tumoren im Vergleich zu nichtfamiliären Krebsursachen aufgelistet. Es zeigt sich, dass bei allen Geschwülsten neben äußeren Ursachen Erbfaktoren eine wesentliche Rolle spielen. Tabelle VIII enthält für speziell interessierte Leser einige wichtige erbliche Tumorsyndrome als Übersicht.

Nun wäre es durchaus möglich, durch eine systematische Untersuchung einer ganzen Bevölkerung, ein sogenanntes »Screening«, solche Erbfaktoren, also angebo-

Tabelle VII. Familiäres (= erbliches) Krebsrisiko von häufigen Tumoren im Vergleich zum nichtfamiliären Krebsrisiko.[a]

Tumorlokalisation	Familiäres Risiko	Nichtfamiliäres Risiko
Brust	68,8	41,1
Prostata	45,2	22,4
Malignes Melanom	37,1	11,9
Dickdarm	30,7	17,5
Lunge	26,8	13,7
Eierstöcke	15,2	5,8
Non-Hodgkin-Lymphom	14,0	7,6
Gebärmutterkörper	13,7	7,0
Gebärmutterhals	8,3	3,6
Hodgkin-Lymphom	8,9	1,7

[a] Krebshäufigkeiten berechnet auf jeweils 100 000 Einwohner. Wenn ein Elternteil am gleichen Tumortyp erkrankt war (= familiäres Risiko) verglichen mit der allgemeinen Tumorhäufigkeit (= nichtfamiliäres Risiko) (12).

rene Gendefekte, schon am Gesunden festzustellen und diese Menschen dann besonders engmaschig zu untersuchen, ehe ein Krebs auftritt. Solche Untersuchungen könnten aber eine übertriebene Krebsangst hervorrufen und zu psychosomatische Leiden führen, die mit Krebs gar nichts zu tun haben. Die Krebsvorsorge ist auf anderen Wegen effizienter und auch verlässlicher (s. Kapitel 8).

An dieser Stelle ist eine Denkpause angezeigt.

Die Fülle der genannten Mutationen – es gibt noch mehr! – mag verwirren, und es erhebt sich die Frage: Welche Mutationsformen sind wann und wo nun wirklich wirksam. Außerdem haben wir oben Hemmmechanismen kennengelernt, welche den Zellzyklus vorübergehend blockieren und den Reparatursystemen Zeit geben, die Genschäden zu korrigieren. Aber wie entsteht unter all diesen Bedingungen überhaupt Krebs?

Die wichtigsten Fakten seien noch einmal wiederholt: Krebs auslösende Agenzien, seien es Chemikalien, Strahlen oder Viren, müssen Genteile, also Teile der DNA-Stränge, treffen, und zwar solche, die an der Kontrolle des Zellzyklus beteiligt sind. Dabei entstehen durch Mutationen aus Protoonkogenen aktive Onkogene. Die

Tabelle VIII. Einige wichtige erbliche Tumorsyndrome (= Tumorkombinationen).

Syndrom	Organ-Tumoren (**Haupttumoren**, Begleittumoren)
HNPCC = Lynch II [a]	**Dickdarm,** Gebärmutter, Magen, Gallenblase, Eierstöcke, Harnwege, Brust
Adenomatöse Polypose	**Dickdarm,** Dünndarm, Knochen
Li-Fraumeni	**Brust,** Knochen, Weichteile, Gehirn, Knochenmark (Leukämien)
Von-Hippel-Lindau	**Kleinhirn, Nieren,** Nebennierenmark
Multiple endokrine Neoplasien (MEN Typ 1 u. 2)	**Hirnanhangsdrüse, Schilddrüse, Nebenschilddrüsen, Langerhans'sche Inseln, Nebennierenmark und -rinde**
Neurofibromatose	Typ 1: **Schwann'sche Zellen mehrerer Nerven,** Haut, Gehirn (= Morbus Recklinghausen) Typ 2: **Schwann'sche Zellen der Hörnerven, weiche Hirnhäute**
Retinoblastom (zu 40 %)	**Netzhaut,** Knochen, Haut, Knochenmark (Leukämien), Lymphome Brust

[a] HNPCC = Hereditary non-polyposis colorectal cancer

»Wächter des Genoms« – genannt wurden die Eiweißkörper p53, pRb und BRCA – bremsen vorübergehend den Zellzyklus in der G1-Phase und geben den Reparaturenzymen Zeit, entstandene Schäden zu reparieren. Nur wenn das nicht gelingt, wenn also Genschäden auf die Tochterzellen weitergegeben werden, entsteht Krebs. Die Mehrzahl der unseren Organismus treffenden krebserzeugenden Einwirkungen bleibt also zunächst wirkungslos. Das gilt selbst für die Tumorviren, die ihr eigenes Genom direkt in die DNA der Wirtszelle einbauen (s. Abb. 27). Denn eine so entstandene Tumorzelle oder eine ganze Tumorzell-Gruppe verursacht noch keine Krebskrankheit. Abwehrkräfte des Körpers – wir werden einige unter dem Titel »Immunologische Krebsabwehr« (s. Kapitel 6) kennenlernen – können diese Tumorzellen abtöten, indem sie etwa die in Abbildung 27 dargestellten Oberflächenveränderungen erkennen und damit die Zellen vernichten. Generell gilt: Auch eine Virusinfektion begünstigt zumeist nur die Tumorentstehung; weitere Faktoren sind zu ihrer Realisation erforderlich.

So ganz verständlich ist aber damit noch nicht, warum zum Beispiel durch massive Bestrahlung – Beispiele: Atombomben, Tschernobyl – vermehrt Leukämien entstanden sind, die wir doch eben als Virusfolgen aufgeführt hatten. Natürlich ist es möglich, dass bei den so erkrankten Kindern eine Virusinfektion vorangegangen war und die Exposition durch die ionisierenden Strahlen durch zusätzliche Mutationen zur Erkrankung führte. Andererseits kann aber auch durch die extrem massive »Bombardierung« mit ionisierenden Strahlen als Folge der abrupt freigesetzten Kernenergie plötzlich eine solch große Zahl von Mutationen entstanden sein, dass kein weiteres Agens notwendig war.

Manche Lymphome, wie z. B. das Burkitt-Lymphom, entstehen durch Chromosomenmutationen, wie oben ausgeführt wurde. Andererseits ist betont worden, dass dieses Lymphom durch das Aidsvirus begünstigt wird. Solches Zusammenwirken mehrerer Faktoren – *Synkarzinogenese* genannt – wurde schon mehrfach erwähnt. So potenzieren sich die karzinogenen Wirkungen des Zigarettenrauches und des Asbests bei der Entstehung von Bronchialkarzinomen (s. Abb.12). Bei anderen Tumorerkrankungen sind Ernährungsgewohnheiten wichtig, bei anderen Erbfaktoren (s. Tab. VII und VIII). Ein buntes Mosaik aus vielen Farben. Wie wird ein Bild daraus?

Hier hilft ein durchaus praktischer Begriff: *»Klonale Evolution«*. Ein »Klon« ist ein Komplex identischer Zellen, die sich von einer einzigen Zelle ableiten. Eineiige Zwillinge sind ein Klon – denn sie haben identisches Erbgut. »Evolution« ist (Stammes-) Entwicklung von einfachen zu komplexen Zellen (oder Organismen). Abbildung 34 zeigt ein vereinfachtes, aber darum vielleicht leicht verständliches Modell: Eine Krebszelle, unten rechts im Quadrat, stammt von einer normalen Zelle ab, oben rund und leer dargestellt. Tritt in einer Zelle eine krebsfördernde Mutationen auf, die nicht repariert wird, so gibt sie diese Mutation an alle Tochterzellen weiter, gezeichnete Kreise mit einem Punkt. Ereignet sich eine zweite, ebenfalls krebsfördernde und nicht reparierbare Mutation, Kreis mit zwei Punkten, dann entstehen Zellen, die sich rasch teilen; ein Proliferationsgen muss allerdings getroffen sein. Eine dritte Mutation, Kreis mit drei Punkten, verstärkt die Wachstumsintensität, wobei zum Beispiel ein Schaden in der DNA des p53-Gens die Ursache sein kann. Eine vierte Mutation verursacht strukturelle Oberflächenveränderungen, hier als Sechsecke gezeichnet, die das Immunsystem als »fremd« erkennen kann. Die fünfte Mutation lässt dann Krebszellen entstehen, die sich zügellos teilen.

Bei der Entstehung des Dickdarmkrebses ist es inzwischen gelungen, die verschiedenen Mutationsschritte exakt zu definieren und mit dem feingeweblichen Bild in Verbindung zu bringen (Abb. 35). Wenn eine normale oberflächliche Schleimhautzelle zwei irreparable Mutationen von Tumorsuppressor-Genen, und zwar der Adenom-Polyposis-Gene (= APC) auf dem Chromosomenarm 5q, erleidet, und zwar auf beiden allelen Genen, das wäre in Abb. 34 die Stufe mit zwei Punkten im Kreis, entsteht ein kleines, gutartiges Schleimhaut-Adenom. Eine weitere Mutation des Ki-ras-Gens auf dem Chromosomenarm 12p lässt das Adenom stärker wachsen – in Abbildung 34 der Kreis mit drei Punkten. Mutativer Funktionsverlust mit Inaktivierung des »Deleted colorectal carcinogene« (= DCC) auf dem Chromosomenarm 18q lassen ein großes Adenom entstehen. Zwei weitere Mutationen auf Chromosom 17 mit Deletion des p53-Gens beider DNA-Stränge führt dann zu Krebs. Hier sind es beispielhaft vier exakt definierte Mutationspaare, die in einer normalen Schleimhaut erst ein kleines, dann ein wachsendes Adenom, dann ein großes und dann das Karzinom entstehen lassen. Im histologischen Bild, also feingeweblich, findet man schon nach der ersten Mutation Epithelveränderungen, die als »Atypien« bezeichnet werden, in Abbildung 35a rot gezeichnet.

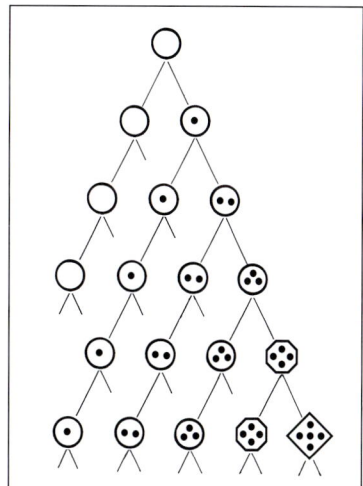

Abbildung 34. Modell der klonalen Evolution (26).

- • Erste Mutation: Die Zellen des Klons sind normal, jedoch disponiert für raschere Vermehrung.
- •• Zweite Mutation: Die Zellen sind noch normal, sie beginnen aber, sich häufiger zu teilen als andere.
- ••• Dritte Mutation: Die Zellen teilen sich häufiger und haben eine verminderte Fähigkeit, DNA-Schäden zu reparieren.
- •••• Vierte Mutation: Die Zellen zeigen erste strukturelle Veränderungen und können vom Immunsystem als fremd erkannt werden.
- ••••• Fünfte Mutation: Die Zellen dieses Klons vermehren sich zügellos; sie sind zu Krebszellen geworden.

Das sind Zellveränderungen vorwiegend der Kernform, der Kerngröße und des Volumenverhältnisses zwischen Kern und Zellleib. In den Stufen zwei und drei der Mutationsfolge nimmt die Zahl der atypischen Zellen schrittweise zu, und diese atypischen Zellen liegen nun nicht nur an der Schleimhautoberfläche, sondern dringen in das Innere des wachsenden Adenoms ein (Abb. 35 b). Die Schleimhautmuskulatur (in Abb. 35 als MM = Muscularis mucosae bezeichnet) ist jetzt noch intakt. Erst wenn die beiden letzten Mutationsschritte »gelungen« sind, wächst das entartete Epithel invasiv in die Tiefe. Dann ist es Krebs. Diese Adenom-Karzinom-Sequenz bei der Entstehung des Dickdarmkrebses ist besonders verlässlich analysiert worden, weswegen sie hier dargestellt ist. Es sei aber zugleich betont: Nicht alle Dickdarmkrebse entstehen über Adenome (s. Tab. VIII).

Anders verläuft die Krebsentstehung in der Schleimhaut des Gebärmutterhalses. Die Summe der Atypien wird hier »Dysplasie« genannt. Wichtig ist der Ablauf (Abb. 36): Das normale Plattenepithel ist klar geschichtet: Die untere Reihe ist die Schicht der basalen, reifen Stammzellen, in der sich die Zellen mitotisch teilen und die Tochterzellen nach oben schieben, wobei diese sich mehr und mehr abflachen

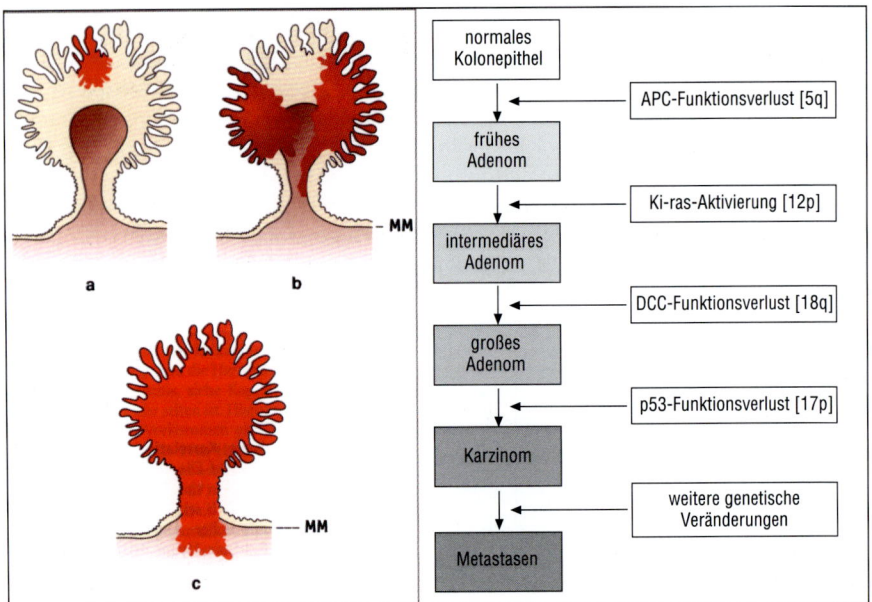

Abbildung 35. Schematische Darstellung der Adenom-Karzinom-Sequenz im Dickdarm. Links: a) tubuläres Adenom mit herdförmiger Atypie (dunkelrot). b) tubuläres Adenom mit herdförmig schweren Atypien, welche die Muscularis mucosae (MM) durchbrechen und in den Polypenstiel vorwachsen. c) polypoides Karzinom. Rechts: genetisches Progressionsmodell (4).

und schließlich abgestoßen und apoptotisch aufgelöst werden. Nach den ersten Mutationsschritten entstehen immer mehr atypische Zellen mit unregelmäßig geformten, oft größeren Kernen und einer sichtbaren Verschiebung der Kern-Plasma-Relation zugunsten des Kernes. Wenn die normale Zellschichtung völlig aufgehoben ist, liegt histologisch ein Krebs vor, der allerdings noch nicht in die Tiefe wächst, da die Basalmembran noch intakt ist. Das ist das »Carcinoma in situ«, also der »Krebs am Ort«. Die letzten Mutationsschritte steigern das Wachstum der atypischen Zellen so stark, dass diese schließlich die Basalmembran zerstören. Die Tumorzellen wachsen jetzt in die Tiefe, das invasive Karzinom ist entstanden. Dieser schrittweise Vorgang ist obligat, d. h. »Krebs entsteht nicht aus heiler Haut«. Aber diese ganze Entwicklung kann Jahre oder Jahrzehnte dauern, und jede einzelne Stufe kann abgebaut, »repariert« werden. Erst das invasive Karzinom ist irreversibel. Für die ärztliche Praxis ist wichtig, dass alle diese Stufen durch Zellabstriche der Schleimhautoberfläche mikroskopisch erkannt und dann klinisch behandelt werden können. Diese »Zytodiagnostik« ist ein wesentlicher Teil der heutigen Vorsorgeuntersuchungen gegen Gebärmutterhalskrebs (s. Kapitel 8) und wohl die wichtigste Ursache des Rückganges dieser Krebsform in den entwickelten Ländern.

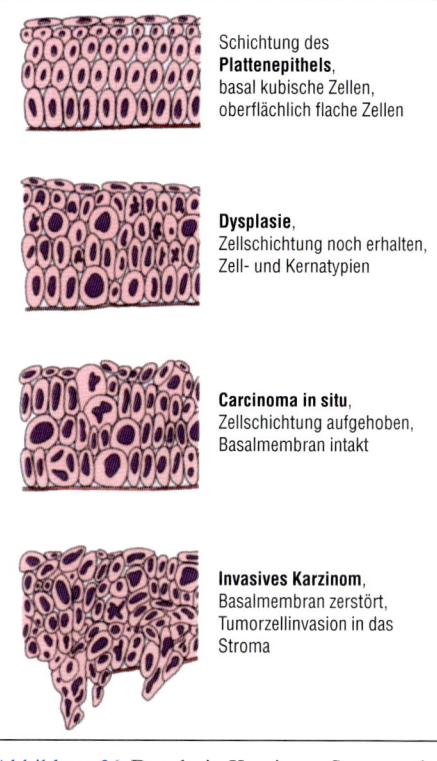

Abbildung 36. Dysplasie-Karzinom-Sequenz des Gebärmutterhalskarzinoms (10).

Die Entwicklungsschritte der Krebsentstehung – hier an den Beispielen des Dickdarm- und Gebärmutterhalskrebses dargestellt – machen deutlich, dass der Krebs bei Erwachsenen erst Jahre nach der Erstmutation entsteht. Das ist die oft 20 bis 30 Jahre während *Latenzphase*«. Bei kindlichen Tumoren reichen dazu oft nur Monate. Einige Neugeborene weisen in ihrem Knochenmark bereits kleine Leukämiezellgruppen auf, die dann Monate oder Jahre später zu klinisch manifesten Leukämien führen.

Rückblick

Entscheidend sind die Veränderungen, welche die oben genannten Ursachen (Chemikalien, Strahlen, Viren) an den DNA-Molekülen in den Zellen auslösen. Die DNA ist Träger der genetischen Information. Das gesamte genetische Material einer Zelle wird als Genom bezeichnet. Die Summe der in einer Zelle vorhandenen Eiweißkörper ist das Proteom. Im regulierten, gesunden Wachstum werden beide verdoppelt und durch die Zellteilung auf jeweils zwei identische Zellen verteilt, wobei vielfältige Mechanismen für eine genaue Halbierung der Mutterzelle und eine gleichmäßige Verteilung auf die Tochterzellen sorgen.

Zugleich gehen im wachsenden Gewebe immer Zellen zugrunde, und zwar durch den sogenannten natürlichen Zelltod, die Apoptose. Das Gleichgewicht zwischen Zellneubildung und Zelluntergang, die »zelluläre Homöostase«, ist im unregulierten, bösartigen Wachstum gestört. Ursachen sind Mutationen, also Veränderungen an den Genen. Hier spielen diejenigen Gene die Hauptrolle, welche die Proliferationskontrolle leisten. Dabei entstehen aus Protoonkogenen Onkogene. Das kann durch Verwandlung der Purin- und Pyrimidin-Basen der DNA erfolgen (= Basenmutation), oder der Zucker-Phosphatstrang der ganzen DNA leidet Schaden (= Genommutation), was als Chromosomenmutation in der Metaphase der mitotischen Zellteilung sichtbar wird.

Auch ein Genverlust kann zur Krebsentstehung beitragen. Das gilt gleichermaßen für umweltbedingte wie für erbliche Tumoren. Bei nahezu allen häufigen Krebsformen spielen Erbfaktoren eine entscheidende Rolle. Darüber hinaus gibt es erbliche Tumorsyndrome, also gehäuft zugleich auftretende Tumorkombinationen.

Die Umweltfaktoren wirken molekularbiologisch sehr unterschiedlich. Krebserzeugende Strahlen lassen agressive Radikale entstehen, welche Mutationen auslösen. Bei Virustumoren nistet sich die Virus-DNA direkt in die Zell-DNA ein. Vielfach potenzieren sich die verschiedenen Schädigungen (= Synkarzinogenese), ja generell sind mindestens zwei nacheinander auftretende Mutationen erforderlich, die nach der »Zwei-Treffer-Theorie« beide Allele treffen und gleichsinnig verändern. Das System der »klonalen Evolution« erklärt, wie durch aufeinanderfolgende Mutationen schließlich Krebs entsteht.

Die schrittweise Tumorentstehung wird am Beispiel der Adenom-Karzinom-Sequenz einer Form des Dickdarmkrebses beispielhaft dargestellt, vereinfacht auch am Beispiel des Gebärmutterhalskarzinoms.

6 Tumorwachstum und Tumorabwehr

Vorausschau

Beim Tumorwachstum ist wichtig, dass die Sauerstoffversorgung des Gewebes durch neugebildete Blutgefäße ermöglicht wird. Das ist die Angiogenese. Die Krebszellen enthalten an ihren Oberflächen Enzymsysteme, welche Grenzmembranen aufbrechen und den Krebszellen damit ermöglichen, in die umgebenden Gewebe und auch in Blut- und Lymphgefäße einzudringen. Auf diese Weise werden Krebszellen in andere Organe verschleppt. So entstehen auf dem Blut- und Lymphweg Tochtergeschwülste (= Metastasen). Im Einzelfall wird das Ausmaß dieses Tumorwachstums in ein international verbindliches Klassifikationssystem eingeordnet. Diejenigen Enzyme, die relativ spezifisch sind für Krebszellen, werden als »Tumormarker« bezeichnet. Eiweißkörper an der Oberfläche von Tumorzellen reagieren mit dem Immunsystem des Körpers. Sie sind die Auslöser der immunologischen Krebsabwehr, welche das Krebswachstum behindern, jedoch zumeist nicht verhindern kann.

Wachtums- und Angiogenesefaktoren

Hier soll mit einer allgemeinen, aber praktisch wichtigen Feststellung begonnen werden: Etwa zwei Drittel des Tumorwachstums verlaufen zeitlich in der vorklinischen Phase, also in einer Zeit, in welcher die Geschwulst noch nicht erkannt werden kann. Abhängig von den oben genannten molekularen und strukturellen Förder- und Hemmmechanismen durchlaufen die Tumorzellen etwa 30 Teilungen, bis der Tumor eine klinisch fassbare Größe erreicht hat, nämlich etwa 1 cm Durchmesser. Das entspricht 10^9 Zellen und einem Gewicht von etwa einem Gramm (Abb. 37). Die klinische Phase, in welcher der Tumor je nach dem Grad der Bösartigkeit langsamer oder schneller wächst, erfolgt in der Regel durch nur zehn weitere Zellteilungsschritte. Wenn im Inneren des Tumors keine ausgedehnten Nekrosen entstehen und wenn nicht bei geschwürig aufgebrochenen Tumoren viele Zellen oberflächlich abgestoßen werden, erreicht das Krebsgewicht durchaus die Masse von 1 kg und einen Durchmesser von 16 cm. Eine solche Größe ist in den entwickelten Ländern freilich eine Seltenheit und in der Regel das Ergebnis einer extremen Nachlässigkeit. Bei sehr schnell wachsenden, also hochmalignen Krebsformen etwa des Magen-Darm-Kanals wird das aber durchaus auch bei uns beobachtet.

Das normale Wachstum steuern in den meisten Geweben spezifische *Wachstumsfaktoren*, die hier kurz erwähnt werden müssen. Der Epithel-Wachstumsfaktor Epidermal growth factor EGF, ist ein Eiweißkörper mit 53 Aminosäuren. Er sti-

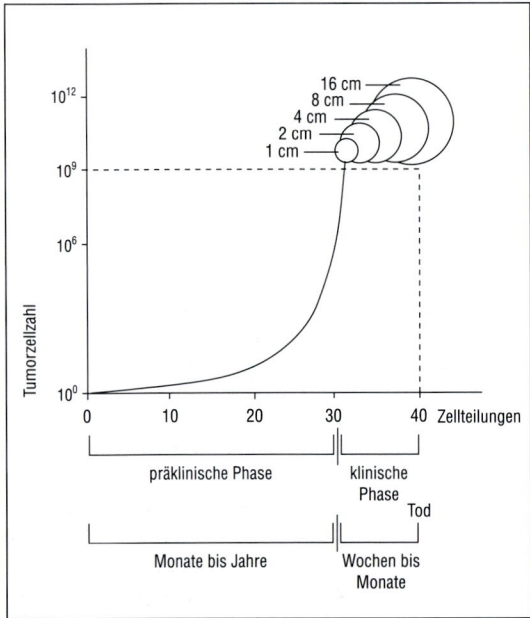

Abbildung 37. Zeitlicher Verlauf des Tumorwachstums (24).

muliert die Teilung epithelialer Zellen. Er gehört zu den *Gewebshormonen*, da er unmittelbar auf die benachbarten Gewebszellen wirkt. Ein anderes, zuerst an den Blutplättchen entdecktes Wachstumshormon heißt nach dem Englischen Platelet derived growth factor, PDGF. Es stimuliert die Vermehrung nicht nur der Blutplättchen (englisch: platelets), sondern es stimuliert generell die Teilung mesenchymaler Zellen. Für das Tumorwachstum ist noch ein weiterer Faktor wichtig, der ebenfalls das Wachstum mesenchymaler Zellen begünstigt, nämlich der Insulinähnliche Wachstumsfaktor, Insulin-like growth factor, IGF. Diese Wachstumsfaktoren wurden in Tumorzellen besonders der Brust, der Prostata, des Dickdarmes und der Lungen gefunden, und zwar sowohl als die Proliferation fördernde als auch als die Apoptose bremsende Gewebshormone, was einander sinnvoll ergänzt. Es gibt noch andere Wachstumsfaktoren, auf deren Einzelheiten hier verzichtet werden kann.

Vielfach werden die gewebseigenen Wachstumsfaktoren den *Zytokinen* zugeordnet, da sie wie diese Hormoncharakter besitzen. Hormone sind generell Eiweißkörper, die von endokrinen Organen oder Geweben gebildet und abgegeben werden und meist auf dem Blutweg zu ihren Zielorganen gelangen. Hormone der Nebennierenrinde steuern z. B. den Kohlenhydrathaushalt. Die Zellen der Langerhans'schen Inseln der Bauchspeicheldrüse regulieren über das Insulin den Blutzuckerspiegel. Für unser Thema wichtig sind die im Hypophysenvorderlappen erzeugten Wachstumshormone vom Typ der Somatotropine. Diese wirken steuernd auf andere endokrine Organe wie zum Beispiel die Schilddrüse, wo sie die Synthese und die Abgabe des Schilddrüsenhormons bewirken. Neuerdings weiß man, dass die eigentlichen Wachstumshormone die sogenannten »Somatomedine« sind, die sekundär unter Somatotropin-Reiz in der Leber gebildet werden. Zu den Somatomedinen gehört übrigens auch der oben genannte Insulin-ähnliche Wachstumsfaktor IGF.

Ein viel diskutiertes Zytokin ist der sogenannte *Tumor-Nekrose-Faktor TNF*. Er steigert primär die zytotoxischen Aktivitäten der neutrophilen Granulozyten, also der weißen Blutkörperchen, aber auch der Monozyten und der sogenannten »natürlichen Killerzellen« (NK-Zellen). Damit fördert er indirekt das Absterben von Tumorzellen. Viel wichtiger aber sind die *Interferone*, weil sie unmittelbar antiviral und antiproliferativ wirken und deshalb sogar mehr und mehr in der Krebstherapie eingesetzt werden (s. Kapitel 7).

Die Wirkung aller Wachstumsfaktoren erreicht ihre Grenze, wenn die Ernährung der neu gebildeten Zellen nicht gewährleistet ist. Alle Zellen brauchen für ihre Energiegewinnung Sauerstoff, der ihnen durch die roten Blutkörperchen zugeführt wird. Sie brauchen aber auch Mineralien und allgemeine Nährstoffe. Nährstoffe können gespeichert werden, Sauerstoff nicht. Und so ist die Sauerstoffversorgung der Engpass, wenn viele neue Zellen entstehen.

Die Krebszellen bringen zwar einen Vorteil gegenüber normalen Zellen mit: Sie können Energie ohne Sauerstoff bilden. Das ist die »anaerobe Glykolyse«. Diese hilft einige Zeit. Dann aber »ersticken« die Krebszellen und sie sterben ab, werden nekrotisch. Wie eine Nekrose aussieht, zeigt Abbildung 25. In rasch wachsenden Tumoren können im Zentrum größere Areale nekrotisch werden. Dies steuert übrigens ein (geradezu intelligenter) molekularbiologischer Prozess: Bei chronischem Sauerstoffmangel erscheint im Zellkern ein Protein, das HIF genannt wird, eine Abkürzung von »Hypoxie induzierter Faktor«. Dieser Faktor verbindet sich mit einem Wachstumsfaktor der kleinen Blutgefäße, der Kapillaren, und fördert damit die Neuentstehung zunächst der Kapillaren, dann aber auch kleiner und größerer Arterien und auch der Abflusskanäle des venösen Systems. Mit dieser *Angiogenese* wird das Sauerstoff-Versorgungsproblem gelöst. Wichtig bleibt: Diese Gefäßneubildung ist absolut notwendig für das Tumorwachstum.

Bösartige Tumoren wachsen unterschiedlich rasch je nach Intensität und Zahl der oben genannten Wachstumsfaktoren. So gibt es zum Beispiel Prostatakarzinome, die jahrelang klein bleiben und bei der üblichen Untersuchung oft gar nicht auffallen. Man spricht von »schlafendem Krebs«. Auch wenn die eben beschriebene Angiogenese nicht ausreicht oder zu spät in Gang kommt, wenn also im Inneren der Geschwülste viele Zellen zugrunde gehen, kann der Tumor zunächst noch klein bleiben. Krebszellwachstum und Angiogenese müssen parallel laufen, wenn der Krebs wachsen will. Und er will es, es liegt in seiner Natur zu wachsen, und zwar ohne Rücksicht auf seine Umgebung. Er ist – das sei nochmals wiederholt – asozial.

Invasion, Destruktion, Lokomotion

Ohne Rücksicht auf seine Umgebung wächst der Krebs – jede normale Zelle beendet ihre Vermehrung an den vorgegebenen Grenzmembranen. Die Krebszellen zerstören diese, wofür sie oft vorübergehend ihren Epithelcharakter aufgeben und mit besonderen Enzymen ausgestattet werden. Voraussetzung ist allerdings – das mag erstaunen – dass sich einzelne Zellen oder auch Zellgruppen vom Tumorzellverband ablösen, sich also isolieren. Dazu müssen die normalen Haftstrukturen aufgelöst werden, welche die Tumorzellen aneinander binden. Diese Bindung leisten z. B. die »Cadherine«. Das Wort ist abgeleitet aus dem Englischen, und zwar aus »Cell adhesion«, also Zellanhaftung. Das von seiner Wirkung her wichtigste Adhäsionsprotein ist das *Fibronektin*, welches Filamente des Zellinneren mit Fasern der Zellumgebung verbindet. Sein Name ist aus dem Lateinischen abgeleitet: „fibra" = Faser, nectere = verbinden. Allgemein: Solche Haftstrukturen können durch Enzyme zerstört werden, die ihrerseits durch Mutationen bestimmter Gene in den Tumorzellen entstehen.

Die nunmehr isolierten Tumorzellen (Abb. 38) sondern Eiweißkörper ab, die in der Lage sind, die Strukturen der Grenzlamellen aufzulösen, indem sie sich mittels spezifischer Rezeptoren an die Lamininmoleküle der Basalmembran anheften und diese auflösen. Hierbei werden auch die Kollagenschichten des Bindegewebes in und unter der Basalmembran durchbrochen. Dafür besitzen die Krebszellen spezifische Enzyme, die *Kollagenasen*. Hierbei handelt es sich um sogenannte *Matrix-Metalloproteinasen*. Darunter versteht man mit Zink beladene Enzyme, die Matrixeiweiße angreifen können. Sie liegen auf der Oberfläche der Tumorzellen und sind in der Lage, die Matrix (= Grundsubstanz) des angrenzenden Bindegewebes aufzulösen. Ihre Aktivität ist entscheidend für die Invasion der Tumorzellen in die Umgebung. Dabei wird auch das Fibronektin, das in Abbildung 38 beispielhaft eingezeichnet ist, enzymatisch gelöst. Diese recht komplizierten Vorgänge, die hier nur im Prinzip dargestellt werden, brauchen wir

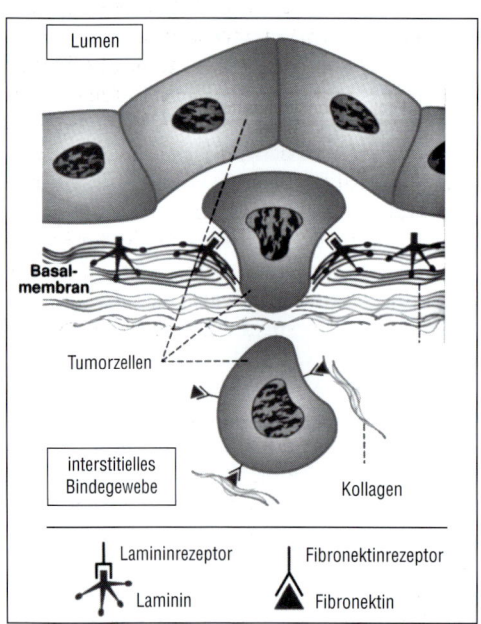

Abbildung 38. Schema der Krebsinvasion. Einzelheiten im Text (4).

nicht im Detail zu kennen. Wir halten fest, dass die Invasion eine Zerstörung der Grenzlamellen und der angrenzenden Gewebe voraussetzt.

Die Tumorzellen, die aus dem Verband gelöst sind, haben noch eine weitere Eigenschaft gewonnen: die Eigenbeweglichkeit, *Lokomotion* genannt. Dabei verlieren die Zellen weder ihre Teilungsfähigkeit, noch wird die Teilungsintensität reduziert. Für die Lokomotion besitzen die Tumorzellen intrazelluläre Fibrillen, die sich wie kleine Muskelfasern zusammenziehen und dabei ihre Form rhythmisch so verändern, dass eine aktive Fortbewegung gelingt. Diese Form der Fortbewegung ist durchaus mit der der Amöben vergleichbar; man spricht von »amöboider Lokomotion«. Bei der Anlagerung und Auflösung der umgebenden Zellen und Gewebe wirken wiederum extrazelluläre Rezeptoren mit. Auch diese komplexen Vorgänge sollen hier nicht im Einzelnen abgehandelt werden. Es genügt die Feststellung: Nachdem die Tumorzellen die Grenzlamellen der Basalmembran durchbrochen haben, können sie sich relativ frei bewegen, und zwar unter Zerstörung ihrer Umgebung.

Metastasierung

Metastasen sind Tochtergeschwülste, also Absiedlungen von Zellen des Primärtumors an anderen Orten, zum Beispiel eines Brustkarzinoms in den axillären Lymphknoten, eines Dickdarmkrebses in der Leber, eines Magenkrebs in der freien Bauchhöhle. Mit dieser Aufzählung wurden zugleich die *drei Metastasierungswege* genannt: der lymphogene, der hämatogene und der kavitäre. Bei der lymphogenen Metastasierung werden die Tumorzellen auf dem Lymphwege transportiert, bei der hämatogenen Metastasierung mit dem Blut. Bei der kavitären Metastasierung breiten sich die Tumorzellen in Körperhöhlen aus (cavum = lateinisch die Höhle), also in der Bauchhöhle (Peritonealkarzinose) oder in der Brusthöhle (Pleurakarzinose). Voraussetzung bei jeder Metastasierung ist, dass die Tumorzellen die Grenzmembranen der Lymph- und Blutwege passieren. Dazu benutzen sie die gleichen Mechanismen, mit denen sie die Basalmembran und andere Grenzlamellen durchbrochen haben.

In Abbildung 39 ist die *Metastasierungs-Kaskade* vereinfacht dargestellt. In Teil 1 und 2 sind Invasion und Destruktion und auch die Lokomotion der Tumorzellen auf die Wand eines Blut- oder Lymphgefäßes gerichtet. Diese Wand wird durchbrochen und Teil 3 zeigt die Invasion der Tumorzellen in das Blutgefäß. Im Blutstrom treffen die Tumorzellen auf Lymphozyten (Teil 4), von denen einige in der Lage sind, Tumorzellen abzutöten. Man nimmt heute an, dass nur ein kleiner Teil der Tumorzellen diesen immunologischen Angriff überlebt. Dies gelingt ihnen am besten, wenn sie sich zu Tumorzellkomplexen zusammenfügen und sich mittels eines lokalen Gerinnungsvorganges mit Fibrin und Blutplättchen (= Thrombozyten) umgeben. Durch diesen Vorgang werden die Tumorzellen geschützt, und

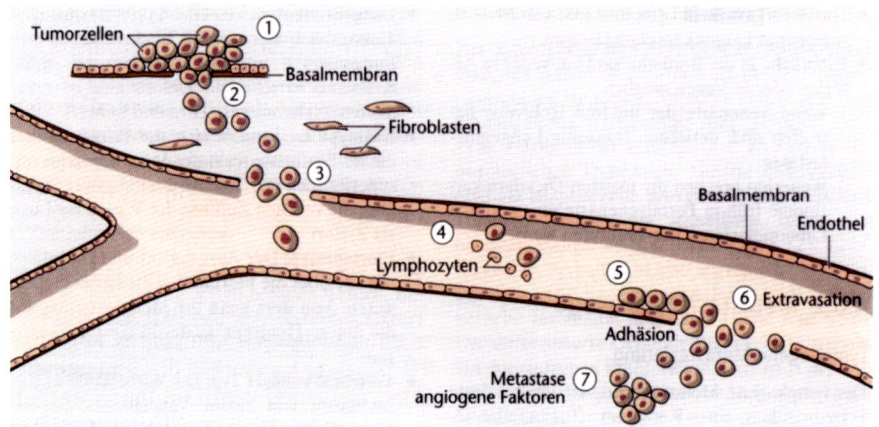

Abbildung 39. Metastasierungs-Kaskade. Einzelheiten im Text (10).

zugleich wird die Anheftung an die Gefäßinnenhaut, das Gefäßendothel, ermöglicht. Diese Adhäsion (Teil 5) ist Voraussetzung zum Austritt aus den Blutgefäßen in die Umgebung, zur Extravasation (Teil 6), womit die Tumorzellen frei in das angrenzende Gewebe wandern und Metastasen bilden können unter Anregung der oben genannten angiogenen Faktoren, das heißt der Blutgefäß-Neubildung (Teil 7). Gelingt den Tumorzellen diese Metastasierungs-Kaskade, dann haben sie einen entscheidenden Schritt in ihrer »Zerstörungswut« erreicht: Sie wachsen nicht nur am Ort ihrer Entstehung, sondern zugleich an anderen Stellen des Organismus.

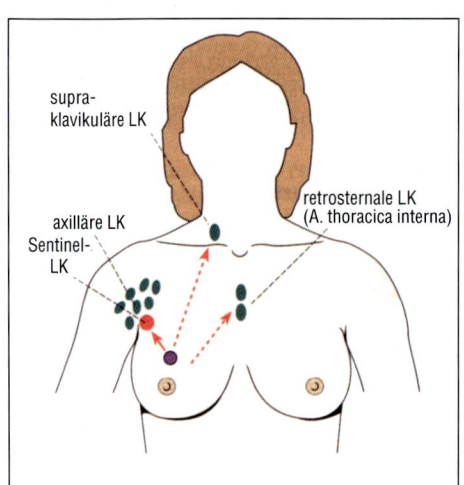

Abbildung 40. Lymphogene Metastasierungswege des Brustkarzinoms (4). LK = Lymphknoten.

Die Zellen eines Brustkarzinoms wandern sehr frühzeitig in die Blut- und Lymphbahnen ein. Bei der *lymphogenen Metastasierung* sind vor allem, wie eben schon gesagt, die axillären Lymphknoten befallen (Abb. 40), weswegen diese bei der Diagnostik genau untersucht werden müssen. Weitere Lymphknoten, die bei diesem Tumor häufig befallen sind, liegen hinter dem Brustbein und seitwärts am Hals, in Abb. 40 als retrosternal und supraklavikulär bezeichnet. Der erste Lymphknoten, der im Lymphabflussbereich befallen wird, wird als »Wächterlymphknoten« bezeichnet, im Englischen und in Abbildung 40 »Sentinel-LK«. Wenn er tumorfrei ist, kann man in den meisten Fällen die davon entfernt liegenden Lymphknoten unberücksichtigt lassen. Der bloße Tastbefund reicht allerdings nicht aus; der Wächterlymphknoten muss mikroskopisch untersucht werden (s. S. 111). Auch andere Karzinome, z. B. Lungen- und Prostatakrebse, metastasieren bevorzugt lymphogen, sehr selten die bösartigen Tumoren des Bindegewebes, die Sarkome (s. Tab. I).

Die Verbreitung von Tumorzellen auf dem Blutwege ist die *hämatogene Metastasierung*. Wenn z. B. die Zellen eines Dickdarmkrebses in die ableitenden Blutbahnen einbrechen, gelangen sie als erstes in die Leber, da der Dickdarm am Pfortadersystem liegt, den Blutgefäßen an der Leberpforte. In der Leber setzen sie sich an mehreren Stellen fest und bilden dort Krebsnester, die feingeweblich den Zellen des Dickdarmkrebses entsprechen. Man kann also mikroskopisch oft an den Zellen der Metastasen erkennen, wo der Primärtumor sitzt. Der hier beschriebene Metastasierungstyp entspricht dem »Pfortadertyp« der Abbildung 41. Zu diesem Typ gehören auch die Tumoren des Magens, der Bauchspeicheldrüse, der Eierstöcke und der Harnblase.

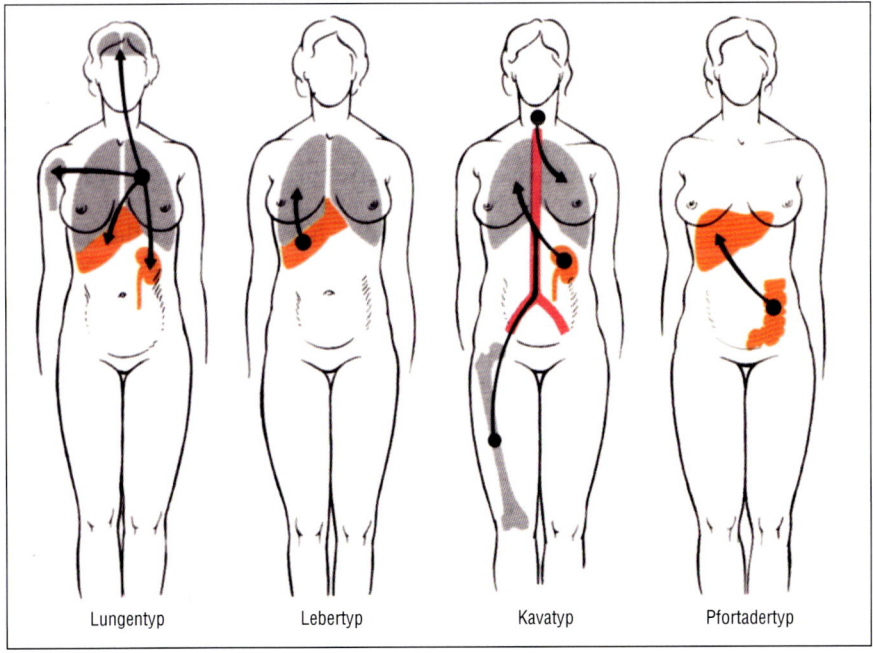

Abbildung 41. Die vier Haupttypen der hämatogenen Metastasierung (23).

Die Zellen der Prostatakarzinome werden bevorzugt in Venen der Wirbelsäule geleitet, sodass hämatogene Metastasen der Prostatakarzinome zuerst in den Wirbelkörpern entstehen. Tumorzellen der Bronchialkarzinome werden sowohl in die Leber als auch in das Knochensystem, in das Gehirn und interessanterweise in die Nebennieren abdrainiert. Das ist der »Lungentyp« der Abbildung 41.

Lebertumoren metastasieren primär in die Lungen, der »Lebertyp« der Abbildung 41. Schließlich sei noch der »Kavatyp« der Abbildung 41 erwähnt. Hierunter werden alle diejenigen Metastasen verstanden, bei denen die Tumorzellen über die große Hohlvene (= Vena cava) und über die rechte Herzkammer in die Lungen und dann schließlich in den großen Kreislauf gelangen, womit sie sich in verschiedenen Organen ansiedeln können. Zu diesen Tumoren gehören vor allem Nieren-, Knochen- und Schilddrüsentumoren. Hämatogene Metastasen sind bei nahezu allen bösartigen Tumoren häufig. Allerdings bevorzugen manche Tumoren bestimmte Organe, wie zum Beispiel das Bronchialkarzinom die Nebennieren oder die malignen Melanome das Gehirn. Hier spielen bestimmte Oberflächenstrukturen sowohl der Tumorzellen als auch der Zielzellen eine noch nicht ganz geklärte Rolle.

Diese Organbevorzugung bei der Metastasierung ist besonders wichtig in denjenigen Fällen, in denen die Diagnoseverfahren wohl Metastasen, aber keinen Primärtumor finden lassen. »Metastasen bei unbekanntem Primärtumor« (= Cancer of unknown primary = CUP) werden heute zu einem eigenen Syndrom zusammengefasst. 2 – 5% aller Tumoren gehören immerhin dazu. Bei der Suche nach dem Primärtumor ist zunächst die Lokalisation der Tochtergeschwulst wichtig. Achsellymphknoten-Metastasen sprechen in erster Linie für ein Brustkarzinom, Lebermetastasen für einen Krebs des Magen-Darm-Kanals. Vielfach klärt die feingewebliche Untersuchung zusammen mit Tumormarkern die Diagnose.

Stadieneinteilung und Graduierung

Die Beschreibung des Tumorwachstums und der Metastasierung erfolgt nach einem einheitlichen Konzept. Das beruht im Wesentlichen auf dem schon ab 1944 in Frankreich entwickelten *TNM-System* und wurde seither in mehreren Schritten variiert und ergänzt. Hauptziel war und ist, den Informationsaustausch zwischen den Tumorzentren zu vereinheitlichen und damit den Ärzten bei der Behandlungsplanung zu helfen.

Das *Klassifikationssystem* muss in seinen grundlegenden Prinzipien für alle Tumoren anwendbar sein ungeachtet der Verschiedenheit der Typen und der anatomischen Bezirke. Es beruht auf drei Komponenten:

T = Ausbreitung des Primärtumors
N = Fehlen oder Vorhandensein und Ausbreitung von Lymphknotenmetastasen
M = Fehlen oder Vorhandensein von Fernmetastasen

Durch Hinzufügen von Ziffern zu diesen drei Komponenten wird die Ausbreitung des Tumorwachstums angezeigt: T1 ist der kleinste Primärtumor, T4 der größte. N1 ist die geringste Ausbreitung von regionären Lymphknotenmetastasen, N3 die größte. M0 bedeutet: Es liegen keine Fernmetastasen vor, M1 bedeutet: Fernmetastasen sind nachgewiesen.

Diese einfachen Grundregeln mussten erweitert und in eine »klinische Klassifikation« und eine »pathologische Klassifikation« aufgeteilt werden. Die letztere war notwendig, da die pathohistologische Beurteilung für den Krankheitsverlauf vielfach bestimmend ist.

So werden heute für die klinische Klassifikation folgende allgemeine Definitionen angewandt:

TX	Primärtumor kann nicht beurteilt werden
T0	kein Anhalt für einen Primärtumor
Tis	Carcinoma in situ
T1, T2, T3, T4	(zunehmend) Größe, d. h. die lokale Ausdehnung des Primärtumors
NX	regionäre Lymphknoten können nicht beurteilt werden
N0	keine regionären Lymphknotenmetastasen
N1, N2, N3	(zunehmend) Befall regionärer Lymphknoten
MX	Fernmetastasen können nicht beurteilt werden
M0	keine Fernmetastasen
M1	Fernmetastasen nachgewiesen

Die pathologische Klassifikation entspricht den gleichen Definitionen, setzt nur jeweils ein »p« voran, also pTX bedeutet, dass der Primärtumor histologisch nicht beurteilt werden kann. Analoges gilt für alle anderen Zeichen.

Wichtig ist noch, dass das Fehlen oder Vorhandensein von Resttumoren (Residualtumoren) nach der Behandlung durch die R-Klassifikation beschrieben wird, wobei die gleichen Definitionen angewandt werden, wie oben dargestellt. RX bedeutet also, dass das Vorhandensein eines Resttumors nicht beurteilt werden kann, R0, dass kein Resttumor vorhanden ist – und so weiter.

Die *histopathologische Graduierung* richtet sich nach dem Grad des Differenzierungsverlustes der Tumorzellen. In Tabelle II wurde darauf hingewiesen, dass bei bösartigen Tumoren die Differenzierung sehr verschieden ist. Generell gilt: Je ähnlicher die Tumorzellen dem Ausgangsgewebe, also den normalen Zellen sind, umso höher ist der Differenzierungsgrad und umso niedriger die Bösartigkeit.

Auch hier wird eine Nummerierung angewandt, die folgendermaßen aussieht:

GX	Differenzierungsgrad kann nicht sicher bestimmt werden
G1	Tumor ist gut differenziert
G2	Tumor ist mäßig differenziert
G3	Tumor ist schlecht differenziert
G4	Tumor ist undifferenziert

Im Grunde ist das ganze System eine »Kurzschrift« zur Beschreibung der speziellen Eigenarten eines bösartigen Tumors. So kann die Diagnose eines Brustkrebses z. B. lauten: »Reifzelliges tubuläres Adenokarzinom T1, N0, M0, R0, G1«. Daraus ist abzulesen, dass der Primärtumor nicht größer als 2 cm ist, dass weder regionäre Lymphknotenmetastasen noch Fernmetastasen vorhanden sind, dass kein Resttumor nach der Operation verblieben ist und dass der Tumor histologisch hoch differenziert ist, also eine nur geringe Bösartigkeit aufweist. Das Gegenteil wäre: »Invasiv-duktales Karzinom T3, N3, M1, R2, G4«. Das bedeutet: Der Primärtumor ist größer als 5 cm (= T3), es fanden sich ausgedehnte Lymphknotenmetastasen (= N3) und auch Fernmetastasen in anderen Organen, etwa in den Lungen oder in der Leber (= M1). Nach der Operation verblieben Tumorteile (= Resttumor) im Organismus (= R2), und feingeweblich ist der Tumor undifferenziert (= G4). Damit besitzt die Patientin eine ausgesprochen schlechte Prognose, die Lebenserwartung ist gering. Diese »Kurzschrift« muss heute bei jeder Diagnose angegeben werden.

Tumormarker

Als man feststellte, dass in Körperflüssigkeiten von Tumorkranken abnorme Substanzen, vorwiegend Eiweißkörper, auftreten, keimte die Hoffnung, Krebs im Blut nachzuweisen. Diese Hoffnung blieb in diesem pauschalen Sinne unerfüllt. Trotzdem kam die Bezeichnung »*Tumormarker*« auf, wobei man als »Marker« im allgemeinen ja Erkennungszeichen versteht, die auf etwas Bestimmtes hinweisen. Obschon die bei Krebs gefundenen Substanzen auch bei anderen, vorwiegend bei entzündlichen Erkrankungen auftreten können, hat sich die Bezeichnung Tumormarker durchgesetzt. Diese Begrenzung des klinischen Diagnosewertes hat auch nicht verhindert, dass weiterhin neue Verfahren zum Nachweis solcher Tumormarker entwickelt werden. Heute weiß man, dass ihr Nachweis bei der Verlaufskontrolle nach Operationen oder anderen Behandlungen immer wichtiger wird. Generell gilt: Diese Marker werden vor allem von Tumorzellen produziert und können auf diesen Zellen mit immunologischen Färbeverfahren nachgewiesen werden. Beim CUP-Syndrom (s. oben) bringt in vielen Fällen der immunhistochemische Nachweis dieser Marker den Hinweis auf den Sitz des Primärtumors. Dabei werden nahezu alle in Tabelle IX aufgeführten Tumormarker eingesetzt – und oft noch viele weitere. Es gibt mittlerweile über 50 Differenzierungswege der Immunhistochemie, ergänzt durch andere molekularbiologische Verfahren.

6 Tumorwachstum und Tumorabwehr | 89

Tabelle IX. Klassifikation der Tumormarker. Einzelne wichtige Beispiele.

Onkofetale Eiweißkörper	carcinoembryonales Antigen (= CEA) Alphafetoprotein (= AFP)
Hormone	humanes Choriongonadotropin (HCG) humanes Calcitonin (= hCT), »ektopische« Hormone
Enzyme	neuronspezifische Enolase, saure Prostata-Phosphatase alkalische Phosphatase, Laktatdehydrogenase Gammaglutamyltranspeptidase
Immunglobuline	M-Proteine bei Plasmozytom
Tumor-assoziierte Antigene	prostataspezifisches Antigen (= PSA) CA 125, CA 15-3, MSA, SCC-Ag, CA 50, CA 19-9 , PCNA, TA-4, LASA, PBSA, MIA, S 100β
Nur immunhisto-chemische Marker	Zytokeratin
»Biomarker«	DNA-Addukte
Genmarker	BRCA-1, BRCA-2, miRNA

Im Folgenden werden nur die wichtigsten Tumormarker anhand einzelner Beispiele (Tab. IX) aufgeführt.

Die erste Gruppe, die *onkofetalen Antigene*, sind Substanzen, die normalerweise in der embryonalen oder fetalen Lebensphase, also vor der Geburt, vorhanden sind. Bei Tumorkranken handelt sich um Antigene, also spezifische Oberflächensubstanzen, welche die Zellen während der Reifung in der Gebärmutter schon einmal besaßen, dann aber als reife Zellen wieder verloren haben. Da sie in Tumoren neu auftreten, nennt man sie *»Neoantigene«*.

Am wichtigsten in dieser Gruppe ist das carcinoembryonale Antigen, das CEA, ein hochmolekulares Glykoprotein, das z. B. in Tumoren der Speiseröhre, des Magens, des Dickdarmes, des Pankreas und der Lungen, aber auch bei Brustkrebs gebildet und dann im Blutserum mit erhöhten Werten nachgewiesen werden kann. In geringer Menge findet es sich aber auch im normalen Blutplasma. Bei mehreren entzündlichen Erkrankungen der Leber und des Darmes ist das CEA ebenfalls oft erhöht, sodass seine Spezifität als Tumormarker relativ gering ist. Klinisch eingesetzt wird es vor allem als Kontrolle für das Ergebnis einer Tumorbehandlung, also als Verlaufskontrolle, bei Dickdarmkrebs. Erhöhte CEA-Werte fallen nach erfolgreichen Operationen in der Regel auf unter 3 ng/ml ab. Eine Erhöhung zeigt relativ sicher ein Rezidiv, also einen Rückfall, ein Wiederauftreten der Erkrankung oder Metastasen (= Tochtergeschwülste) an.

Das Gleiche gilt auch für das Alphafetoprotein AFP, das normalerweise während der Schwangerschaft in der Leber, im Magen-Darm-Kanal und im Dottersack gebildet wird und am Ende der Schwangerschaft wieder verschwindet. Es wird als Neoantigen nachgewiesen bei Karzinomen der Leber und bei Keimzelltumoren des Hodens. Auch dieses Protein eignet sich gut zur Kontrolle des Behandlungsergebnisses bei diesen Tumoren.

Zur zweiten Gruppe, den *Hormonen*, die als Tumormarker eine Rolle spielen, gehört vor allem das humane Choriongonadotropin HCG. Während der Schwangerschaft wird es in der Gebärmutter gebildet und ist im Serum ein sicherer Schwangerschaftsnachweis. Bei Keimzelltumoren des Ovars oder des Hodens bzw. dem Chorionkarzinom, die aus Zellen bestehen, die den in der Schwangerschaft vorliegenden ähnlich sind, ist dieses Hormon ebenfalls positiv. Hier ist das HCG sogar ein relativ sicherer Tumormarker, besonders auch für die Verlaufskontrolle. Analoges gilt für das humane Calcitonin (hCT), das von den C-Zellen der Schilddrüse sezerniert und im Blut als spezifischer Marker für den C-Zell-Schilddrüsenkrebs gilt. Die Aufzählung der »ektopischen« Hormone, d. h. der Hormone, die in fremden, gleichsam »verlagerten« Geweben auftreten und die ebenfalls als Tumormarker eingesetzt werden, kann hier entfallen. Es sind dies Hormone der sogenannten paraneoplastischen Syndrome, die bei mehreren Formen des Bronchialkarzinoms, aber auch bei Brust- und Nierenkrebs nachweisbar sein können. So können kleinzellige Bronchialkarzinome z. B. Nebennierenrindenhormone produzieren. Der Ausdruck »paraneoplastisch« (= so viel wie »neben den Tumoren«) zeigt bereits, dass diese Syndrome Begleiterscheinungen von Tumoren sind, deren Vielfalt Spezialkenntnisse voraussetzt.

Unter der dritten Gruppe, den *Enzymen*, sei zuerst die »neuronspezifische Enolase«, die NSE, genannt, die sich normalerweise in Nervenzellen findet, aber auch in Zellen des kleinzelligen Lungenkarzinoms, in denen elektronenoptisch neurosekretorische Granula nachweisbar sind. Hier wird die NSE zusammen mit dem CEA sowohl für die Diagnostik als auch zur Verlaufskontrolle verwandt. Ebenso verständlich ist ihre Erhöhung im Neuroblastom und in bösartigen neuroendokrinen Tumoren. Ihre Spezifität ist allerdings begrenzt. Die saure Prostata-Phosphatase wird ausschließlich in der Prostata gebildet, und eine Erhöhung ist ein Indiz für ein Prostatakarzinom. Andere Enzyme, wie etwa die alkalische Phosphatase, sind im Blutplasma erhöht bei bösartigen Tumoren der Leber oder des Skelettsystems oder auch bei Knochenmetastasen anderer bösartiger Tumoren. Laktatdehydrogenase-Erhöhungen werden oft bei malignen Lymphomen festgestellt, die der Gammaglutamyltranspeptidase bei Lebertumoren oder Lebermetastasen. Ihre Spezifität und damit ihre klinische Relevanz ist begrenzt.

Die *Immunglobuline* sind spezifische Tumormarker bei mehreren B-Zell-Lymphomen, vor allem bei einer seltenen, aber sehr gefährlichen Tumorerkrankung des Knochenmarks, dem *Plasmozytom*, auch »multiples Myelom« genannt. Bei dieser Krankheit entstehen im Knochenmark abartige Plasmazellen, die bösartig wachsen und immer größere Tumorherde an vielen Stellen des Knochenmarks bilden. Sie sezernieren ungewöhnliche Eiweißkörper, besonders häufig das sogenannte M-Protein. Dieses ist hochmolekular, wird durch die Nieren ausgeschieden und verstopft die Nierenkanälchen, wodurch schließlich eine absolute Harnsperre entsteht: Die harnpflichtigen Substanzen des Blutes werden nicht mehr ausgeschieden und es kommt zur Urämie, d. h. zur Vergiftung des Blutes mit Schlackenstoffen, die normalerweise mit dem Urin abgehen. Die Diagnose dieser Erkrankung gelingt relativ leicht durch Nachweis dieses abartigen M-Proteins im Urin, solange noch keinen Harnsperre besteht. Der krankhafte Eiweißkörper, das M-Protein, ist im Blut als »Schwerketteneiweißkörper« mit Hilfe der Elektrophorese nachweisbar. Diese Immunglobuline sind hier echte »Tumormarker«.

Als tumorassoziierte, also *tumorbegleitende Antigene* werden Eiweißkörper bezeichnet, die häufig bei Tumorkranken im Blutserum auftreten und Hinweise auf Organtumoren geben. Das wichtigste ist das prostataspezifische Antigen, das PSA. Werte über 4,5 ng/ml im Blut sind hochverdächtige Zeichen eines Prostatakarzinoms. Nach erfolgreicher Behandlung sinkt der Wert meist auf Null ab. Sein Wiederanstieg spricht für ein Rezidiv oder für Metastasen. Regelmäßige PSA-Kontrollen bei älteren Männern sind die besten Vorsorgeuntersuchungen für diesen Tumor (s. Kapitel 8). Erhöhte PSA-Werte kommen allerdings auch bei gutartigen Prostataerkrankungen vor, vor allem bei der häufigen Prostatahypertrophie. Das CA 125 ist bei Eierstockkrebs oft erhöht, aber auch bei anderen bösartigen gynäkologischen Tumoren, sowie bei Gallengangs- und Bauchspeicheldrüsenkrebs. Es wird vorwiegend zur Verlaufskontrolle bei Eierstockkrebs eingesetzt, bei Brustkrebs analog das Krebsantigen CA 15-3. Ist dieses zusammen mit dem CEA abnorm erhöht, liegen mit hoher Wahrscheinlichkeit ein Rezidiv oder Metastasen vor. Andere Antigene wie das Mammary-Serum-Antigen (MSA) sprechen für eine gute Prognose bei Brustkrebs.

Hinweise auf ein Plattenepithelkarzinom, sei es der Haut oder des Gebärmutterhalses, geben das SCC-Ag, abgeleitet aus dem englischen »Squamous cell carcinoma antigen«, oder auch anderer Glykoproteine wie das CA 50, das vor allem bei Gebärmutterhalskrebs gefunden wird. Das CA 19-9 wird bei Krebsformen der Bauchspeicheldrüse bevorzugt untersucht, obwohl seine Spezifität sehr begrenzt ist, da es auch bei Entzündungen vorkommt. Oft wird es zusammen mit CEA zur Diagnostik und zur Verlaufskontrolle der Dickdarmkarzinome eingesetzt. Die CA-Zahlen stammen übrigens aus den jeweiligen Herstellungsserien. Weitere Antigene wie das PCNA (= Proliferation cell nuclear antigen) oder das TA-4 (= Tumorantigen 4) spielen ebenfalls bei der Prognose von manchen Gebärmutterhalskarzinomen eine Rolle. Aus der Reihe der nichtimmunologischen Tumormarker seien noch das LASA (= Lipid-associated sialoacid antigen) und das PBSA (= Protein-bound sialoacid antigen) erwähnt. Beide können vor allem bei Tumoren des Kopf-Nacken-Bereichs Hinweise auf das Tumorwachstum und auch auf den Therapieerfolg geben. Bei über 90 % der Patienten mit »schwarzem Hautkrebs« (= malignes Melanom) in fortgeschrittenen Stadien wird der Eiweißkörper MIA (= Melanoma inhibitory activity) im Blutserum nachgewiesen. Nach kompletter operativer Entfernung des Tumors sinkt der Serumwert steil ab. Ähnliches gilt für einen Eiweißkörper der S 100-Proteingruppe, dem S 100β-Protein. Das kann allerdings auch bei Leber- und Nierenerkrankungen erhöht sein, ist also weniger spezifisch als das MIA. Die Forschungen sind hier noch im Fluss. Diese keinesfalls vollständige Aufzählung tumorassoziierter Antigene interessiert vielleicht Leser, die mit solchen Abkürzungen konfrontiert werden.

In den letzten Jahren ist ein ganz anderes Molekül wichtig geworden, das allerdings in keiner Weise tumorspezifisch ist, aber in der Praxis eine diagnostische Rolle spielt, das *Zytokeratin*. Hierbei handelt es sich um ein für alle – auch normale – Epithelzellen charakteristisches Zytoskelettmolekül, das sich vor allem mit immunhistochemischen Methoden darstellen und mikroskopisch leicht erkennen lässt. Bei Patientinnen mit Brustkrebs z. B. finden sich im Knochenmark schon sehr früh Tumorzellen mit solchen Molekülen, und da man Knochenmarkgewebe mit einer Stanze leicht entnehmen kann, ist es möglich, damit sehr früh im Blut kreisende Tumorzellen zu erfassen, die vom Brustkrebs in das periphere Blut gelangt sind und sich im Knochenmark verfangen haben. Aus diesen Epithelzellen können Metastasen entstehen.

Die sich in den letzten Jahren entwickelnde *molekulare Krebsepidemiologie* gibt völlig neue Ansätze. Sie geht von den frühesten Veränderungen aus, die durch karzinogene Einwirkungen an der DNA entstehen. Wenn sich eine krebserzeugende Substanz oder ihr Stoffwechselprodukt an einer der DNA-Basen bindet, entstehen sogenannte Addukte. Viele dieser »DNA-Anhängsel« werden von den Reparatursystemen erkannt und beseitigt. Wenn das aber nicht mit ausreichender Geschwindigkeit gelingt, bleiben die Addukte bestehen und bei der nächsten DNA-Verdopplung entstehen Kopierfehler und damit Mutationen. Die DNA-Addukte sind somit die ersten Schritte auf dem Weg einer z. B. chemisch ausgelösten Krebsentstehung. Die Molekularbiologie hat inzwischen mehrere Hundert verschiedene DNA-Addukte gefunden. Hierbei handelt es sich vor allem um Veränderungen durch Schadstoffe wie die Nitrosamine oder die polyzyklischen aromatischen Kohlenwasserstoffe, die vor allem im Zigarettenrauch vorkommen. Auch durch chronische Entzündungen können solche Stoffe entstehen. Dies geht stets mit einer Überproduktion von freien Radikalen einher, insbesondere aktiven Sauerstoffes. Man spricht von einem »oxidativen Stress«: Die aktiven Sauerstoffmoleküle oxidieren Basen der DNA und bewirken Brüche der DNA-Stränge. Solche »gentoxischen« Vorgänge werden im gesunden Organismus durch Antioxidanzien wie Vitamin C und Vitamin E zumeist unschädlich gemacht. Hier wird durch Forschungsergebnisse der Molekularbiologie belegt, dass eine Ernährung, die reich ist an Vitamin C und Vitamin E, vor Krebs schützen kann. Die DNA-Addukte sind ein relativ neuer Tumormarker für DNA-Schäden. Da es sich um eine ganze Gruppe von Markern handelt, werden sie als »*Biomarker*« zusammengefasst (s. Tab. IX). Man kann sie in Gewebeproben oder auch im Blut und im Urin nachweisen.

Andere Untersuchungen richten sich unmittelbar an diejenigen Gengruppen, die bei bestimmten Tumoren verändert sind. Als Beispiele seien die bei erblichen Brustkrebsen schon erwähnten BRCA-1- und BRCA-2-Gene genannt. Man kann diese durchaus als »*Krebsgene*« bezeichnen. Die Identifizierung solcher »kranken« Gene führt zur Festlegung von »*Genmarkern*«, eine Entwicklung, die therapeutische Folgerungen nach sich zieht (s. Kapitel 7).

Völlig neue Aspekte brachte die Entdeckung der *MikroRNA* (s. S. 55). Diese winzigen RNA-Moleküle (= miRNA) zeigen in Krebszellen charakteristische Aktivitätsmuster, die als miRNA-Exprimierungsprofile mit neuen nanotechnischen Genchips nachweisbar sind. Angeblich kann man damit eindeutig gesunde und krebsig entartete miRNA-Aktivitätsprofile unterscheiden. Da die miRNA selbst in mit Formalin fixierten Gewebeproben vollständig erhalten bleibt, bietet sich hier ein fast ideales Verfahren an, selbst in früher entnommenen Geweben Krebszellen von gesunden Zellen zu unterscheiden. Dabei sollen sogar Unterschiede zwischen hochmalignen und niedrigmalignen Tumoren deutlich sein, womit der Test prognostische Aussagen erlaubt. Langzeiterfahrungen fehlen allerdings noch.

Immunologische Krebsabwehr

Wenn Krebszellen neue Antigene bilden, sogenannte Neoantigene, dann müssen sich nach den Erfahrungen der allgemeinen Immunologie gegen diese Antigene auch Antikörper bilden. Einfacher ausgedrückt: Gegen jeden Fremdkörper, vor allem gegen Fremdeiweiße (= Antigene), bildet der Körper spezifisch dagegen gerichtete Abwehrmoleküle (= Antikörper). Also muss es möglich sein, über eine Steigerung der Antikörperwirkung eine Immuntherapie des Krebses zu entwickeln. So einfach diese Überlegungen sind, so schwierig ist ihre Umsetzung in die Praxis.

Dass es eine Immunabwehr gegen Krebs gibt, ist unbestritten, besonders seitdem nachgewiesen wurde, dass eine Schwächung der allgemeinen Immunabwehr etwa bei Aids die Bildung bösartiger Tumoren begünstigt. Allerdings entstehen dabei fast nur Virustumoren bzw. Tumoren, bei denen Virusinfektionen beteiligt sind, wie Lymphome, das Kaposi-Sarkom oder Krebse des Gebärmutterhalses. Welche Rolle die in der Umgebung fast aller bösartigen Tumoren nachweisbare Ansammlung von Lymphozyten (sogenannte perifokale Entzündung) spielt, ist offen. Allerdings sind gerade Lymphozyten die Hauptträger der Immunabwehr.

Hier muss zum Verständnis einiges aus der allgemeinen Immunologie eingefügt werden. Die grobe Gliederung in B- und T-Lymphozyten wurde schon erwähnt (s. Kapitel 2). Die B-Lymphozyten sind die Produktionsstätten der »humoralen«, d. h. der im Blut kreisenden, Antikörper. Sobald ein solcher Lymphozyt mit einem typischen Oberflächenmolekül eines Virus oder einer durch ein Virus entstandenen Krebszelle (s. Abb. 27) Kontakt hatte, vergrößert er seinen Zytoplasmaleib und wird damit zu einer »Plasmazelle«, in welcher massenweise die dem Antigen entsprechenden humoralen Antikörper gebildet werden. Haben diese ihre Aufgabe erfüllt, werden die Plasmazellen wieder zu ruhenden B-Lymphozyten. Einige von ihnen behalten aber eine feste Erinnerung an das Antigen und können als »Gedächtniszellen« beim Wiederauftreten des gleichen Antigens rasch wieder aktiv werden. Das ist die Grundlage jeder anhaltenden Immunität, also auch des Erfolges jeder gelungenen Impfung.

Die T-Lymphozyten entstammen ebenfalls dem Knochenmark, werden aber schon sehr früh, wahrscheinlich bereits in der Embryonalphase, also im Mutterleib, im Thymus geprägt, d. h. dort auf spezifische Antigene ausgerichtet. Der Thymus ist beim Kind ein fast handtellergroßes Organ hinter dem oberen Teil des Brustbeines. Von ihm stammt die Bezeichnung »T-Lymphozyten«, da diese in ihm ihre Spezifität erhalten. Man schätzt, dass diese »Prägung« gegen mehr als eine Million fremde Antigene möglich ist, und dass dann für jedes dieser Antigene spezifische T-Zellgruppen zur Verfügung stehen. Dieser Vorgang ist in der Regel bis zur Pubertät abgeschlossen. Dann ist der Thymus entbehrlich und schrumpft. Er hinterlässt im ganzen Körper kreisende T-Lymphozyten, die »sessile«, d. h ihnen aufsitzende Antikörper besitzen, die aktiv werden, wenn sie ihr spezifisches Antigen antreffen. Die T-Lymphozyten sind also so etwas wie spezifisch ausgebildete Schutzpolizisten, die in den lymphatischen Organen kaserniert sind, stets Kontrollpolizisten im Blut kreisen lassen und bei Bedarf abgerufen werden.

Noch ein Zelltyp muss erwähnt werden, die »dendritischen Zellen«. Es handelt sich um Zellen, die mit langen ein- und ausziehbaren Fortsätzen ausgestattet sind. Sie liegen an den wichtigsten Eintrittspforten der Krankheitserreger, also in der Haut und in den inneren Schleimhäuten. Nach neuen Erkenntnissen üben sie eine Schlüsselfunktion im immunologischen Netzwerk aus. Sie nehmen an ihrer Oberfläche Antigene auf und transportieren diese zu den T-Lymphozyten, die daraufhin aktiv werden.

Dies alles ist wichtig, um die immunologische Krebsabwehr zu verstehen. Denn die Tumorzellen besitzen – obwohl sie körpereigene Zellen sind – körperfremde Antigene, etwa die oben beschriebenen Neoantigene, können also vom Immunsystem als »fremd« erkannt werden.

Wohl in keinem Gebiet der Onkologie wird zurzeit so intensiv geforscht wie in der Tumorimmunologie. Einen groben Einblick in den heutigen Kenntnisstand gibt Abbildung 42. Darin sind die wichtigsten Möglichkeiten der Wachstumshemmung von Tumorzellen durch Antikörper dargestellt. Unter der Zahl 1 ist die Hemmung der Zellteilung durch Blockierung von Wachstumsfaktoren bzw. Induktion von Apoptose (s. S. 60) durch Apoptoseantigene angezeigt. Unter der Zahl 2 soll die Zellauflösung nach Anlagerung von Komplement und Aktivierung der Komplementkaskade angezeigt werden. Unter dem Begriff »Komplement« versteht man in der Immunologie einen hochmolekularen Eiweißkörper, der die Wirkung von Antikörpern verstärkt. Seine Aktivierung erfolgt durch bestimmte Antikörper-Antigen-Komplexe oder durch andere hochmolekulare Stoffe. Auf Einzelheiten dieser Komplementkaskade kann hier verzichtet werden. Unter der Zahl 3 ist die Zellauflösung nach Bindung von zytotoxischen körpereigenen »Effektorzellen« gemeint, wobei man unter den »Effektorzellen« spezifisch ausgebildete Zellen, vorwiegend T-Lymphozyten, versteht, die an eine spezifische Region eines Antikörpers andocken. Die Zahl 4 soll zeigen, dass eine Zellauflösung durch toxische Komponenten möglich ist, die an Antikörper gebunden sind. Das können radioaktive Isotope sein, aber auch chemotherapeutisch wirkende Substanzen oder auch nichttoxische Substanzen, die erst an der Tumorzelle in toxische Moleküle umgewandelt werden. Unter den »bispezifischen Antikörpern«, wie in der Zahl 5 aufgeführt, versteht man Antikörper, die zwei oder mehrere Spezifitäten aufweisen. Auch hier kann auf Einzelheiten verzichtet werden. Wichtig ist nur, dass diese Antikörper durch zytotoxische Zellen, zumeist T-Zellen, aktiviert werden. Unter der Zahl 6 ist schließlich die Möglichkeit aufgezeigt, dass körpereigene T-Zellen z. B. durch gentechnische Manipulationen so verändert werden können, dass sie Antikörperteile an ihren Oberflächen besitzen, mit denen sie Tumorantigene binden. Diese Ausführungen zu Abbildung 42 sollen nur zeigen, wie vielfältig die Immunreaktionen auf Tumorzellen sein können, obwohl es sich hier auch wieder um eine grobe Vereinfachung handelt.

Jeder Leser wird sich fragen: Wie kommt es, dass bei dieser Vielfalt von Immunmechanismen überhaupt Krebs entsteht? Die Antwort lautet: Krebszellen sind der ganzen

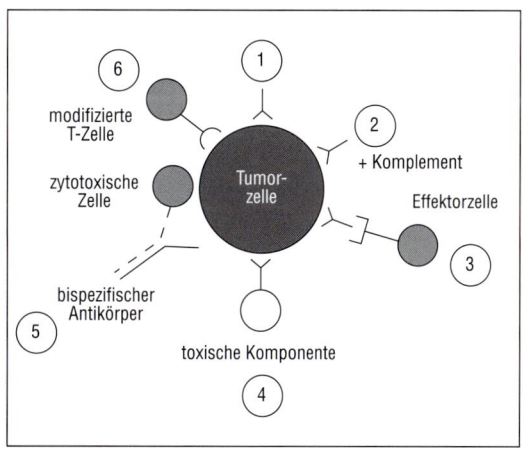

Abbildung 42. Möglichkeiten der Wachstumshemmung von Tumoren durch Antikörper. Einzelheiten im Text (9).

Immunliga immer dann überlegen, wenn sie sich schneller vermehren als die Immunabwehr greifen kann, genauer: wenn der Tumor rasch wächst und rasch neue Antigene entwickelt. Während der Vergrößerung des Tumorherdes entstehen durch neue Mutationen immer wieder genetisch neuartige Tumorzellen mit neuen Antigenen, sodass die Antworten des Immunsystems schließlich quantitativ überfordert werden. Auf diese Weise entkommen die Tumorzellen der Immunüberwachung, die »Immunpolizei« wird machtlos.

Rückblick

Wie das normale wird auch das Tumorwachstum von vielen Gewebehormonen gesteuert. Rasches Wachstum braucht Energie und zu deren Gewinnung Sauerstoff. Eine Neubildung von Blutgefäßen, die Angiogenese im Tumorgewebe, sorgt für eine ausreichende Durchblutung. Krebszellvermehrung und Angiogenese müssen parallel laufen, sonst werden die Tumorzellen erstickt und damit nekrotisch.

Wachsende Tumorzellen zerstören die vorgegebenen Grenzen, indem sie Eiweißkörper bilden, welche die Grenzlamellen auflösen. Damit können die Tumorzellen in die weitere Umgebung einwachsen und sich sogar mittels amöboider Eigenbewegung (Lokomotion) frei bewegen. Sie brechen in Lymph- und Blutgefäße ein, und so entstehen lymphogene und hämatogene Tochtergeschwülste (= Metastasen). Brechen Tumorzellen in Körperhöhlen ein, dann entsteht z. B. eine Peritoneal- oder Pleurakarzinose, also eine Ausschwemmung von Tumorzellen in die Bauchhöhle oder in das Rippenfell. Generell sind 90 % der Todesfälle bei Krebs Folgen der Metastasen.

International verbindlich wurde zur Stadieneinteilung das TNM-System entwickelt. Hierbei benennt man den Primärtumor mit dem Buchstaben T und einer Zahl (0 – 4), welche die Größe anzeigt. Die Ausbildung von Lymphknotenmetastasen wird mit N (0 – 3), die der Fernmetastasen mit M (0 – 1) gekennzeichnet, die Graduierung, d. h. der Grad der zellulären Entdifferenzierung und damit der Bösartigkeit mit G1 – G4. Auf diese Weise werden mit einer Art Kurzschrift international einheitlich sowohl die Wachstumsausdehnung als auch die Wachstumsintensität eines Krebses beschrieben.

Die genetische Eigenart der Krebsformen kann sich in Form von sogenannten Tumormarkern im Tumorgewebe und im Blut äußern. Dazu gehören Antigene, die vor der Geburt vorhanden waren, dann aber verschwanden und als »Neoantigene« bei Krebskranken wieder auftreten. Dazu gehören auch spezifische, neu gebildete Antigene, unter welchen das prostataspezifische Antigen PSA das klinisch wichtigste ist. Dazu gehören aber auch bestimmte Hormone und Enzyme und Immunglobuline. Die molekulare Krebsepidemiologie stützt sich einmal auf bestimmte Biomarker, die frühe Veränderungen der DNA während der Krebsentstehung anzeigen, aber auch auf spezifische Krebsgene. Gegen diese vererbten oder durch Mutationen entstandenen Änderungen bilden sich Antikörper, die auf verschiedene Weise Tumorzellen abzutöten versuchen, wobei Lymphozyten eine bevorzugte Rolle spielen.

Die immunologische Krebsabwehr versagt immer dann, wenn durch wiederholte Mutationen immer neue Neoantigene entstehen, gegen welche auch immer neue Effektorzellen gebildet werden müssen, was schließlich das Immunsystem überfordert, womit der Krebs ungehindert wächst.

7 Tumorbehandlung

Vorausschau

Jede ärztliche Behandlung erfordert vorher eine zuverlässige Diagnose. Deswegen geht auch diesem Kapitel ein Abschnitt über die Erkennungsmöglichkeiten des Krebses voraus unter Einbezug der sogenannten bildgebenden Verfahren, der Pathohistologie und der neuen molekularbiologischen Ansätze. Unter den Therapieverfahren hat die Krebschirurgie nach wie vor eine überragende Bedeutung. Die Strahlenbehandlung entwickelte sich mit sehr vielen Neuerungen und Ergänzungen zur zweiten Domäne der Krebstherapie. Noch differenzierter sind heute die medikamentösen Wege; sie befinden sich in einer fast stürmischen Entwicklung, wobei die moderne Molekularbiologie immer größere Bedeutung gewinnt. Mehr als die Hälfte der Patienten geht parallel zur klinischen Therapie sogenannte unkonventionelle Behandlungswege, um die Ergebnisse der »Schulmedizin« nach eigener Wahl zu ergänzen. Der praktische Wert liegt hier bevorzugt auf der Ebene der Psychoonkologie, die sich ihrerseits als eigenes klinisches Fach erfolgreich entwickelt hat.

Diagnoseverfahren

In der Medizin gilt generell: Keine gezielte Behandlung ohne sichere Diagnose. Oft helfen schon ganz einfach und ohne alle Apparate die Augen und die Hände. Jede ohne äußeren Anlass entstandene Schwellung der Haut muss durch sorgfältige Betastung untersucht werden. Ein harter Knoten ist verdächtig auf Krebs. Eine kleine Verhärtung im Fettgewebe der Brust oder in den Achselhöhlen, jede Verfärbung oder spontane Sekretion der Brustwarze ist verdächtig.

Angeborene Muttermale, also braune Flecken der Oberhaut, sind harmlos. Sowie sie sich aber vergrößern, sind gezielte diagnostische Maßnahmen erforderlich. Das gilt für alle Muttermale (= Nävi), die größer als 20 Millimeter sind, die eine unscharfe Begrenzung aufweisen, verschieden, oft bläulich gefärbt sind oder sich zungenförmig in die Umgebung vorschieben. Dann liegt mit großer Wahrscheinlichkeit ein malignes Melanom vor, ein »schwarzer Hautkrebs« (Abb. 43). Spezifische mikroskopische Verfahren (s. unten) müssen die Diagnose erhärten.

Bei den Tumoren der inneren Organe, die für das bloße Auge unsichtbar sind, ist heute die *Ultraschalluntersuchung (= Sonographie)* in der Regel der erste Diagnoseschritt. Sie ist absolut unschädlich und die Belastung des Patienten ist minimal. Mittels Sonographie kann z. B. leicht die Eindringtiefe eines malignen Melanoms bestimmt werden – ein wichtiger Faktor für die Prognose. Das Verfahren beruht

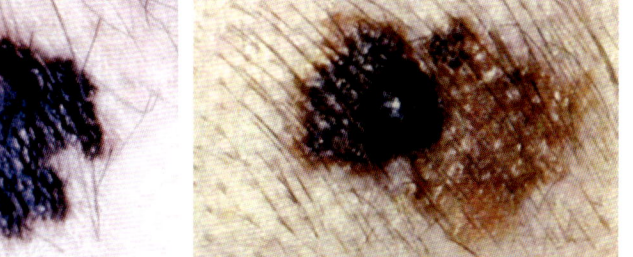

Abbildung 43. Zwei Typen primärer Melanome (19).

auf der Tatsache, dass Schallwellen jenseits unseres Hörvermögens (= Ultraschall) von allen, auch nur geringen Verdichtungen unseres Körpers unterschiedlich reflektiert werden. So können selbst sehr kleine Knoten etwa in der Leber, in der freien Bauchhöhle, aber auch in den Lungen und in der Brust leicht festgestellt werden. In der Gallenblase ist mittels Ultraschall durch die intakte Bauchdecke eine Krebsdiagnose mit großer Wahrscheinlichkeit möglich. Ergüsse in der Bauchhöhle (= Aszites) oder der Brusthöhle (= Pleuraergüsse) werden ebenfalls mittels Ultraschall leicht diagnostiziert. Für den Urologen wichtig ist die Bestimmung des »Restharnes«, d. h. die Messung der Harnmenge, die nach normaler Harnentleerung noch in der Blase verblieben ist. Sie gibt Hinweise auf die Funktion des Blasenschließmuskels, etwa bei Verdacht auf Prostatakrebs. Bei diesem Tumor ist zur Größenbestimmung und zur Unterscheidung von einer gutartigen Vergrößerung der Prostata (= Prostatahypertrophie) die Rektumsonographie angezeigt. Dabei wird ein Schallstab in den Mastdarm eingeführt und mittels Ultraschall nicht nur die Prostata untersucht, sondern es können auch Veränderungen der Enddarm-Schleimhaut festgestellt werden. Relativ neu ist die Methode, Ultraschallkatheter mit dem Bronchoskop in den Bronchialbaum einzuschieben. Dort können nicht nur abnorme Strukturen der Schleimhaut, sondern auch das Ausmaß der Tiefeninfiltration eines Krebses festgestellt werden.

An den Extremitäten, also an Beinen und Armen, werden kleine Weichteiltumoren mittels Ultraschall recht genau dargestellt, und oft ist auch eine klare Unterscheidung zwischen gutartig und bösartig möglich. Messungen der Durchblutung des Tumors durch die sogenannte Dopplerflussmessung mit farbigen Ultraschallbildern geben ebenfalls Auskunft über die Art und die Wachstumsintensität der Geschwulst.

Hier hilft exakter die *Angiographie*, bei der ein Kontrastmittel in das zuführende Blutgefäß gespritzt wird. Röntgenologisch wird damit die Durchblutung des Tumors bis in alle Einzelheiten dargestellt. Abbildung 44 zeigt als Beispiel die Blutgefäßverästelung in einem Liposarkom, also einer bösartigen Fettgewebsgeschwulst (s. Tab. I), die zunächst als harmlose Zyste diagnostiziert worden war. Bei der Diagnostik der Hirntumoren spielt die Angiographie ebenfalls eine gewisse Rolle. Hier und in den meisten anderen Körperregionen sind aber andere bildgebende Verfahren zuverlässiger.

Die Standardmethode ist noch immer die *Röntgenuntersuchung.* Vor jeder größeren Operation – unabhängig vom Anlass – wird in der Klinik ein Thoraxröntgenbild angefertigt, um Besonderheiten am Herzen oder an den Lungen festzustellen. Dabei kann auch z. B. eine kleine Verdichtung des Rippenfells gefunden werden oder ein Rippenfellerguss. Bei der Untersuchung auf Brustkrebs ist die Röntgenmammographie noch immer die Methode der Wahl. In Abhängigkeit von der Dichte des Tumorgewebes werden damit mindestens 85 % der Krebserkrankungen erkannt. Ähnliches gilt für Knochen- und Weichteiltumoren oder für Tochtergeschwülste im Skelettsystem. Zur Diagnose von Magen- und Darmtumoren wird zumeist ein Kontrastbrei geschluckt, der nach einiger Zeit in den Magen und in den Darm gelangt und dann Veränderungen der Schleimhaut erkennbar macht.

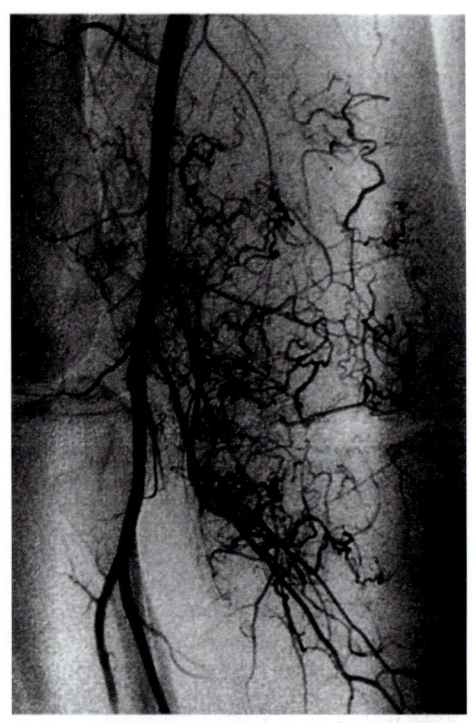

Abbildung 44. Angiographie eines Liposarkoms (3).

Heute ist die Diagnostik der Magen-Darm-Erkrankungen eine Domäne der *Endoskopie.* Mit einem flexiblen Schlauch werden kleine, energiereiche Lampen sowie Spiegel und Fotogeräte über die Speiseröhre in den Magen bzw. in Gegenrichtung über den Mastdarm in den Dickdarm geschoben. Damit kann jede Stelle der Magen- und Dickdarmschleimhaut gut ausgeleuchtet und auf einen Bildschirm übertragen werden. Auf dem gleichen Wege ist auch eine enterale Ultraschalluntersuchung möglich. Analoges gilt für die Bronchoskopie, bei der diese Geräte über die Luftröhre in die Verzweigungen des Bronchialsystems geschoben werden. In allen Fällen können durch kleine Zangen auch Gewebsstücke für die feingewebliche Untersuchung (s. unten) entnommen werden.

Einen wichtigen Fortschritt der bildgebenden Verfahren brachte zuerst die *Computertomographie* (= CT), dann die *Kernspintomographie* (= MRT, Magnetresonanztomographie). Bei der CT bewegen sich eine Röntgenröhre und ein gegenüberliegendes Aufnahmegerät kreisförmig um den Patienten. Der schmale Röntgenstrahl durchdringt jeweils nur eine festgelegte Ebene. Dabei werden die Röntgenbilder der untersuchten Ebene des Organismus auf einen Hochleistungscomputer übertragen. Der Patient wird allmählich weiter in die Tomographieröhre geschoben, und auf diese Weise wird eine Schicht nach der anderen aufgenommen. Die meisten Systeme erlauben heute einen gleichmäßigen Tischvorschub und damit eine komplette, lückenlose Darstellung der inneren Strukturen.

Die MRT beruht auf einem gänzlich anderen Prinzip, nämlich der Resonanz bestimmter Atomkerne, überwiegend von Wasserstoffatomen. Dabei werden die Atomkerne in einem äußeren Magnetfeld durch einen kurzen elektromagnetischen Hochfrequenzimpuls angeregt. Sie geben bei der Rückkehr zu ihrem Ausgangszustand die ihnen zugeführte Energie in Form elektromagnetischer Wellen als Resonanz wieder ab. Aus der Stärke der Resonanzsignale kann der Entstehungsort des Signals ermittelt werden. Die Resonanzsignale werden auf einem Computer als Grauwerte kodiert und zu einem Bild zusammengestellt. Im Unterschied zur CT registrieren MRT-Bilder die Dichteverhältnisse der Protonen und deren Verhalten nach Anregung durch Hochfrequenzimpulse. Im Gegensatz zu den eben beschriebenen bildgebenden Verfahren unterliegt bei der MRT der Patient keinerlei Strahlenbelastung. Die Untersuchung kann also im Prinzip beliebig oft wiederholt werden. Durch Anregung anderer Atomkerne – etwa von Phosphor – können sogar biochemische Prozesse im Organismus untersucht werden. Bei Anwendung von Kontrastmitteln, die oral, also durch den Mund, oder parenteral, also in der Regel intravenös, zugeführt werden, ist die MRT weitaus empfindlicher, und die Menge des zugeführten Kontrastmittels kann vermindert werden. Auch der Weichteilkontrast der MRT ist besser als in der CT, sodass die MRT auch sehr diskrete Veränderungen sichtbar macht.

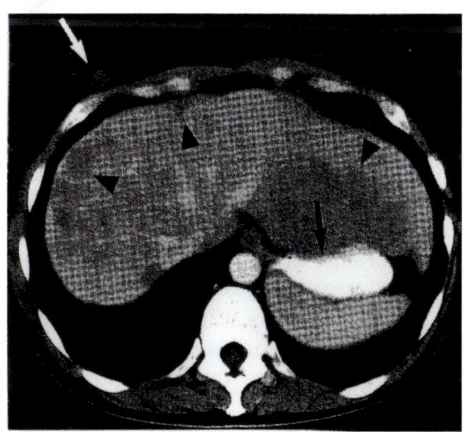

Abbildung 45. Computertomogramm von Lebermetastasen eines malignen Melanoms (schwarze Pfeilspitzen) mit Infiltration in Magenteile (schwarzer Pfeil) und Unterhautmetastasen (weißer Pfeil) (5).

Diese Verfahren konkurrieren und ergänzen einander etwa bei der Suche nach Tochtergeschwülsten (Abb. 45) oder bei der Bestimmung der Tumorgröße. Bei primären Knochenmarkserkrankungen oder bei Verdacht auf Knochenmetastasen ist die MRT oft primär angezeigt. Bei vielen anderen Fragestellungen, etwa bei der Diagnose von Lungenkrebs, Darmkrebs, Nierenkrebs, ist schon aus Kostengründen die CT die bevorzugte Methode. Allerdings sind die klinischen Studien hier noch in voller Entwicklung, sodass sich die jeweiligen Indikationsziele durchaus noch ändern können.

Noch ein wichtiges bildgebendes Verfahren muss erwähnt werden: die *nuklearmedizinische Diagnostik*. Sie beruht auf der Anwendung radioaktiver Moleküle, die in Tumorherde eingebaut und/oder dort umgesetzt werden. Diese »Radionuklide« werden zumeist intravenös verabreicht und ihre Anreicherung wird mittels strahlenempfindlicher Filme aufgezeichnet (= Szintigraphie). Das einfachste Beispiel ist die Verwendung von radioaktivem Iod-131. Dieses Isotop wird bevorzugt in das Schilddrüsengewebe aufgenommen und dort verstoffwechselt. Da nicht nur die normale Schilddrüse, sondern auch die häufigsten Formen des Schilddrüsenkrebses Iod speichern, kann man nach einer operativen Entfernung der Schilddrüse mit Iod-131 feststellen, ob Tumorgewebe zurückgeblieben ist und/oder ob an anderen Stellen Tochtergeschwülste entstanden sind.

Ein wichtiges Anwendungsgebiet dieser Methode ist die Diagnose von Metastasen auch anderer solider Tumoren im Skelettsystem, in Lymphknoten oder in inneren Organen. Die Skelettszintigraphie beruht biochemisch auf der Bindung von Phosphatverbindungen am Knochengewebe. Mittels Ganzkörperszintigraphie lässt sich zum Beispiel bei Brust- oder Prostatakrebs zuverlässig klären, ob Knochenmetastasen vorhanden sind, und wenn ja, wo sie liegen (Abb. 46). Auf weitere Einzelheiten der nuklearmedizinischen Diagnostik muss hier verzichtet werden.

Hervorgehoben werden muss aber noch die *Positronenemissionstomographie (PET)*, ein bildgebendes Verfahren, bei dem die sogenannte »Vernichtungsstrahlung« dargestellt wird. Sie entsteht durch Rekombination, also Wiedervereinigung, eines Positrons und eines Elektrons, also jeweils eines Teilchens eines Atomkernes mit einem Teilchen der Elektronenhülle des Atoms. Dabei werden Gammastrahlen freigesetzt, die unmittelbar registriert werden. Auch hier werden Radionuklide eingesetzt. Damit kann man die Wachstumsintensität eines Tumors bestimmen, aber auch Stoffwechselaktivitäten zum Beispiel von Glukose. Abbildung 47 zeigt als Beispiel zwei Lebermetastasen, die aktiv Glukose verstoffwechseln, in verschiedenen Schnittebenen.

Auch beim heutigen Stand der bildgebenden Verfahren ist die feingewebliche *histologische Diagnose* zu Sicherung erforderlich. Das Gewebe wird in der Regel durch eine Biopsie entnommen. Erinnern wir uns an das maligne Melanom, den schwarzen Hautkrebs (s. Abb. 43). Bei ihm können der Gewebetyp und die Eindringtiefe am genauesten mikroskopisch, also feingeweblich, bestimmt werden.

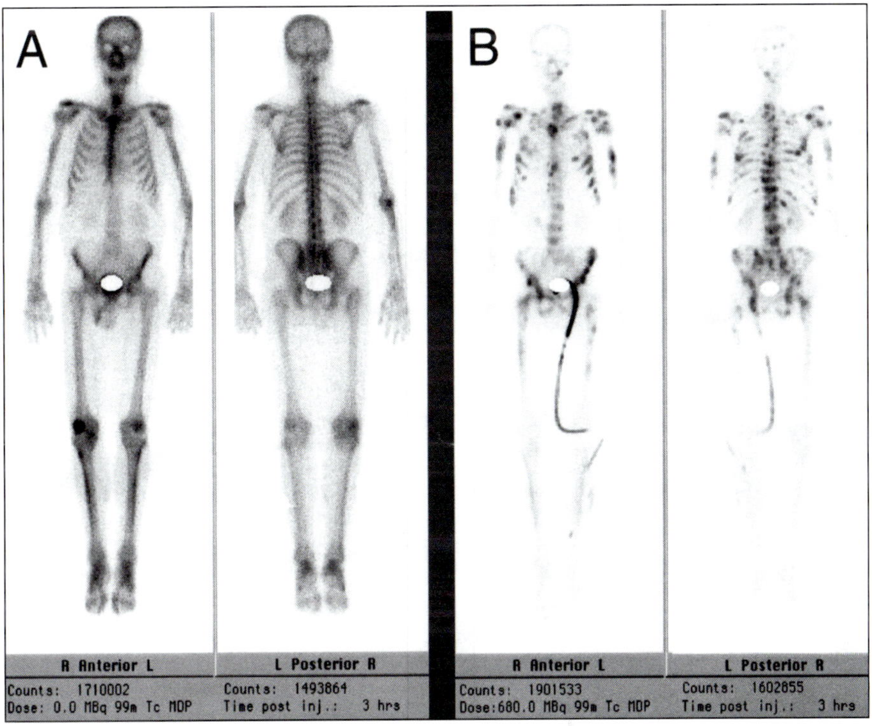

Abbildung 46. Ganzkörperszintigramm bei Prostatakarzinom. A: anfangs keine Metastasen. B: viele Knochenmetastasen 12 Monate später, erkennbar als dunkle Herde. In der Harnblase ein S-förmiger Katheter (25).

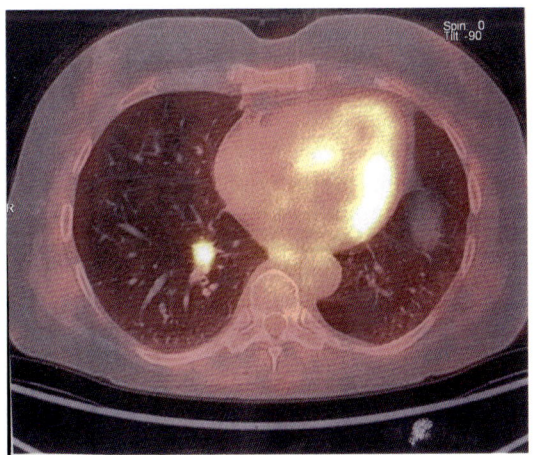

Abbildung 47. PET bei Bronchialkarzinom (heller Herd links) mit Lebermetastasen (helle Herde rechts) (25).

Man nimmt eine Probe (= Biopsie) oder entfernt den ganzen Tumor, und untersucht das Gewebe mikroskopisch. Das Gleiche gilt für alle in oder unmittelbar unter der Haut liegenden Tumoren und in gleicher Weise auch für Lymphknoten am Hals, in den Achselhöhlen und Leistenbeugen. Bei den beschriebenen endoskopischen Verfahren entnimmt man mit kleinen Zangen Proben aus dem Magen-Darm-Kanal, aus Kehlkopf und Bronchien, aus der Harnblase oder anderen Geweben. Auch aus der Bauchhöhle lässt sich Gewebe durch einen kleinen Schnitt in die Bauchdecke entnehmen, also Lymphknoten oder verdächtige Gewebeteile aus Leber, Bauchspeicheldrüse oder Teilen der Magen-Darm-Wand. Gezielte Biopsien werden oft unter der Kontrolle bildgebender Verfahren, also Ultraschall, CT oder MRT, vorgenommen, womit die Rate der sogenannten »Blindbiopsien« reduziert werden kann.

Erscheint die Entnahme von Gewebsstücken ungeeignet, so gelingt es meist, mit feinen Nadeln, die einen Durchmesser bis zu 1 mm haben, eine »Feinnadelbiopsie« vorzunehmen. Das entnommene Gewebe kann dann genauso bearbeitet werden wie bei einer üblichen Biopsie. Mit solch feinen Nadeln lassen sich durch Ansaugen mit einer Spritze auch Flüssigkeiten, die sich bei Tumoren in der Brust- oder Bauchhöhle bilden, entnehmen und auf Tumorzellen untersuchen.

Gewebestücke werden zur feingeweblichen Diagnose nach Fixierung in nur wenige Mikrometer dicke Schnitte aufgearbeitet, auf Glasobjektträger aufgezogen, gefärbt und mikroskopisch untersucht. Zellgruppen, die direkt auf Objektträger ausgestrichen worden sind, werden ebenfalls gefärbt und mikroskopisch untersucht. Neben der Feststellung der Bösartigkeit des Tumors erfolgt die Klassifikation nach der Gliederung der ICD-O-3 (s. S. 26), womit zugleich der Grad der Bösartigkeit, also die vermutliche Wachstumsintensität, bestimmt wird. Diese Tumor-Klassifikation (»Typing«) wird durch das »Grading« ergänzt, d. h. durch Beurteilung der Ähnlichkeit des Tumorgewebes mit dem normalen Organgewebe (s. S. 87). Ist die Ähnlichkeit sehr augenfällig, so spricht man von einem hohen Differenzierungsgrad; es liegt ein G1-Tumor vor. Erinnert aber das Tumorgewebe nur noch mit Mühe an das Ausgangsgewebe, dann wird von einem schlechten Differenzierungsgrad gesprochen. Es liegt ein G3-Tumor vor. Bei dazwischenliegenden Tumoren diagnostiziert man eine mäßige oder mittlere Differenzierung; einen G2-Tumor. Tumoren ohne jede Differenzierung sind G4-Tumoren (s. S. 88). Bei jedem histologischen Befundbericht wird der Differenzierungsgrad angegeben. Je niedriger der Differenzierungsgrad, desto höher die Bösartigkeit. Das gilt für alle Tumoren. Nach Entnahme von Proben aus Geweben, die Metastasen enthalten können, also von Lymphknoten oder inneren Organen, erfolgt das »Staging«, d. h. die Stadieneinteilung nach dem TNM-System (s. S. 86/87).

Bei der *Zelldiagnostik* nach Aspiration oder Feinnadelbiopsie steht mikroskopisch das Bild der Zellkerne im Vordergrund: Zellen bösartiger Tumoren besitzen in der Regel einen unregelmäßig geformten, oft vergrößerten Kern, der sich stärker anfärbt als der normaler Zellen (Hyperchromasie). Oft sind in Tumorzellen die Kernkörperchen (= Nukleolen, s. Abb. 3) vermehrt oder vergrößert. Atypische Mitosen (= ungewöhnliche Kernteilungsfiguren) können zur Mehrkernigkeit in einer Zelle führen. Auch das Zytoplasma ist oft stärker angefärbt, vor allem bei Anwendung basischer Farbstoffe; man spricht von einer »Basophilie«.

Neben der Anwendung der üblichen Standardfärbeverfahren stehen heute viele differenzierte Zelldarstellungen, vor allem der *Immunzytochemie* und *Immunhistochemie*, zur Verfügung. Manche Tumordiagnosen sind ohne solche Spezialverfahren gar nicht mehr möglich. So werden Epithelzellen, also Zellen von Karzinomen, an der Expression von »Zytokeratin« erkannt, Bindegewebszellen, also Zellen von Sarkomen, am »Vimentin«. Das ist besonders von Wert, wenn man Gewebe aus Tochtergeschwülsten untersucht und daraus den Sitz des Primärtumors bestimmen will.

In der Praxis wichtiger ist eine andere, schon seit Jahrzehnten übliche Methode: der *histologische Schnellschnitt*. Immer dann, wenn während einer Operation, etwa eines Tumors der Brust, die Frage ansteht: „Ist es Krebs oder nicht?«, wird eine Probe des verdächtigen Gewebes entnommen, sofort tiefgefroren, und mit Spezialmikrotomen werden 5 – 10 µm dünne Schnitte angefertigt, gefärbt und mikroskopisch untersucht. Die Diagnose »gut- oder bösartig« wird dann innerhalb von Minuten dem Operateur weitergegeben, damit dieser entsprechend verfahren kann. Eine enge personelle Kooperation – heute mit der »Telemedizin« auch über weitere Entfernungen – zwischen Operateur und Pathologen ist unabdingbar. Das Analoge erfolgt, wenn während der Operation das Tumorstadium (»Staging«), also die Ausbreitung des Krebses in Lymphknoten oder in andere Organe, mit dem bloßen Auge nicht sicher bestimmt werden kann.

Ergänzt werden die bisher genannten Methoden durch neue Verfahren der *Molekularbiologie*. Dabei handelt es sich vorwiegend um den direkten Nachweis von Genveränderungen in den Tumorzellen. Hier können allerdings nur die wichtigsten Verfahren genannt werden. So erlaubt die *Fluoreszenz-in-situ-Hybridisierung (FISH)* die Darstellung spezifischer DNA-Sequenzen in einzelnen Zellkernen, selbst in fixierten, also langfristig konservierten Zellen. Unter der Hybridisierung versteht man hier die Anlagerung der zu prüfenden DNA-Abschnitte an DNA-Sonden, die mit einem Fluoreszenzfarbstoff markiert sind und damit spezifische genetische Abschnitte identifizieren lassen. Abbildung 48 zeigt dies am Beispiel von Metaphasechromosomen nach Hybridisierung mit 24 verschiedenen Chromosomen-spezifischen DNA-Sonden. Jedes normale Chromosom ist oben durch eine eigene Farbe markiert, und zwar als Chromosomenpaar wie in Abbildung 24. Die untere Hälfte der Abbildung 48 zeigt die Chromosomen einer Patientin mit einem Osteosarkom. Man erkennt sofort Veränderungen der Chromosomenzahl: Chromosom 1 und 9 kommen fünffach vor, andere dreifach, die Chromosomen 3, 13, 14, 19, 20, 21 und 22 nur einfach. Auf allen Chromosomen ist außerdem die »Banden-

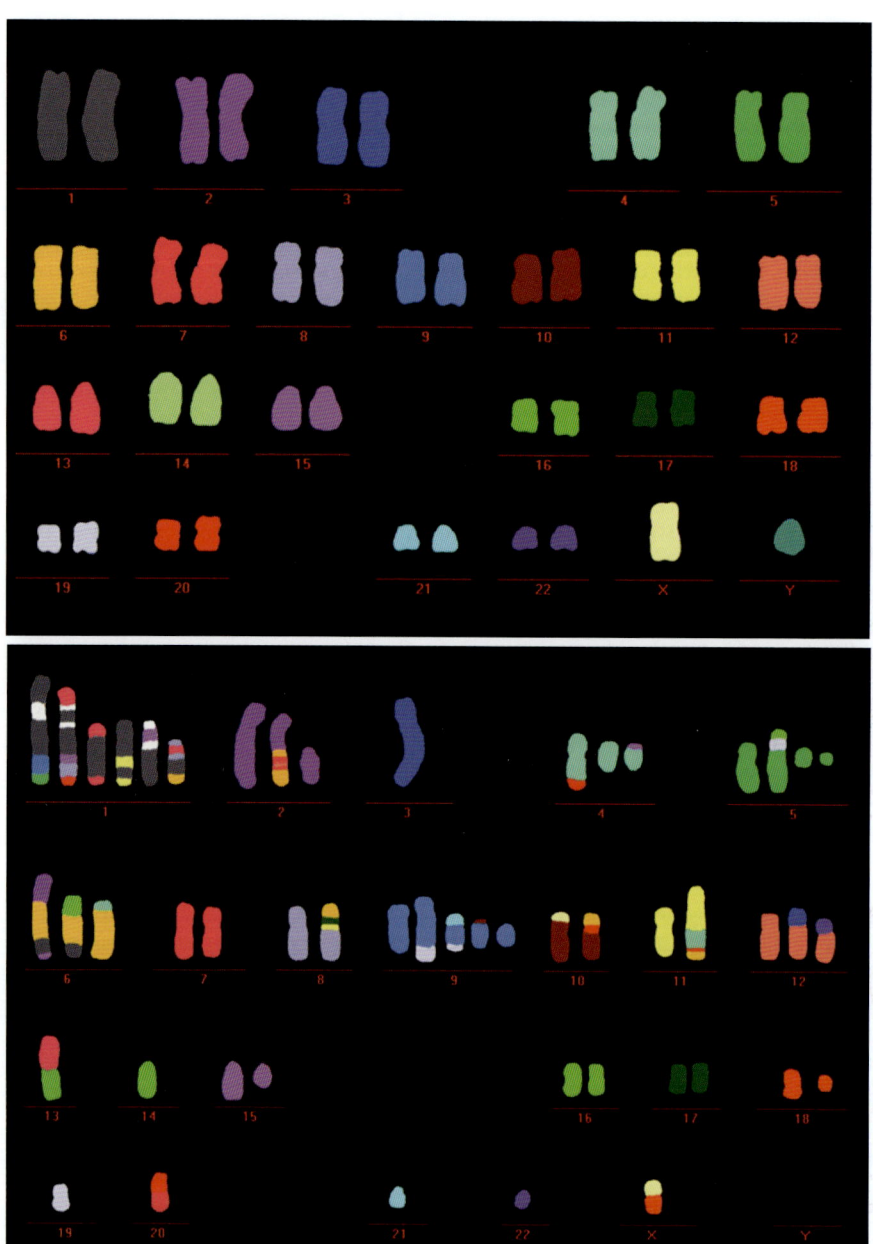

Abbildung 48. FISH-Analyse von Metaphasechromosomen. Erklärungen im Text (13).

struktur« gegenüber der Norm (s. Abb. 24) verändert. Das Y-Chromosom fehlt; es handelt sich um eine Frau. Es ist aber abnormerweise nur ein X-Chromosom ausgebildet; die gesunde Frau hat zwei. Die strukturellen Veränderungen auf den Chromosomen sind die Folgen der vielen Mutationen bei der Tumorentstehung, hier optisch besonders klar erkennbar. Übrigens kann eine andere Zelle des gleichen Tumors durchaus andere Veränderungen aufweisen, entsprechend der »wilden« Kernpolymorphie der Tumorzellen.

Eine andere Methode ist die *Polymerase-Kettenreaktion* (= Polymerase chain reaction = PCR). Sie erlaubt ebenfalls die spezifische Erkennung abnormer Genveränderungen. Dabei werden die zu untersuchenden Nukleinsäuresequenzen exponenziell vervielfacht, und die gesuchten DNA-Fragmente lassen sich als Streifen (= »Banden«) mittels der Gelelektrophorese nachweisen. Einzelheiten dieser Methoden können hier nicht dargestellt werden. Wichtig ist, dass mit all diesen Methoden die Vielzahl der verschiedenen Mutationsschritte erkennbar wird, welche für die Krebsentstehung typisch sind.

Diese molekularen Unterschiede ermöglichen verschiedene neue Behandlungsverfahren. Mehr und mehr genügt nicht die einfache feingewebliche, also histologische Diagnose. Sie muss für den Therapieplan vielfach ergänzt werden durch den *molekulargenetischen Code*. Während solche molekularbiologischen Untersuchungen bislang vorwiegend in spezialisierten Referenzzentren möglich waren, hat die Einführung von sogenannten Genchips die Verfahrenstechnik so vereinfacht, dass sie in jedem Pathologielabor oder auch unmittelbar in der Klinik durchgeführt werden kann.

Dem Laien mag es ein Wunder sein: Die mit den Genchips gewonnenen Bilder weisen auf die Aktivitäten jedes einzelnen Gens durch verschiedene Farben hin. Abbildung 49 zeigt als Beispiel einen Vergleich von zehn Gebärmutterhalskarzinomen mit vier normalen Gebärmutterhalsgeweben. Das zunächst verwirrend erscheinende Bild wird verständlich, wenn man Folgendes weiß: Die Buchstaben und die Zahlen, die am linken Rand untereinander stehen, kennzeichnen die einzelnen Gene. Oben in der Waagerechten sind die Nummern der zehn Tumoren mit T1 bis T10 aufgeführt, rechts daneben die vier normalen Schleimhäute, wobei P für Proliferationsphase, und S für Sekretionsphase steht, also für die beiden wichtigsten Phasen des Zyklus der Gebärmutterschleimhaut. Rechts unten zeigen die Farben die jeweiligen Abweichungen als Vielfaches von der Standardabweichung (STD). Man erkennt sofort, dass die Standardabweichungen in den Genen der Tumoren anderes verteilt sind als im Normalgewebe. Auch wird leicht deutlich, dass jeder Tumor eine andere Verteilung der Genaktivitäten aufweist, also durch andere Mutationsschritte entstanden ist.

Praktisch wichtig wurden diese Genchips, weil man mit ihnen für jeden einzelnen Tumor ein spezielles »Genexpressionsmuster« erstellen kann. Dieses lässt prinzi-

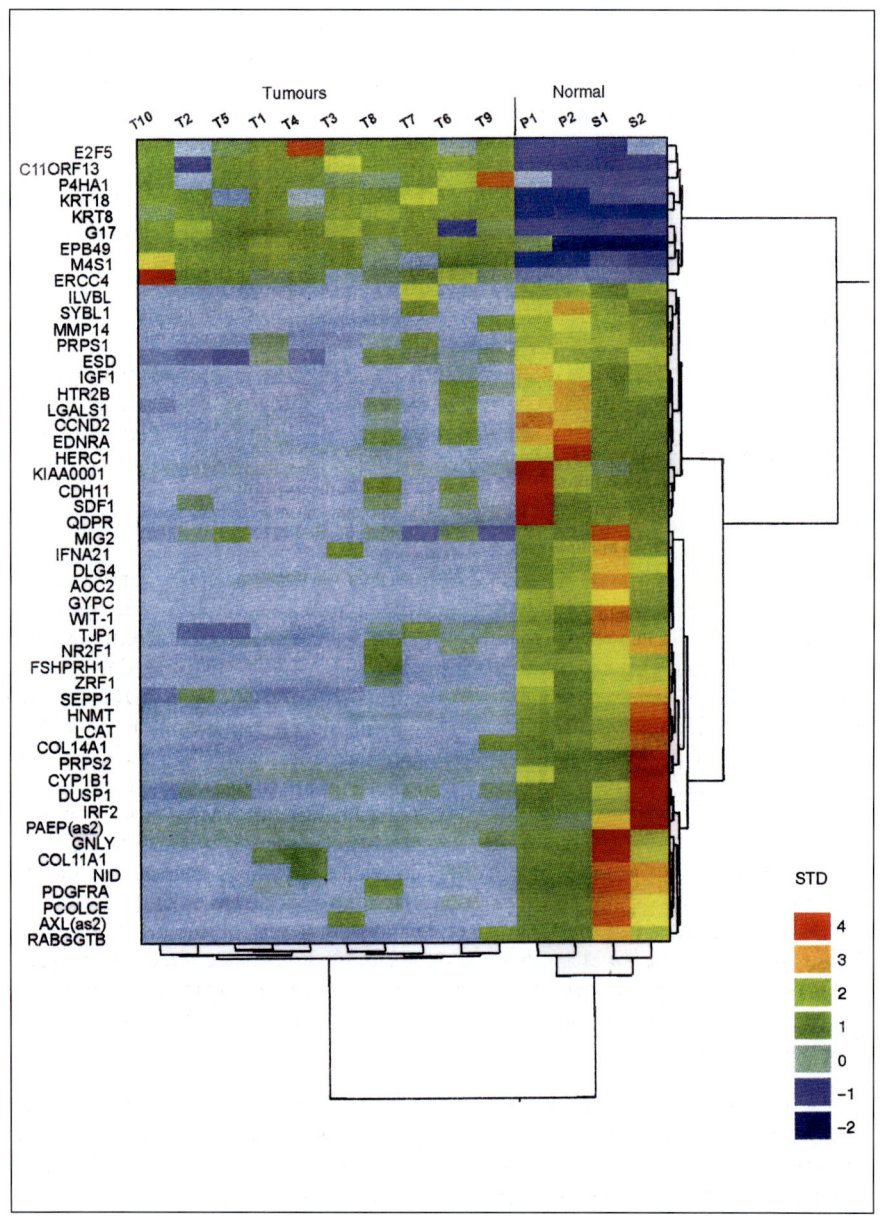

Abbildung 49. Genchip-Analyse von Gebärmutterhalskrebs-Schleimhaut im Vergleich zu normaler Schleimhaut. Einzelheiten im Text (2).

piell die Erfolgsaussicht einer Chemotherapie, mehr noch die Wirkung monoklonaler Antikörper (s. unten) vor Beginn der Behandlung bestimmen. Ziel dieser »*epigenetischen Therapie*« ist, durch Kenntnis der vorliegenden Gensequenzen gezielt Medikamente zu entwickeln und einzusetzen, welche die Tumorzellen am Wachstum hindern, abtöten oder sogar zu normalen Zellen zurückverwandeln. Das hört sich verwegen an, erscheint aber grundsätzlich möglich. Auf weitere Einzelheiten kann hier verzichtet werden. Sinn der Darstellung ist, wenigstens einen groben Einblick in die immensen Möglichkeiten der modernen Gendiagnostik zu geben.

Krebschirurgie

Die eben erwähnten Bezüge zur Diagnostik machen deutlich: Der Chirurg kennt für seine Therapieplanung kein festes System. Er muss viele Faktoren berücksichtigen, wenngleich das Ziel immer das Gleiche ist: den Tumor möglichst total zu entfernen. Darauf wurde im historischen Teil des Buches schon hingewiesen, denn das gilt seit fast 700 Jahren. 1320 schrieb Henri de Mondeville: »Kein Krebs heilt, es sei denn, er werde ganz und gar radikal herausgeschnitten« (s. S. 8).

Hier stocke ich schon: Nicht selten geht das gar nicht. Oft ist der Tumor einfach zu groß, oder sein Wachstumsort ist so problematisch, dass die Totalentfernung lebensbedrohliche Folgen haben kann. In klinischen Tumorzentren, also im Zusammenschluss aller onkologischen Disziplinen, entscheidet nicht der Chirurg allein über den Behandlungsplan, sondern Internisten, Radiologen, Nuklearmediziner und Pathologen und oft auch Psychologen beraten gemeinsam mit dem Operateur, welcher Weg der beste ist. Da gibt es Fälle, bei denen nur eine Teilentfernung des Tumors angezeigt ist (= »palliative Therapie«), um anderen Verfahren wie etwa der Bestrahlung oder der medikamentösen Behandlung eine gute Ausgangssituation zu bieten. Oft sind Tumormarker und im pathohistologischen Befund das »Grading« neben der spezifischen Klassifikation bei der Behandlung entscheidend. Und auch der Wunsch des Patienten ist zu berücksichtigen, der sich vor jedem Eingriff auch anderenorts über die Sinnhaftigkeit des Behandlungsplanes informieren kann – wenn er will. Die Einholung einer »Second opinion« (dies kommt aus dem anglo-amerikanischen Raum = Zweitmeinung) wird vielfach von den behandelnden Ärzten ausdrücklich gewünscht, was natürlich nicht nur die Krebschirurgie betrifft.

Eine kurative, also heilende Operation ist in der Regel nur möglich, wenn der Tumor einigermaßen begrenzt ist. Gut zugängliche Metastasen, wie etwa Lymphknotenherde in der Achselhöhle bei Brustkrebs, werden in die kurative Therapie einbezogen. Am Tumor hat der Operateur eine dreidimensionale Sicherheitszone mit zu entfernen. Nach der Resektion ist es Aufgabe des Pathologen, durch mikroskopische Untersuchung der Tumorränder die Vollständigkeit der Resektion zu überprüfen.

Besonders beim Krebs des Magen-Darm-Kanals ist in der Regel die Totalresektion die Methode der Wahl. *Magenkarzinome* werden wegen ihrer geringen Symptome oft erst relativ spät erkannt, sodass in der Mehrzahl der Fälle der Krebs zum Zeitpunkt der Operation schon in die Umgebung vorgewachsen ist, also die Magenwand durchbrochen hat und in das umliegende Binde- und Fettgewebe eingedrungen ist. Der Operateur prüft die lokale Ausbreitung und sucht natürlich nach regionären Lymphknotenmetastasen. Da die hämatogene Metastasierung (s. S. 85) zuerst die Leber erreicht, prüft der Operateur dieses Organ besonders. Finden kann er nur die oberflächlich gelegenen Herde. Die im Inneren der Leber entstandenen können nur mit bildgebenden Verfahren erkannt werden (s. Abb. 45 und 47). Eine entsprechende Untersuchung vor der Operation ist beim Magenkrebs die Regel, um dem Operateur Gelegenheit zu geben, auch die befallenen Leberteile zusammen mit dem Primärtumor zu entfernen. Liegt nur ein kleiner Primärtumor vor und ist präoperativ durch eine feingewebliche Untersuchung etwa bei einer Gastroskopie eine hochdifferenzierte G1-Form gefunden worden, genügt oft eine teilweise Magenresektion (= subtotale Gastrektomie), wobei aber auch hier sorgfältig nach Lymphknotenmetastasen gefahndet werden muss. Das gilt auch beim sogenannten Frühkarzinom des Magens.

Beim *Dickdarmkrebs* ist das Standardverfahren ebenfalls die radikale Entfernung des Tumors mit breitem Sicherheitsabstand und sorgfältiger Suche nach Tochtergeschwülsten. Technik und operative Folgeverfahren werden vom Sitz des Primärtumors bestimmt. Die meisten Dickdarmkarzinome kommen im Mastdarm vor. In den höher gelegenen Abschnitten ist die nächsthäufige Lokalisation der unmittelbar angrenzende Sigmateil und mit größerem Abstand der rechte, »aufsteigende« Teil des Dickdarms und der Querdarm. Wie beim Magenkrebs ist eine präoperative Diagnose nicht nur über die lokale Tumorausdehnung, sondern auch über das Ausmaß der Metastasierung in den Lymphknoten und vor allem in der Leber notwendig und dann vom Operateur während der Operation zu ergänzen. Dickdarmresektionen – vom Mastdarm abgesehen – werden heute oft laparoskopisch vorgenommen, d. h. ohne große Eröffnung der Bauchhöhle. Das vermindert die Beschwerden nach der Operation, verkürzt den Krankenhausaufenthalt und beschleunigt die Wiederherstellung der Funktionsfähigkeit des Darms. Die Heilungsraten sind die gleichen wie bei der größeren Operation am eröffneten Bauch. Voraussetzung ist allerdings, dass nur relativ kleine, laparoskopisch gut überschaubare Krebsformen und keine oder nur gut erkennbare Lymphknotenmetastasen vorliegen sowie keine Fernmetastasen. Auch wegen des besseren kosmetischen Ergebnisses wird das laparoskopische Verfahren mehr und mehr bevorzugt.

Ganz ähnliche Probleme zeigen sich beim *Brustkrebs*, bei dem naturgemäß kosmetische Belange noch wichtiger sind. Dass die radikale Brustentfernung (= Mastektomie) heute seltener vorgenommen wird als früher, wurde schon betont. Die brusterhaltende Therapie ist bei kleinen Tumoren prognostisch gleichwertig. Diese Entwicklung wurde nicht zuletzt durch die breitere Anwendung der Früherkennungsmaßnahmen (s. Kapitel 8) begünstigt. Die Beurteilung der regionären Lymphknoten – hier in der Achselhöhle – ist bei Brustkrebs besonders wichtig, zumal auch kleine Primärtumoren (zwischen 0,6 und 1,0 cm) in fast 20 % der Fälle bereits Lymphknotenmetastasen aufweisen. Um auch hier den Eingriff auf das notwendige Maß zu reduzieren, hat sich das Prinzip des »Sentinel«- (= Wächter)Lymphknotens durchgesetzt. Man versteht darunter die Suche und selektive Entfernung des im Lymphstrom ersten Knotens (s. S. 85). Dieser muss nach der Entnahme sorgfältig, das heißt in allen Ebenen, mikroskopisch untersucht werden. Erst wenn keine Tumorzellen zu finden sind, kann die Operation beendet werden. Entdecken kann man den Sentinel-Lymphknoten zum Beispiel durch Markierung mit einem blauen Farbstoff, der in die Umgebung des Tumors gespritzt und dann ganz normal mit der Lymphe abgeleitet wird. Aufwändiger ist die Radionuklidmethode. Hier wird radioaktives Technetium-99 vor der Operation in die Umgebung des Tumors gespritzt und etwa eine Stunde später im Lymph-Szintigramm untersucht. Die Erkennungsrate liegt bei allen Verfahren über 90 %, allerdings nur in den Stadien T1 und T2. Bei fortgeschrittenen Tumoren liegt sie niedriger, wohl wegen tumorbedingter Störung des Lymphabflusses.

Wie bei kaum einem anderen Krebs spielen beim Brustkrebs nach der Operation eine gezielte Chemotherapie (evtl. plus Hormontherapie) und die Strahlenbehandlung eine entscheidende Rolle. Abhängig vom Primärstadium kann durch eine präoperative, sogenannte *»neoadjuvante«* Chemotherapie die Rate der brusterhaltenden Operationen erhöht und die Metastasierungsfrequenz gesenkt werden, da damit im Blut kreisende oder an anderen Stellen bereits festsitzende Tumorzellen abgetötet werden. Unabhängig davon wird zugleich festgestellt, ob die angewandte medikamentöse Therapie wirksam ist, was für die postoperative *»adjuvante«* Behandlung ausschlaggebend ist. Die Strahlentherapie wird in der Regel nach der Operationen eingesetzt. Sie kann bei brusterhaltenden Eingriffen, bei denen doch in 15 – 35 % Lokalrezidive auftreten, diese fast immer verhindern. Große, primär inoperable Tumoren können durch die sogenannte »zytoreduktive« Vorbehandlung (gemeint ist damit eine Verkleinerung des Tumors) durch eine Bestrahlung und/oder eine Chemotherapie sinnvoll operabel werden. Diese kurzen Hinweise belegen erneut, wie notwendig eine enge Zusammenarbeit vieler Disziplinen bei der Therapieplanung ist.

Gesondert zu betrachten sind in der Brust die In-situ-Karzinome, d. h. die Tumorherde, die noch am Entstehungsort verblieben sind. Ohne hier auf Einzelheiten einzugehen, sei auf das Prinzip der In-situ-Karzinome im Plattenepithel der Gebärmutterhalsschleimhaut verwiesen (s. Abb. 36). In der Brust handelt es sich um Wucherungen bösartiger Zellen entweder in den Milchgängen oder in den Drüsenläppchen. In jedem Fall liegen Vorstufen invasiver Karzinome vor, weswegen sie möglichst rasch operativ entfernt werden müssen. Freilich ist die Diagnose schwierig, zumal In-situ-Karzinome vielfach eher zufällig auffallen, wenn klinisch gutartig erscheinende Veränderungen mikroskopisch untersucht werden.

Die In-situ-Wucherungen innerhalb der Milchgänge sind gelegentlich durch kleine Verkalkungen bei der Mammographie erkennbar.

Für andere häufige Krebsarten, etwa in den Lungen, der Prostata, der Gebärmutter, gelten die gleichen Prinzipien, weswegen hier auf Einzelheiten verzichtet werden kann trotz großer prognostischer Unterschiede (s. Tab. III). *Leberkrebse* können heute immerhin in 10 – 15 % der Fälle sinnvoll entfernt werden, freilich in Abhängigkeit von der Größe und von der Möglichkeit, nach Totalresektion der Leber eine Lebertransplantation vornehmen zu können.

Hirntumoren stellen den Operateur vor ganz andere, schwierigere Probleme. So verbietet sich in jedem Fall die Einhaltung eines Sicherheitsabstandes, was etwa bei Brustkrebs unabdingbar ist. Liegen im Gehirn doch unmittelbar neben einem Tumor hochempfindliche Gewebeabschnitte, die so weit wie möglich geschont werden müssen. Zwar soll auch hier der Tumor so vollständig wie möglich, stets aber auch sehr gezielt entnommen werden. Da dabei fast immer am Ort Tumorzellen zurückbleiben, ist die anschließende adjuvante Therapie besonders wichtig. Ausreichende Ergebnisse nach Anwendung einer Chemotherapie liegen bislang nicht vor – abgesehen von Gehirnlymphomen. Deshalb ist die Strahlentherapie die Methode der Wahl. Eine feingewebliche Untersuchung ist unbedingt anzuraten, da die verschiedenen Formen der Hirntumoren eine sehr unterschiedliche Strahlenempfindlichkeit aufweisen. In der Regel wird die mikroskopische Untersuchung allerdings erst nach Entfernung des Tumors möglich sein, da eine Probeentnahme eine zumindest lokale Eröffnung des Schädels erfordert und sehr gezielt erfolgen muss. Eine optische Leitung etwa durch Computertomographie (CT) oder Magnetresonanztomographie (MRT) (s. S. 101) ist dabei unabdingbar. Man spricht hier von »stereotaktischen Operationen« und meint damit die computergesteuerte Zielpunktbestimmung innerhalb des Gehirns. Diese Methoden sind in steter Entwicklung.

Generell sind heute noch die Heilungschancen bei Hirntumoren wesentlich schlechter als bei anderen Geschwülsten. Eine Ausnahme sind die Tumoren der harten Hirnhaut, die *Meningeome*. Zu ihnen gehören immerhin etwa 20 % der Geschwülste innerhalb des Schädels. Sie werden mit den heutigen bildgebenden Verfahren relativ leicht diagnostiziert und lokalisiert. Die Prognose hängt von der feingeweblichen Struktur ab: Je mehr die Zellen den normalen Hirnhautzellen ähneln, desto langsamer wächst der Tumor und desto besser ist die Überlebenschance. Wenn solche Tumoren radikal, d. h. zusammen mit der Ansatzstelle an der harten Hirnhaut, operativ entfernt werden, hat der Patient eine Chance von etwa 80 %, dauerhaft geheilt zu sein. Je höher die Entartung der Zellen ist, desto schlechter ist die Lebenserwartung. Auch treten dann immer häufiger Rezidive auf, was noch nach mehreren Jahren möglich ist. Als adjuvante Therapie hat hier die postoperative Bestrahlung die besten Aussichten. Die Prognose hängt auch von der Lokalisation ab: Tumoren unmittelbar unter der Schädelkalotte sind besser zu operieren und haben damit bessere Prognosen als Meningeome an der Schädelbasis. Für die Strahlentherapie versprechen moderne Zielpunktverfahren weitere Fortschritte. Bei allen Tumoren innerhalb des Schädels und der Wirbelsäule sind Blutungen nach der Operation sowie Verletzungen lebenswichtiger Zentren und Nervenbahnen besonders gefürchtet, was eine langfristige Nachkontrolle notwendig macht.

Strahlenbehandlung

Obgleich für die meisten soliden Tumoren der »Stahl« – gemeint ist das Messer des Operateurs – die erste Wahl ist, profitiert doch über die Hälfte aller Krebspatienten vom »Strahl«, also von der Anwendung ionisierender Strahlen nicht nur in der Diagnostik, sondern auch in der Therapie. Diese kann »radikal« sein mit dem Ziel unmittelbarer Heilung. Sie kann aber auch im Rahmen einer »palliativen« Behandlung – das inzwischen absolut eingedeutschte Fremdwort »palliativ« ist das englische Wort für »lindernd« – eingesetzt werden. Ziel dieser Behandlung ist die Linderung von Beschwerden und die zumindest vorübergehende Besserung der Lebensqualität, freilich ohne Heilung. Beide Therapien haben ihre Berechtigung, wie im Folgenden verständlich werden wird.

Die Wirkung ionisierender Strahlen beruht auf Veränderungen an biologisch aktiven Molekülen in den Zellen, also z. B. an Membranbestandteilen, vor allem aber an der DNA. Wir kennen das von den Erörterungen über die Mutationsabläufe bei der Krebsentstehung. Generell gilt: Die Strahlenempfindlichkeit eines Gewebes steigt mit dessen Wachstumsintensität. Anders ausgedrückt: Je häufiger die Zellen sich mitotisch teilen, desto empfindlicher reagieren sie. Im Zellzyklus (s. Abb. 22) sind die M-Phase, die G2- und die frühe S-Phase am empfindlichsten. Die Empfindlichkeit der Gewebe hängt weiterhin ab von der Durchblutung, also von der Sauerstoffversorgung. Sehr große Tumoren haben in der Regel eine ungenügende Durchblutung, was zum spontanen Zelltod, also zu Nekrosen, führt. Vordergründig könnte man meinen, dies sei ein Vorteil. Tatsache ist aber, dass diese Nekrosen die Therapie negativ beeinflussen und das Auftreten von Rezidiven begünstigen.

Entscheidend für den *Wirkungsgrad* einer Bestrahlung ist die feingewebliche Struktur des Tumorgewebes. Darüber hinaus ist die Absterberate bestrahlter Zellen abhängig von der verabreichten Dosis, gemessen als »Energiedosis« Gray, abgekürzt: Gy. Diese ist sehr unterschiedlich. Seminome, also primäre Hodentumoren, reagieren am empfindlichsten: 25 bis 30 Gy reichen für die Tumorbehandlung aus. Hirntumoren, hier sei als häufigster das Glioblastom genannt, oder Knochentumoren, hier als Beispiel das Osteosarkom, benötigen hohe Energiedosen von über 70 Gy.

Die *therapeutische Breite* der Bestrahlung, also die Nutzen-Schaden-Relation, genauer: der Abstand zwischen Heilung und der Wahrscheinlichkeit von Komplikationen, ist ebenfalls sehr unterschiedlich. Bei Seminomen und bei Lymphomen ist sie relativ groß, beim Glioblastom und beim Osteosarkom ist sie gleich Null. Bei den meisten Tumoren ist eine Schädigung des umliegenden Gewebes unvermeidlich. Um die therapeutische Breite zu erhöhen, wird die Strahlendosis fraktioniert, also in mehrere Einzelbestrahlungen aufgeteilt. Rein empirisch hat sich durchgesetzt, dass die Einzeldosis auf 2 Gy beschränkt und 5-mal wöchentlich verabreicht wird. Hierfür spricht auch die Erfahrung, dass das Ziel der Bestrahlung nicht die rasche Abtötung aller Tumorzellen ist, sondern eher ein allmählicher Ersatz des Tumorgewebes durch Granulationsgewebe mit nachfolgender Vernarbung wie bei einer gewöhnlichen Verletzung.

Aufgabe der *Bestrahlungsplanung* ist, mit den am besten geeigneten Strahlenarten und -techniken eine ausreichende Dosis bei weitestmöglicher Schonung des umgebenden gesunden Gewebes zu erzielen. Die modernen Techniken erlauben das über das sogenannte »Zielvolumenkonzept«. Das bedeutet: Das Bestrahlungsvolumen soll möglichst klein aber präzise auf das Ziel, den Tumor, gerichtet sein. Die Schädigung des umliegenden Gewebes muss durch einen möglichst steilen Dosisabfall in der Umgebung des Zieles erreicht werden. Mit Computertomographie (CT) und Magnetresonanztomographie (MRT) lassen sich die anzuwendenden Strahlendosen rechnerisch auf das Querschnittsbild des Organismus projizieren, was als Beispiel in Abbildung 50 wiedergegeben ist. Auf diesem »Isodosenplan« zeigen die Zahlen der eingezeichneten Linien, dass die Strahlendosis außerhalb des Tumors steil auf 50 % abfällt, bis zur Oberhaut auf 20 bis 10 %. Auf der Abbildung sieht man außerdem, dass die Bestrahlung hier aus drei Richtungen, also aus drei Quellen erfolgt: von links unten, rechts unten und schräg rechts oben im Bild. Ein Strahlengerät kann auch um den Körper rotieren, was die Belastung der Oberhaut noch mehr vermindert. Weitere, noch schonendere Verfahren mit erhöhter Zielgenauigkeit sind in Entwicklung. Hier genügt zum Verständnis das gezeigte Beispiel.

Besonders wichtig sind solche Entwicklungen für den Lungenkrebs, der ja mit Abstand die niedrigsten Heilungsraten aufweist (s. Tab. III). Beim nichtkleinzelligen Bronchialkrebs erreicht die moderne Strahlentherapie immerhin bei 5 % der inoperablen Formen noch eine Heilung. Dies gilt allerdings nur, wenn der Tumor nicht größer als 5 cm ist und noch keine Fernmetastasen gebildet hat.

Bösartige Systemerkrankungen wie Lymphome oder Leukämien sind in der Regel sehr strahlensensibel. Schon niedrige Strahlendosen können hier entartete Zellen vernichten. Im Gegensatz zu soliden, umschriebenen Krebsformen wird hier die Großfeld-Bestrahlung bevorzugt, oft sogar die Bestrahlung des ganzen Körpers, allerdings meist unter Abdeckung bestimmter Regionen wie der Reproduktionsorgane, der Lungen und der Nieren, je nach Plan. Frühe Formen des Morbus

7 Tumorbehandlung 115

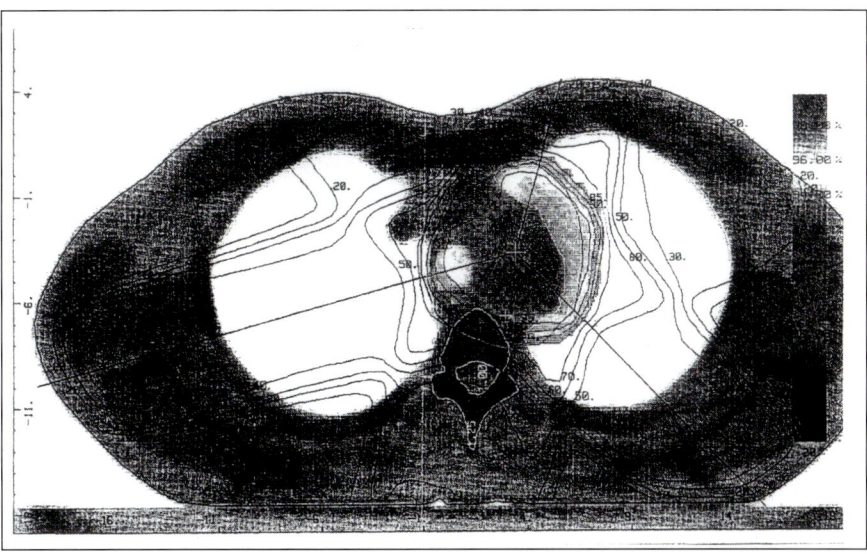

Abbildung 50. Computertomographischer Querschnitt mit eingezeichnetem Isodosenplan für die Strahlentherapie eines Bronchialkarzinoms (5).

Hodgkin (s. S. 22) können damit geheilt werden. Mit der Ganzkörperbestrahlung kann man – oft mit Unterstützung der Chemotherapie – das gesamte blutbildende System und damit bei Leukämie auch alle Leukämiezellen ausschalten und anschließend durch eine Knochenmark- oder Stammzelltransplantation normale blutbildende Zellen implantieren (s. S. 123).

Wie bei der Diagnostik hat auch bei der Behandlung bösartiger Tumoren die *Nuklearmedizin* neue Wege eröffnet. Schilddrüsenkarzinome, soweit sie radioaktives Iod speichern, sind das beste Beispiel. Primär muss das Tumorgewebe allerdings operativ entfernt werden, was bei dieser Lokalisation ja relativ leicht möglich ist. Auch empfiehlt sich vielfach die totale Entfernung der gesamten Schilddrüse, weil das Tumorgewebe in geringerem Ausmaß Iod speichert als das normale Schilddrüsengewebe. Bei der notwendigen Behandlung mit Schilddrüsenhormon, also unter medikamentösem Ersatz der Schilddrüsenfunktion wird radioaktives Iod-131 verabreicht, um Resttumorgewebe und eventuelle Tochtergeschwülste gezielt zu entfernen, was durch Iod-131-Szintigramme kontrolliert wird. Gut differenzierte Schilddrüsenkarzinome können damit in vielen Fällen geheilt werden.

Neben der kurativen Therapie wird Bestrahlung auch bei der palliativen (= lindernden) Behandlung eingesetzt, also immer dann, wenn eine Heilung nicht möglich ist, aber durch die Behandlung Schmerzen oder unmittelbar lebensbedrohende Komplikationen beseitigt und damit die Lebensqualität erhöht oder gar normalisiert werden kann. Auch hier hilft gelegentlich die Nuklearmedizin. Wenn bei einem Brust- oder Prostatakrebs das Knochensystem von Metastasen betroffen ist, was oft zu massiven Schmerzen führt, kann durch Injektion von radioaktiven Substanzen eine Schmerzlinderung innerhalb weniger Tage erreicht werden, was Wochen oder Monate anhält – ohne wesentliche Nebenwirkungen. Auch tumorbedingte, spontane Knochenbrüche können damit verhindert werden. Ohnehin ist nach operativer Entfernung einzelner Knochenherde oder auch primärer Knochentumoren fast immer eine Nachbestrahlung angezeigt, da ja Tumorteile zurückgeblieben sein können. Zugleich baut sich neues Knochengewebe auf, was im Röntgenbild in etwa einer Knochenbruchheilung entspricht. Die Bestrahlung hat also hier mehrere Vorteile.

Eine andere Indikation sind Wirbelmetastasen. Diese können unmittelbar auf das Rückenmark drücken und eine Querschnittslähmung verursachen. Rechtzeitig bestrahlt, kann das vermieden werden, besonders wenn die Tumoren sehr strahlensensibel sind, wie etwa Lymphome, Seminome oder kleinzellige Lungenkrebse. Des weiteren verschließen Lungenkrebse, aber auch Lymphknotenmetastasen anderer Tumoren oft die Bronchien, was zu unstillbaren Hustenreizen, zu Atemnot und zu Angstzuständen wegen drohender Erstickung führt. In allen diesen Fällen hilft die Bestrahlung oft für lange Dauer.

Zu erwähnen ist noch die »*Brachytherapie*« (brachy = griechisch »kurz«). Darunter versteht man die lokale Anwendung von kurzstrahlenden Isotopen auf kleinen Nadeln, die entweder unmittelbar auf den Tumor gelegt oder in den Tumor eingesteckt werden. Beim Gebärmutterhalskarzinom z. B. wird bevorzugt Caesium implantiert. Iridium-191-Drähte könnten für drei bis fünf Tage bei Zungenkrebs oder bei Krebs der Brust oder des Mastdarms eingeschoben werden, womit eine präzise, lokale Bestrahlung erreicht wird unter optimaler Schonung der Tumorumgebung.

Medikamentöse Behandlung

Mindestens so vielseitig sind die medikamentösen Therapieverfahren. Bei ihnen gilt das gleiche Prinzip: optimale Beseitigung oder zumindest Verkleinerung des Primärtumors und seiner Tochtergeschwülste unter weitgehender Schonung des Gesamtorganismus.

Naturgemäß liegt der Schwerpunkt hier bei den malignen Systemerkrankungen, und dort sind auch klare Erfolge erreicht. Man betrachte nur die Tabellen III und

IV. Die Lymphome der Erwachsenen werden zu 66 % geheilt, die der Kinder zu 81 bzw. 93 %, wobei allerdings neben der medikamentösen Therapie die Strahlenbehandlung eingesetzt wird. Die Leukämien heilen bei Erwachsenen zu 46 % aus, bei Kindern die (häufigste) lymphatische Leukämie zu 76 %. Die Leukämien waren vor 50 Jahren absolut unheilbar. Rainer Maria Rilke erlag ihr, auch Dinu Lipatti, der begnadete rumänische Pianist, um nur zwei tragische Beispiele zu nennen. Die moderne Leukämiebehandlung ist noch immer bevorzugt eine medikamentöse Therapie, vielfach ergänzt durch eine Knochenmark- oder Stammzelltransplantation (s. S. 123).

Die Behandlung der Lymphome und Leukämien ist ein gutes Beispiel für das Prinzip der medikamentösen kurativen Therapie. Bei soliden Tumoren wird diese zumeist durch die Operation erzielt oder zumindest eingeleitet. Um Rückfälle zu vermeiden, schließt man in vielen Fällen eine adjuvante Chemo- oder Strahlentherapie an, was fast immer bei Tumoren des Dickdarmes, der Brust, der Eierstöcke und der Harnblase günstig ist. Die neoadjuvante Therapie geht von einem anderen Prinzip aus. Sie gehört zwar ebenfalls zur kurativen Behandlung, es wird aber die Behandlungsfolge getauscht: Um bereits im Blut zirkulierende oder im Knochenmark angesiedelte Tumorzellen abzutöten, wird die Chemotherapie dem chirurgischen Eingriff vorgeschaltet, womit man oft – auch in Kombination mit der Bestrahlung – den Primärtumor verkleinert und in manchen Fällen sogar erst erfolgreich operierbar macht. Das ist die »zytoreduktive« Therapie (s. S. 111).

Für das Verständnis der biologischen Grundlagen der medikamentösen Krebsbehandlung ist von Interesse, dass am Anfang aller Erfolge ein massiver Unfall stand: 1943 explodierte im Hafen von Bali ein Kriegsschiff, das Gelbkreuzgas (= Lost) an Bord hatte. Bei dem exponierten Militärpersonal wurde eine starke Verminderung der weißen Blutkörperchen festgestellt, was kluge und mutige amerikanische Ärzte zum Umkehrschluss brachte: Leukämiepatienten, also Menschen mit zu vielen weißen Blutkörperchen, mit Lost-Präparaten zu behandeln – und das gelang! Stickstoff-Lost-Präparate wurden in den 1950er- und 1960er-Jahren des vorigen Jahrhunderts die erste Gruppe von Chemotherapeutika gegen bösartige Tumoren, vor allem gegen Leukämien und Lymphome. Bald folgten diesen »alkylierenden« Substanzen – Einzelheiten später – andere Verbindungen aus ganz anderen chemischen Gruppen und in zahlreichen Kombinationen. Alle haben aber ein gemeinsames Konzept: Sie greifen direkt oder indirekt in den Nukleinsäure-Eiweiß-Stoffwechsel der Zellen ein. Gemeinsam ist auch: Sie sind hochgiftig, weswegen eben der Hinweis auf den Unfall von Bali 1943 gegeben wurde. Die Behandlung erfordert also höchste Sorgfalt und subtile Kenntnisse. Dann aber können die Ergebnisse überzeugend sein.

Ehe einige Einzelheiten des molekularen Mechanismus der wichtigsten Krebsmedikamente erklärt werden, zuerst etwas Allgemeines: Ziel der Behandlung ist – wie bei der Bestrahlung – der Tod aller Tumorzellen. Genauer: Die Endstrecke der

Medikamentenwirkung ist die Nekrose. Auch hier gibt es eine »therapeutische Breite«, also ein Abwägen der Nutzen-Schaden-Relation, wobei die Chemotherapie gegenüber der Strahlentherapie einen wesentlichen Vorteil hat. Wie wir aus dem Kapitel über die Krebsentstehung (s. Kapitel 4) wissen, kann die normale DNA mutative Schäden durch einen sehr aktiven Reparaturmechanismus korrigieren. So können auch DNA-Veränderungen, die durch giftige Krebsmedikamente verursacht werden, zumeist rasch und folgenlos ausgeglichen werden. Und hier ist wichtig: Vielen Tumorzellen sind diese Reparaturmechanismen abhanden gekommen, weswegen sie eher zugrunde gehen als normale Zellen.

Die sehr differenzierten *Wirkungen der wichtigsten Krebsmittel* sind in Abbildung 51 zusammengestellt, was der nicht daran interessierte Leser gern überschlagen kann, denn dieses Thema ist recht kompliziert. Aber es gehört zum heutigen Kenntnisstand. Die heute eingesetzten Krebsmedikamente werden oft – fälschlich – unter dem Begriff »Zytostatika« zusammengefasst, was frei übersetzt »Zellhemmer« heißt. Genauer gesagt: Sie behindern den Zellstoffwechsel im Nukleinsäure-Eiweiß-Bereich, wie die folgende Darstellung zeigt.

»Antimetabolite« (= übersetzt: Gegen-Stoffwechselsubstanzen) hemmen Enzyme, welche für die Synthese von Nukleinsäuren notwendig sind. Sie werden aber auch selbst in die DNA und/oder RNA eingebaut. Sie wirken bevorzugt in der G1- und der S-Phase des Zellzyklus und beeinflussen kaum Zellen, die sich nicht oder selten teilen. Die Enzyme, die bevorzugt gehemmt werden, sind die Dihydrofolatreduktase (DHFR) und die Thymidilatsynthetase. Beide werden durch das Methotrexat (MTX) angegriffen. Methotrexat ist chemisch eng verwandt mit der Folsäure, also mit einem Vitamin, das für die Synthese der Purine, also der Basengruppen der DNA (s. Abb. 20), notwendig ist. 5-Fluorouracil (= 5-FU) ist ein Analogon der anderen Basengruppe der DNA, der Pyrimidine. Es hemmt vor allem die Thymidilatsynthetase, d. h. ein Enzym, welches für die Synthese der DNA notwendig ist. Es baut sich in die RNA ein und deoxyliert dabei die RNA-Bausteine. Zur gleichen Gruppe der Pyrimidinanaloga gehört das Cytarabin (= Ara-C), im Handel unter anderem als »Alexan« verfügbar. Hydroxyharnstoff (= Hydroxyurea) hemmt vorwiegend die Ribonukleotidreduktase, in geringerem Maße die DNA-Polymerase in der G1- und S-Phase des Zellzyklus.

»Alkylanzien« sind Substanzen, welche Alkylgruppen, also Methyl- oder Äthylgruppen, in die Basen der Nukleinsäuren einbauen und dadurch Einzelstrang- oder Doppelstrang-Brüche sowie Vernetzungen zwischen DNA-Strängen bewirken, was die Verdoppelung der DNA und die Übertragung ihrer Information auf die RNA und Proteine behindert. Sie verursachen aber auch Überkreuzbindungen (= Interkalationen) und Vernetzungen von DNA-Molekülen und Proteinen.

Zu den alkylierenden Substanzen gehört übrigens das einleitend erwähnte Stickstoff-Lost, aus dem später das Cyclophosphamid (Handelsname »Endoxan«) und

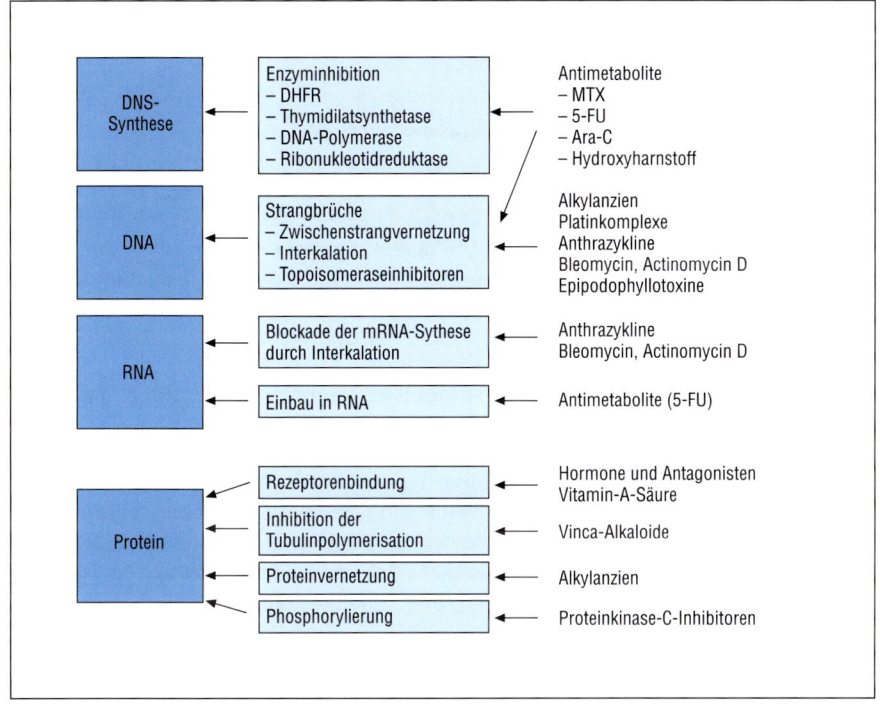

Abbildung 51. Zielmoleküle wichtiger antineoplastischer Arzneimittel (13).

auch das Ifosfamid entwickelt wurden, aber auch die Gruppe der Nitrosoharnstoffe und der Platinkomplexe. Platinverbindungen, z. B. das Cisplatin und das Carboplatin, werden als »nicht klassische Alkylanzien« bezeichnet, da sie nicht direkt wirken, sondern erst in der Zelle aktiviert werden. Sie bestehen im Prinzip aus einem zentralen Platinatom, an das zwei Chloratome und eine NH_3-Gruppe gebunden sind. In der Tumorzelle werden die beiden Chloratome schrittweise gegen Wasserreste ausgetauscht, und es entstehen hochreaktive Hydroxy-Komplexe, welche die DNA-Stränge miteinander vernetzen und somit die DNA-Synthese blockieren. Die Platinverbindungen gehören seit etwa 20 Jahren zu den wichtigsten Krebsarzneimitteln.

In der Krebstherapie eingesetzte Antibiotika sind in ihren Wirkungsmechanismen sehr verschieden. Die Gruppe der Anthrazykline hemmt die Topoisomerase, verursacht aber auch Überkreuzbindungen der DNA und der RNA und blockiert dadurch die Synthese. Das Analoge gilt für andere Antimetabolite wie Bleomycin und Actinomycin D. Das Etoposid aus der Gruppe der Epipodophyllotoxine hemmt ebenfalls die Topoisomerase II, die sowohl innere Strukturen als auch die Trennung und Neuordnung der Chromosomen während und nach der Mitose steuert.

Die Vinca-Alkaloide haben einen anderen Wirkmechanismus: Sie hemmen die Bildung der sogenannten Mikrotubuli. Das sind feinste Röhrchen im Zellzytoplasma und zugleich Bestandteile des mitotischen Spindelapparates (s. Abb. 23), weswegen die Vinca-Alkaloide auch als »Spindelgifte« bezeichnet werden. Während der Polwanderung der Chromosomen in der Anaphase werden die als Spindelfasern tätigen Mikrotubuli schrittweise abgebaut, und diesen Abbau hemmen die Vinca-Alkaloide. Die Taxane bewirken das Gegenteil: Sie stabilisieren abnorm die Eiweißkörper der Mikrotubuli und halten damit den Ablauf der Kernteilung auf, was ebenfalls zum Zelltod führt. Die Taxantherapie hat sich nach neueren Studien vor allem bei Brustkrebs bewährt. Sie erhöht die Fünf-Jahres-Heilungen um bis zu 7 %.

Proteinkinasen vermitteln die Signalübertragung für die Bildung lebenswichtiger Substanzen durch die Zellmembran, wobei Phosphorylierungen eine wesentliche Rolle spielen. Ihre Hemmung durch Proteinkinase-C-Inhibitoren verhindert diese Phosphorylierungen und damit die Synthese der Eiweiße im Zellinneren. Medikamente dieser Gruppe der »Inhibitoren der Signaltransduktion« sind noch in der Erprobung.

Alle diese chemischen Substanzen werden längst nicht mehr allein eingesetzt. Generell gilt: Kombinationen verschieden wirkender Substanzen bringen die besten Ergebnisse. Das gilt für alle Krebsformen. Diese sogenannte *Polychemotherapie* kombiniert z. B. eine alkylierende Substanz, etwa das Cyclophosphamid, mit einem Antimetaboliten wie dem Methotrexat und einem Vinca-Alkaloid wie dem Vincristin, neuerdings ergänzt durch ein Taxan. Dazu werden mehrere Medikamente angeboten wie z. B. Paclitaxel oder Docetaxel. Hinzu kommen Topoisomerasehemmer wie Etoposid und neuerdings Topotecan oder Irinotecan.

Speziell gegen den schon erwähnten epidermalen Wachstumsfaktor EGFR wurden zielgerichtete Arzneimittel (»Targeted therapy«) entwickelt, z. B. der EGFR-Tyrosinkinase-Hemmer Iressa, der besonders gegen Lungenkrebs wirkt, oder der monoklonale Antikörper Trastuzumab, Handelsname »Herceptin«, bei HER2/neu-positivem Brustkrebs.

Zu den neuen, zielgerichteten Arzneimitteln gehören auch das Sorafenib bzw. das Sunitinib, die mehrere Tyrosinkinase-Rezeptoren hemmen und die bei dem bislang weitgehend behandlungsresistenten Nierenkrebs Anfang 2006 als »Durchbruch« bezeichnet wurden: Bei nur leichten Nebenwirkungen gelangen signifikante Verlängerungen der Überlebenszeiten, vielleicht sogar Heilungen. Die Beobachtungszeiten sind allerdings noch relativ kurz.

Bei der allgemeinen Behandlungsresistenz des Lungenkrebses ist die Polychemotherapie – abgesehen von seltenen Erfolgsfällen der Strahlentherapie – die einzige Hoffnung auf eine Verbesserung der Behandlung. Dabei genügen oft schon relativ klein erscheinende Ergebnisse, um Optimismus aufkommen zu lassen. Im Juli 2005 erzielte beispielsweise eine US-kanadische Studiengruppe mit der Kombination von Cisplatin mit einem Vinca-Alkaloid namens Vinorelbin bei 500 operierten Lungenkrebs-Patienten eine Erhöhung der Fünf-Jahres-Überlebensraten um 15 % – doch ein erstaunliches Ergebnis im Vergleich zu den gängigen Erfahrungen (s. Tab. III).

Ein ganz anderes Prinzip hat die Hormontherapie. Schon seit Anfang der sechziger Jahre des vorigen Jahrhunderts wusste man, dass bestimmte Tumoren an der Zelloberfläche Hormonrezeptoren tragen, also hormonabhängig sind. Das gilt z. B. für viele Formen des Brustkrebses, des Krebses der Gebärmutter und der Prostata. Bei der Prostata sind 80 % der Tumoren hormonabhängig, und zwar von den sogenannten Androgenen, also den männlichen Geschlechtshormonen, die in den Hoden sezerniert werden. Androgenentzug führt zum Rückgang des Tumorwachstums und in besonders günstigen Fällen zum jahrelangen Stillstand oder gar zur Tumorrückbildung. Die älteste Behandlungsform als radikaler »Hormonentzug« ist die operative Entfernung beider Hoden. Hochdosierte Östrogene, also weibliche Geschlechtshormone, bewirken oft das gleiche. Sie hemmen nämlich die Produktion des Testosterons in den Hoden. Diese Behandlungsformen werden heute nur noch selten angewandt, da andere Antiandrogene weniger Nebenwirkungen nach sich ziehen.

Bei Brustkrebs werden Antiöstrogene eingesetzt, also Arzneimittel, welche die Bildung der wichtigsten weiblichen Geschlechtshormone, der Östrogene, hemmen. Das Mittel der Wahl ist das Tamoxifen, dessen Wirkung besser zu kontrollieren ist als die früher vorgenomme operative Entfernung der Eierstöcke. Tamoxifen konkurriert mit Östradiol um die Rezeptoren, d. h. es besetzt die aktiven Rezeptoren der Tumorzelloberfläche. Das Östrogen wird dadurch verdrängt und damit wirkungslos. Konkurrierend und ergänzend werden neuerdings Aromatasehemmer eingesetzt. Diese hemmen gezielt die letzten Schritte der Östrogenbiosynthese. Empfohlen wird von der Deutschen Arbeitsgemeinschaft Gynäkologische Onkologie (AGO) 2006 bei Patientinnen nach der Menopause (= Zeitpunkt der letzten Regelblutung) – und nur bei diesen! – bis fünf Jahre Behandlung mit Tamoxifen und dann weitere fünf Jahre mit Aromatasehemmern (Anastrozol oder Letrozol). Bei Patientinnen, die Tamoxifen nicht vertragen, werden sofort Aromatasehemmer empfohlen. Vor der Menopause ist die medikamentöse Unterdrückung der Ovarialfunktion erforderlich, ehe Aromatasehemmer eingesetzt werden. Generell gilt: die medikamentöse Ausschaltung der Ovarialfunktion über viele Jahre nach der Ersttherapie erhöht signifikant die Überlebensraten bei Brustkrebs.

Die Hormontherapie hat wesentlich weniger *Nebenwirkungen* als die zuerst ausführlich dargestellten stoffwechelhemmenden Krebsmedikamente der Abbildung 51. Die alkylierenden Substanzen, historisch aus den Lost-Präparaten entwickelt, schädigen alle normalen Gewebe, die sich in lebhafter Zellvermehrung befinden. Das sind alle Blutzellenvorformen im Knochenmark. Die Verminderung der Zahl der weißen Blutkörperchen im peripheren Blut begrenzt oft die Dauer und das Ausmaß der Therapie. Diese »Granulozytopenie« – auch »Leukopenie« genannt – beginnt meist ein bis zwei Wochen nach Behandlungsbeginn, gefolgt von Blutarmut (= Anämie) und Blutungsneigung als Folge der Verminderung der Blutplättchen (= Thrombozytopenie). Durchfälle und Erbrechen sind Folgen der Behinderung des Zellwachstums im Magen-Darm-Kanal, in dem ja immer Zellen in großer Zahl abgestoßen werden und nachgebildet werden müssen. Wenn das nicht geschieht, erlischt die Funktion der Schleimhäute und die aufgenommene Nahrung kann nicht verdaut werden. Massive Durchfälle sind die Folgen. In der Haut sind besonders die Zellen, welche die Haare bilden, befallen, da sie sich ebenfalls immer teilen müssen, um das Haarwachstum zu ermöglichen. Wenn das nicht mehr geschieht, verlieren die Haare ihre Befestigung. So ist der Haarausfall eine typische Nebenwirkung der medikamentösen Krebstherapie.

Die Antimetabolite führen generell zu den gleichen Nebenwirkungen, dazu verstärkt zu Leber- und Nierenfunktionsstörungen, gelegentlich sogar zu Geschwüren der Mundschleimhaut. Die Vinca-Alkaloide verursachen darüber hinaus oft Nervenschädigungen mit Teillähmungen und mit Darmverstopfungen bis zum Dammverschluss, dem sogenannten paralytischen Ileus.

Da viele Krebsmedikamente, von den Hormonen abgesehen, in das System der Nukleinsäuren eingreifen, also Mutationen auslösen können, überrascht nicht, dass nicht selten der Heilung eines Tumors nach mehreren Jahren ein Zweittumor folgt. Das gilt auch für die Bestrahlung, wenn sie intensiv durchgeführt werden musste. Am häufigsten entstehen akute myeloische Leukämien, die z. B. nach Morbus Hodgkin in bis zu 5 % aller Fälle 10 Jahre und später nach Abschluss der Behandlung auftreten, nach Brustkrebs in etwa 1 %. Man muss das wissen, um die Nachsorge der Patienten darauf einzustellen.

Spezielle Entwicklungen

Gerade unter Berücksichtigung der Nebenwirkungsproblematik hat sich das Prinzip der *Kombinationstherapie* durchgesetzt, geleitet von multizentrischen, oft internationalen Studien, in denen für jede Tumorart spezielle Protokolle erarbeitet worden sind. Dies sei am Beispiel der akuten lymphatischen Leukämie (ALL) dargestellt, der häufigsten Tumorform des Kindes (Tab. IV), mit relativ guten Behandlungsergebnissen auch beim Erwachsenen.

Die Therapieplanung beginnt mit der »*Induktionstherapie*«, welche das Ziel hat, möglichst alle Leukämiezellen abzutöten, was auch in vielen Fällen gelingt. Das ist die vollständige »Remission«. Diese Patienten mit einer kompletten Remission haben die beste Chance auf Heilung oder zumindest auf eine lange Überlebenszeit. Bei dieser Induktionstherapie werden übrigens auch immer Glukokortikoide z. B. in Form des Prednisolons eingesetzt, vor allem natürlich die oben ausführlich beschriebenen Krebsmedikamente, darunter besonders die Vinca-Alkaloide, die Antibiotika, und hier vor allem das Daunorubicin. Etwa 80 % der Patienten erreichen nach 8-wöchiger Behandlung eine totale Remission.

Um die Rate der Rückfälle möglichst niedrig zu halten, werden dann in der »*Konsolidierungstherapie*« zwei bis drei der oben genannten wirksamen Medikamente in relativ kurzen Zyklen angewandt. Jetzt werden vor allem auch Etoposide, also Topoisomerase-II-Hemmer, Alkylanzien – z. B. Cyclophosphamid –, das Cytarabin als DNA-Polymerasehemmer und Methotrexat sowie gelegentlich L-Asparaginase eingesetzt.

Nach zwei bis drei Wochen folgt eine »*Reinduktionstherapie*« wiederum mit bis zu drei der oben genannten Substanzen. Die »*Erhaltungstherapie*« wird bis zu 30 Monate nach der ersten Therapie angeschlossen, und zwar vorwiegend mit 6-Mercaptopurin und Methotrexat, also Hemmstoffen der RNA-Nukleotidbildung. Da sich Leukämiezellen gern im Gehirn ansiedeln – fast die Hälfte der ALL-Patienten weisen Hirnherde auf –, muss eine Schädelbestrahlung mit 24 Gy vorgenommen werden, und Methotrexat und/oder Cytarabin werden direkt in die Gehirnflüssigkeit (= intrathekal) injiziert. Nach der Behandlung muss die Gehirnflüssigkeit mikroskopisch auf Tumorzellen untersucht werden.

Wenn trotzdem Rückfälle auftreten, werden im Prinzip die gleichen Medikamente wieder eingesetzt, wenn möglich aber ergänzt durch eine *Knochenmark- oder Stammzelltransplantation*. Ideal ist die Verwendung von körpereigenen Stammzellen. Das ist die autologe Stammzelltransplantation. Die dazu notwendigen Stammzellen wurden zu einem früheren Zeitpunkt aus dem Knochenmark des Patienten entnommen, unter sterilen Bedingungen und in Narkose. Inzwischen können aus dem peripheren Blut gewonnene Stammzellen durch »hämatopoetische Wachstumsfaktoren« so angereichert werden, dass ausreichend viele Stammzellen entstehen. Verwendet werden vor allem Wachstumsfaktoren, welche die Vermehrung der Granulozyten, also der weißen Blutkörperchen, anregen. Die Wirkung dieser Faktoren ist am ausgeprägtesten während der Regenerationsphase nach einer Hochdosis-Chemotherapie. Die Stammzellsammlung erfolgt mittels eines Vorganges, der als »Leukapherese« bezeichnet wird. Es handelt sich um eine Zentrifugation des entnommenen Blutes, bei der sich in einer bestimmten Schicht bevorzugt die Stammzellen ansammeln. Diese werden mit einem spezifischen Antikörper CD 34 sichtbar und in ihrer Anzahl messbar gemacht. Diese Schicht des Zentrifugates muss noch von anderen Zellen, z. B. Lymphozyten, gereinigt werden.

Anschließend wird sie tiefgefroren und in dieser Form gelagert. Im Schema der Abbildung 52 ist das als »Kryokonservierung bei –196 °C« angegeben.

In diesem Schema beginnt der ganze Vorgang mit »Wachstumsfaktor und evtl. Chemotherapie«: Hämatopoetische Wachstumsfaktoren steigern die Zellvermehrung der Blutzellen und machen sie auf diese Weise empfindlicher gegen die zelltoxische Chemotherapie. Auch ist in Abbildung 52 angegeben, dass die »Leukapherese« in der Regel ein- bis dreimal durchgeführt wird und parallel dazu die Kryokonservierung der Stammzellen erfolgt, und zwar nach der oben genannten Therapie. Diese soll alle Zellen des Knochenmarks, also sowohl die Leukämiezellen als auch die Zellen des normalen blutbildenden Systems, abtöten, wobei das oben genannte Prinzip der »Induktionstherapie« angewandt wird. Ein bis drei Tage nach Abschluss der Hochdosistherapie werden die Stammzellen aufgetaut und den Patienten wieder injiziert. Sie siedeln sich im jetzt leeren Knochenmark an, und nach einer »Zytopenie-Zeit«, also einem Stadium, in welchem das periphere Blut gar keine weißen Blutkörperchen und keine Blutplättchen aufweist – das sind 8 bis 12 Tage – erscheinen diese Zellen wieder im peripheren Blut, und bald ist die normale Zellzahl wieder erreicht, der Patient geheilt. Da die roten Blutkörperchen eine normale Lebensdauer von 20 bis 30 Tagen oder noch länger haben, fällt der vorübergehende Ausfall ihrer Vorstufen im Knochenmark kaum

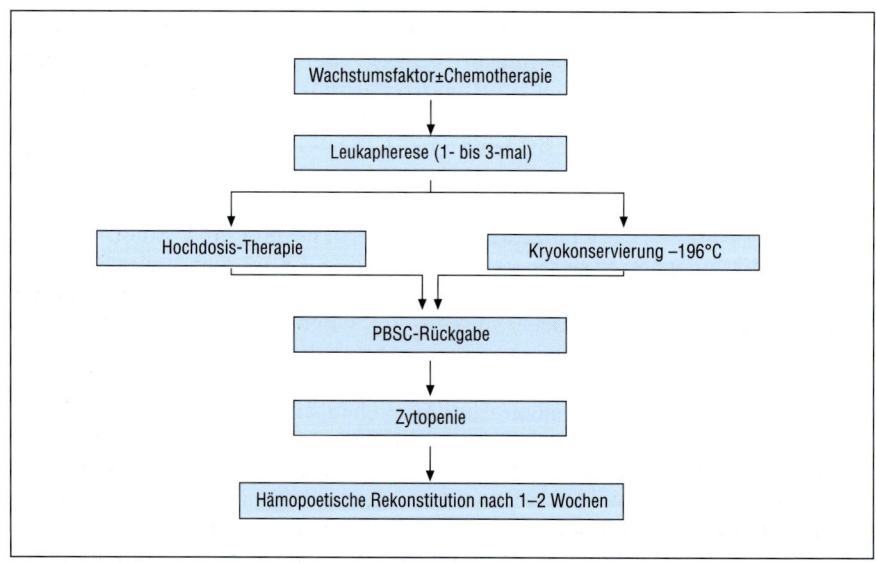

Abbildung 52. Prinzip der autologen Transplantation peripherer Stammzellen (5). PBSC = peripheres Blutstammzelltransplantat.

ins Gewicht. Das vorübergehende Fehlen der weißen Blutkörperchen und der Blutplättchen erfordert aber extreme Hygiene der Räume, des Personals, der Nahrungsmittel, aber auch der Patienten, unterstützt von vorbeugendem medikamentösem Infektionsschutz und Vorsorge vor Blutungen und anderen Folgen der gestörten Blutgerinnung.

Im Gegensatz zur autologen Stammzelltransplantation, wie sie eben beschrieben wurde, beruht die allogene Stammzelltransplantation auf der Verwendung von Zellen anderer Individuen. Dabei sollte der Spender in möglichst vielen Blutfaktoren mit denen des Empfängers identisch oder zumindest ähnlich sein. Das ist von den Erfahrungen der Organtransplantation gut bekannt. Außer der Transplantatabstoßung ist die »Graft-versus-host-Reaktion (GvHR)« gefürchtet, also der immunologische Angriff des Transplantates gegen den Empfänger (= Host). Sie muss durch sorgfältige Immunsuppression, also Unterdrückung der immunologischen Abwehr, verhindert werden, da sie zu entstellenden Veränderungen der Haut, zu Geschwüren der Schleimhäute, zu massiven Schäden der Leber und anderer innerer Organe führt und oft tödlich endet.

Damit sei es genug. Dieses Kapitel ist auch für die Kenner der Krebsbehandlung kompliziert. Es muss dies hier aber ausgeführt werden, da es in der klinischen Praxis eine große Rolle spielt.

Das gilt in gleicher Weise für die *Immuntherapie*. Diese versucht, die körpereigenen immunologischen Abwehrmechanismen (s. S. 93) zu verstärkten (= aktive Immuntherapie) oder mit spezifischen Antikörpern die Tumorzellen direkt anzugreifen (= passive Immuntherapie). Hierzu gehören die oben erwähnten Antikörper gegen EGFR, den epithelialen Wachtumsfaktor-Rezeptor. Die klinische Anwendung der *monoklonalen Antikörper* ist in voller Entwicklung und noch nicht frei von Enttäuschungen.

Das grundlegende Prinzip ihrer Wirkungsweise besteht in ihrer Bindung an die Tumorantigene. Optimal wirken die monoklonalen Antikörper, wenn sie entweder die Teilung der Tumorzellen behindern oder die Tumorzellen zur Apoptose treiben. Allerdings sind die Immunglobuline relativ große Moleküle, die nur ungenügend in das Tumorgewebe eindringen können.

Um dies zu umgehen, wurden die großen Immuneiweißkörper gentechnisch aufgetrennt und dadurch Antigen bindende Einzelketten mit niedriger Molekülmasse gewonnen. Durch bestimmte Inaktivierungsmethoden gelang es darüber hinaus, die störende allgemeine Immunogenität der Immunglobuline zu reduzieren und Gen-gezielte Antikörper herzustellen. So wird unter dem Namen Mabthera (= Rituximab) ein monoklonaler Antikörper angeboten, der Patienten mit bestimmten Lymphomen in fortgeschrittenen Stadien noch Besserung verschafft, wenn keine traditionelle Chemotherapie mehr helfen kann. Nach neueren Beobachtungen kann dieser monoklonale Antikörper in Kombination mit hochaktiver Chemotherapie sogar Heilungen erziehen, die sonst nicht möglich wären. Das ist ein gutes Beispiel für die heute geforderte »gezielte Krebstherapie«, gezielt auf den oder die Genschäden der Tumorzellen. Analog wurde das schon genannte Trastuzumab eingeführt. Es erhöht die Heilungsrate bei Patientinnen mit Brustkrebs, allerdings nur dann, wenn der Tumor das HER2/neu-Onkoprotein, also ein bestimmtes Onkogen, mit hoher Expression besitzt.

Zur aktiven Immuntherapie breit angewandt werden seit längerem die sogenannten *Zytokine*. Das sind Eiweißkörper, die von aktiven Lymphozyten oder Monozyten sezerniert werden und sowohl die Zellproliferation als auch die Zelldifferenzierung beeinflussen. Viele solche Zytokine werden inzwischen gentechnologisch hergestellt und klinisch angewandt. Ein Beispiel ist das Interleukin 2, das normalerweise an der Proliferation und Aktivierung der T-Lymphozyten beteiligt ist und ihre zelltoxische Funktion steigert. Das Interleukin 2 induziert darüber hinaus die Aktivierung anderer Zytokine wie des Tumor-Nekrose-Faktors TNF. Dieser steigert die zellzerstörenden Eigenschaften der weißen Blutkörperchen und der sogenannten natürlichen Killerzellen (NK-Zellen). Das Gleiche leistet das Interferon alpha (IFN-α).

Dieses hat aber noch eine ganz andere Wirkung. Wir lasen oben, dass mit dem Wachstum der Tumoren eine Neubildung von Blutgefäßen erfolgt, die sogenannte »Angiogenese« (s. S. 81). Und genau diese Angiogenese kann das IFN-α unterdrücken, womit die Tumoren »ausgehungert« werden. Das Prinzip der *Angiogenesehemmung* ist inzwischen sehr wichtig geworden. Überraschend war dabei, dass ein lange bekannter Arzneistoff, das Thalidomid, eine Angiogenesehemmung bewirkt. Dieses Medikament war vor 50 Jahren als Schlafmittel entwickelt und eingesetzt worden und musste aus dem Handel gezogen werden, da es schwere kindliche Missbildungen verursachte, wenn es während der Schwangerschaft verabreicht wurde. Jetzt wird es eingesetzt beim multiplen Myelom (= Plasmozytom). Es hemmt die Proteine, welche die Neubildung der Blutgefäße bewirken. Das Analoge gilt für ein neues Medikament namens Bevacizumab, welches gezielt gegen den »Vascular endothelial growth factor« (VEGF) gerichtet ist. Es wird vor allem beim metastasierenden Dickdarmkarzinom eingesetzt. Diese Angiogenesehemmer können täglich in niedrigen Dosen verabreicht werden, und nicht als Stoßtherapie wie die meisten Zytostatika, und haben deutlich weniger Nebenwirkungen.

Das eben genannte Bevacizumab ist ein weiteres gutes Beispiel für die schon erwähnte »gezielte Krebstherapie«, deren Medikamente über spezifische molekulare Angriffspunkte gezielt oder zumindest bevorzugt bestimmte Stoffwechselanomalien der Krebszellen treffen. Das Gleiche gilt für das Imatinib, das als »Glivec« im Handel ist. Es handelt sich hierbei um einen Tyrosinkinasehemmer, der spezifisch an Rezeptorproteinen einer Mutation des bcr-abl-Gens andockt und deren Aktivität blockiert. Sowohl bei der chronischen myeloischen Leukämie als auch bei einem bestimmten Magentumor, der aus bindegewebigen Stromazellen besteht, werden damit in Kombination mit der konventionellen Chemotherapie Rückfälle vermindert oder sogar verhindert. Das Imatinib hemmt nach neuesten Erkenntnissen auch den Wachstumsfaktor der Blutplättchen, den »Platelet derived growth factor« PDGF und bietet erstmals Chancen zur Immuntherapie des sehr bösartigen Glioblastoms.

Einen völlig anderen, neuen Ansatz bieten die »*Nanokörper*«, die einen Durchmesser von nur 2,5 – 4 nm haben (1 Nanometer = nm = 10^{-9} m). Sie stellen die kleinsten Bruchstücke der großkettigen Antikörper dar, sind aber wie diese voll funktionstüchtig, da sie die gleiche Antigen-Bindungsaktivität wie die großen Antikörper besitzen. Auch können die bei Anwendung der großen monoklonalen Antikörper oft störenden unspezifischen Abwehrreaktionen vollständig vermieden werden. Weitere Vorteile dieser »Nanokörper« sind ihre extreme Widerstandsfähigkeit gegen sehr hohe oder sehr niedere Temperaturen und gegen abnorme pH-Werte, womit ihre Herstellung auch in großen Mengen kostengünstig ist. Optimistische Forscher dieses neuen Gebietes erwarten die ersten Ergebnisse sowohl auf dem Gebiet der Diagnostik als auch der Therapie in Kürze.

Diese Hinweise auf die neuesten Methoden sollen genügen. Sie bestätigen jedenfalls die schon geäußerte Feststellung: Auf keinem anderen Gebiet der Krebsforschung verlaufen die Entwicklungen so stürmisch wie in der Molekularbiologie.

Bisher hat die ärztlich-klinische Praxis nicht immer dem anfänglichen Optimismus entsprechen können. Viele, mit großen Erwartungen begonnene Studien mit neuen Therapieprinzipien verliefen schließlich enttäuschend. Muss doch berücksichtigt werden, dass bei der Krebsentstehung zumeist mehrere Mutationen ablaufen (s. S. 70), also bei der Hemmung des Tumorwachstums unter Umständen mehrere biologische Signalwege blockiert werden müssen. Auch verlaufen die meisten Stoffwechselprozesse in der Zelle nicht eingleisig, sodass bei Blockierung eines Weges Umgehungsmechanismen der Zelle helfen und die beabsichtigte Wirkung eines Medikamentes aufheben. Weiter lehrt die klinische Erfahrung, dass einige Patienten oft anderes regieren als alle anderen. Dies erklärt, warum kaum eine medikamentöse Therapie alle Patienten mit dem gleichen Tumortyp heilen kann. In jeder Statistik können die 5-Jahres-Heilungsraten nur in Prozenten angegeben werden; 100 % gibt es (noch) bei keinem Tumor.

Vorsicht erscheint auf den ersten Blick angebracht vor den nicht ganz seltenen Mitteilungen über »spontane« Heilungen von Krebskranken. Berichtet wird dies sogar bei metastasierenden Formen des »schwarzen Hautkrebses«, des malignen Melanoms (s. Abb. 43), und bei niedrig malignen Non-Hodgkin-Lymphomen und bei kindlichen Neuroblastomen. Diese »Medizinischen Wunder der Onkologie« – die Deutsche Krebsgesellschaft widmete ihnen 2005 in München eine eigene Veranstaltung – werden gern mit den ja noch nicht vollständig aufgeklärten Immunvorgängen verbunden oder auch mit einer spontan ungenügenden Angiogenese. Niemand weiß aber, wie man solche »Spontanremissionen« lenken oder fördern kann. Auch hier gilt: Jeder Krebspatient ist ein eigenes Individuum, das letztlich eine eigene Behandlung erfordert.

Unterstützende Behandlungswege

Nach allen ärztlichen Erfahrungen entscheidet sich mehr als die Hälfte aller Tumorpatienten im Verlauf ihrer Erkrankung dafür, zusätzliche Behandlungswege einzuschlagen – oft ohne das dem behandelnden Arzt zu »gestehen«. Die Patienten möchten selbst einen Beitrag zur Gesundung leisten, gewissermaßen in Ergänzung zur »Schulmedizin«. Der Patient sollte darüber mit dem behandelnden Arzt sprechen, denn kein verständiger Arzt wird das unterbinden. Er wird es eher fördern, da es in den meisten Fällen den Lebens- und den Leistungswillen des Patienten steigert. Begriffe wie »unkonventionelle Methoden« oder »Naturheilverfahren« werden gern angewandt, führen aber eher in die Irre. Denn Verfahren, die keine »Konvention« sind, brauchen prinzipiell nicht unwirksam zu sein, und die oben genannte »aktive Immuntherapie« bemüht sich, die natürliche Tumorabwehr zu stärken, ist also ein »Naturheilverfahren«, allerdings nicht mit Mitteln, die aus der uns umgebenden Natur stammen.

Unter diesen Naturmitteln spielt heute die *Mistel* die wichtigste Rolle. Botanisch ist sie ein Strauch, der als Halbparasit auf Laubbäumen, Tannen oder Kiefern wächst. Daraus hergestellte Extrakte oder Spezialpräparate werden besonders von der anthroposophischen Medizin empfohlen, sind aber generell als Therapieprinzip zugelassen, zumal in vielen Tierversuchen eine Wirkung gegen Krebs nachgewiesen worden ist. Diese beruht im Wesentlichen auf einer Aktivierung des unspezifischen Immunsystems und auf einer Stimulation verschiedener Zytokine. Eine überzeugende Wirksamkeit beim Menschen hinsichtlich einer Verbesserung von Heilungsraten oder auch nur einer Verlängerung der Überlebenszeiten ließ sich bislang allerdings nicht nachweisen. Wenn trotzdem in Deutschland jährlich etwa 500 000 Verordnungen von Mistelpräparaten erfolgen, dann beruht das bevorzugt auf einer mehrfach beschriebenen positiven Wirkung auf das Allgemeinbefinden und auf die Lebensqualität, insbesondere bei Patienten mit fortgeschrittenen Tumorerkrankungen. Berichtet wird auch über eine allgemeine Stimmungsaufhellung, Appetitsteigerung, Verlängerung des Nachtschlafes, sogar über Schmerzlinderung, also über Wirkungen, die für den Patienten und auch für den Arzt willkommen sind.

Andere pflanzliche Extrakte aus Kümmel-, Fenchel- oder Anis-Früchten, aus Thymiankraut oder Rosmarinblättern – um nur einige zu nennen – sollen vor allem die »oxidativen Belastungen« vermindern, womit letztlich »Atembehinderungen« der Zellen gemeint sind, die im Zusammenhang mit medikamentösen, operativen und radiologischen Behandlungen oft unvermeidlich sind. Auch Ernährungsfaktoren – vor allem Gemüse und Obst –, die auch bei Vorsorgemaßnahmen (= Prävention) eine Rolle spielen (s. Kapitel 8), werden als unterstützende Behandlungswege empfohlen.

Wie oben schon erwähnt, spielen bei allen diesen unterstützenden Behandlungen seelische Faktoren eine nicht unwesentliche Rolle. Die *Psychoonkologie* ist ein eigenes, wichtiges Fach der Tumorbehandlung, das sich erst in den letzten zwei bis drei Jahrzehnten fest etabliert hat. Versuche, Krebsursachen auf seelischer Basis festzustellen – etwa als Folge von Verlusterlebnissen oder anderen psychischen Stressfaktoren – führten zu keinem Ergebnis. Auch gibt es keine Persönlichkeitseigenschaft, die zu Krebs disponiert.

Unmittelbar gefordert wird der Psychoonkologe aber bei der Bewältigung neurotischer oder biografischer Konflikte, die beim Krebskranken oft schon mit der Diagnose beginnen und sich durch die Behandlungsschritte der Operation, der Chemotherapie und/oder der Bestrahlung noch steigern können. Diese Konflikte dauern oft Monate und Jahre. Sie erfordern zumeist eine psychologische Betreuung während und nach der klinischen Behandlung und gehen somit in den Bereich der Tumornachsorge über. In Tabelle X sind die wichtigsten spezifischen Behandlungsziele dieser psycho- und sozio-onkologischen Interventionen zusammengefasst.

Die Diagnose »Krebs« muss erst einmal angenommen (akzeptiert) und verarbeitet werden. Der Patient – die Patientin – benötigt in den meisten Fällen eine Antwort auf die Frage nach dem Sinn des Ganzen und eine Verbesserung des eigenen

Tabelle X. Behandlungsziele psycho- und sozio-onkologischer Interventionen.

Entwicklung aktiver Verarbeitungsstrategien	z. B. Akzeptanz der eigenen Krankheit, Sinnfindung, Wert-Wiedererkennung
Entlastung der Patienten durch Verminderung negativer Empfindungen	wie Angst, Depression, Hilflosigkeit, Hoffnungslosigkeit
Reduktion von spezifischen Funktionseinschränkungen	wie Schlafstörungen, andere neuropsychologische Störungen, Schmerzen
Hilfe bei der Bewältigung personenbezogener Konflikte	z. B. zum Partner (Sexualität), zu Kindern, Geschwistern, Eltern, Freunden
Förderung der beruflich-sozialen Integration	während der Krankheitsdauer, vor allem während der Nachsorge

Selbstwertgefühls (»Ich bin doch trotzdem noch etwas wert, ich kann noch etwas leisten!«). Dazu gehört die Verminderung von Angstgefühlen, Depressionen, Hilflosigkeit und Hoffnungslosigkeit, oft auch eine Art Wut auf das Schicksal und eine echte Trauer um die verlorene »gesunde Welt«. Solche seelischen Störungen behindern oft den Nachtschlaf, verstärken die Schmerzen und führen gelegentlich sogar zu schweren neuropsychologischen Zweiterkrankungen. Besonders wichtig ist die Hilfe bei der Bewältigung biografischer Konflikte insbesondere in den familiären Beziehungen zum Partner (Sexualität), zu Kindern bzw. Eltern und Freunden, was nahtlos übergeht in die spätere Förderung der beruflich-sozialen Integration. Längere Unterbrechungen der beruflichen Tätigkeit können kollegiale Bindungen lösen oder zumindest verändern. Nicht in allen Fällen kann auch bei offensichtlicher Heilung der vorherige Beruf wieder voll aufgenommen werden. Viele dieser Behandlungsziele betreffen auch ganz andere, schwere Erkrankungen. Die Psychoonkologie ist hier nur ein Extremfall.

Nicht alle Krebspatienten bedürfen dieser Behandlung. Leichte Tumorerkrankungen, etwa kleine, kosmetisch unbedenkliche Hauttumoren, bleiben absolut außen vor. Und nicht wenige Menschen sind in sich (glaubens-) stark und in der Lage, die genannten Probleme allein oder mit Hilfe eines Partners zu bewältigen. Das mindert nicht die Bedeutung auch dieses unterstützenden Behandlungsweges.

Rückblick

Da die medizinische Behandlung in jedem Falle die Diagnose voraussetzt, wurde auch hier einleitend den Diagnoseverfahren Raum gegeben, zuerst den einfachen Verfahren mit Hand und Auge, dann den sich rasch entwickelnden physikalischen Methoden vom Ultraschall über die Angiographie, die Endoskopie, die Computer- und Kernspintomographie bis zur Szintigraphie und der Positronen-Emissions-Tomographie. Alle diese Verfahren benötigen zur Sicherung der Diagnose die feingewebliche (= histologische) Untersuchung, differenziert angewandt mit molekularbiologischen Methoden.

Die Krebschirurgie strebt – wie alle anderen Behandlungswege – die radikale Entfernung des Krebses an, wobei an verschiedenen Stellen des Organismus verschiedene Verfahren notwendig sind. Das gilt analog auch für die Strahlentherapie unter Einbezug der Nuklearmedizin.

Die medikamentöse Behandlung muss noch mehr als die Strahlenbehandlung die Grenzen zwischen Schaden und Nutzen beachten, da alle Krebsmedikamente Nebenwirkungen haben, die gelegentlich ihre Anwendung begrenzen oder sogar unterbinden. Die heute kaum noch überschaubare Fülle der Medikamente wird ergänzt durch die Notwendigkeit, verschieden wirksame Mittel in Kombinationen einzusetzen.

Besonders bei Leukämien verbessert die Knochenmark- oder Stammzelltransplantation vielfach die medikamentösen Behandlungsverfahren. Das Prinzip der Kombinationstherapie gilt auch für die Immuntherapie, die mit neuen monoklonalen Antikörpern im Idealfall eine »gezielte Krebstherapie« gegen krankhafte molekulare Veränderungen möglich macht. Trotz neuer Verfahren wie z. B. der Einführung kleinster Antikörperteile, der »Nanokörper«, sind Heilungen noch immer selten.

Generell gilt: Jeder Patient reagiert individuell und allgemeine Aussagen sind stets begrenzt. Das gilt gleichfalls für unterstützende Behandlungswege mit nicht allgemein anerkannten Naturheilmitteln. Vielfach helfen psychoonkologische Begleitungen dem Patienten, seine Krankheit trotz der meist erheblichen Reduktion seiner Lebensqualität zu bewältigen.

8 Krebs verhindern

Vorausschau

> Die heutigen Kenntnisse über die Ursachen der Krebsentstehung und damit die Möglichkeiten, Krebs zu verhindern, sind im Kapitel »Warum Krebs entsteht« und im »Europäischen Kodex zur Krebsbekämpfung« enthalten. Im Folgenden wird noch einmal wiederholt, wie wichtig es ist, das Zigarettenrauchen weitestmöglich zu unterbinden. Zigarettenrauch verursacht nicht nur Lungenkrebs, sondern auch Tumoren in anderen Organen wie in den Nieren und den Harnwegen. Zu intensive, vor allem unregelmäßige Sonnenbestrahlung kann die Entstehung von Hautkrebs fördern. Brustkrebs und Dickdarmkrebs werden auch durch fettreiche Nahrung begünstigt. Bei mehreren Krebskrankheiten werden frühe chirurgische Eingriffe empfohlen. Die Früherkennung des Brustkrebses gelingt durch regelmäßige Mammographiekontrollen, die des Prostatakrebses durch Untersuchung auf spezifische Antigene wie das PSA. Gebärmutterhalskrebs kann durch regelmäßige Zellabstrichuntersuchungen früh erkannt werden. Viele weitere Methoden sind in Entwicklung.

Der Titel dieses Kapitels verführt zu einem Traum: Eine Menschheit ohne Krebs! Das wird es nie geben. Auch Kriege wird es immer geben. Und doch lohnt jeder Einsatz gegen den Krieg; so auch jeder Einsatz gegen Krebs, weltweit, in jedem Volk, in jeder Familie, für jeden einzelnen. »Warum trifft es gerade mich?« fragt der Mensch, wenn bei ihm Krebs entdeckt worden ist, »Habe ich falsch gelebt?« Damit begann dieses Buch.

Allgemein gefragt: Kann man Krebs überhaupt verhindern?

Wer das Kapitel »Warum Krebs entsteht« noch einmal liest, weiß schon fast die Antwort: Man kann Krebs verhindern – allerdings nur in Grenzen. Denn es gibt angeborene Faktoren, gegen die man sich nicht wehren kann. Andere Faktoren wirken aber über unsere Umwelt auf uns ein, und gegen die kann man sich zumindest zum Teil wehren, ja man kann sie oft verhindern. Nicht wehren kann man sich gegen kosmische und terrestrische Strahlen, wohl aber gegen extreme Sonnenbestrahlung. Die Inhalation von Zigarettenrauch kann man vermeiden, ebenso die Aufnahme von zu viel oder von krankmachender Nahrung.

Man muss das alles nicht nur wissen; man muss immer wieder darauf aufmerksam gemacht werden. Das Wort »Gesundheitserziehung« mag man heute nicht. Aber »Verantwortung« ist anerkannt, auch dass jeder Verantwortung für die eigene Gesundheit und die seiner Umgebung trägt. Auch der Staat trägt Verantwortung. Er nimmt sie wahr mit öffentlichen Warnungen zum Beispiel auf Zigarettenpackungen, aber auch mit Empfehlungen zur regelmäßigen Vorsorgeuntersuchung. Ziel ist die Früherkennung des Krebses. Denn das gilt allgemein: Je früher man Krebs erkennt, umso eher ist er heilbar. Die schon fast klassischen Früherkennungsmethoden mit Röntgenstrahlen oder Ultraschall, Zelldiagnostik im Sputum und Vaginalabstrich werden heute ergänzt durch chemische Verhütungsmöglichkeiten und molekulare Frühwarnsysteme. Damit ist die Gliederung dieses Kapitels vorgegeben: Vorsorge und Früherkennung, und beides auf allen verfügbaren Ebenen.

Vorsorgemaßnahmen

Die Europäische Union hat vor über 20 Jahren eine Aktion »Europa gegen Krebs« begonnen und dazu aus jedem Land einen Experten berufen. Die Gruppe trifft sich jährlich und hat einen »Europäischen Kodex zur Krebsbekämpfung« veröffentlicht (Abb. 53). Der beginnt sehr konkret mit einem Gebot: »Rauchen Sie nicht!«. Den Grund versteht jeder aus den vorangegangenen Kapiteln. Dann folgen eher allgemeine Empfehlungen, deren Inhalte ebenfalls schon erwähnt wurden.

Mit diesem »Kodex« ist der Rahmen abgesteckt, der jetzt mit Inhalt zu füllen ist. Dabei sind Wiederholungen nicht zu vermeiden.

Hautkrebs

Hier fordert Punkt 6 des Kodex: »Vorsicht vor übermäßiger Sonnenbestrahlung!« Aus dem Kapitel „Warum Krebs entsteht" wissen wir, dass es sich um ein nur schmales Spektrum des Sonnenlichtes handelt, nämlich um die UV-Strahlen zwischen 290 und 320 nm, die mitverantwortlich sind für viele Hautkrebse.

Die Folgerung ist klar: Man schütze die Haut vor diesen Strahlen. Das bedeutet: Sonnenschutz durch Schirme und Kleidung. Betont werden muss, dass eine dauerhafte Einwirkung von Sonnenstrahlen, etwa bei Bauern und Landarbeitern, wenig gefährlich ist. Wahrscheinlich schützt die allmähliche Bräunung der Haut. Gefährlich ist dagegen die kurzzeitige Bestrahlung der sonnenentwöhnten Haut eines Nord- oder Mitteleuropäers, der sich im Urlaub »besonnnen« lässt. Die muntere Warnung am Flughafen von Sydney (s. Abb. 15) ist eindeutig. In Australien wurde übrigens kürzlich ein Präparat entwickelt, das man sich vor Urlaubsbeginn unter die Haut spritzen kann. Es soll die Bildung von schützendem Pigment anregen, gewissermaßen eine künstliche Bräunung bewirken. Zumindest eine gute Idee. Wer angeboren viele, großflächige Muttermale hat, sollte diese sorgfältig beobachten. Denn die meisten »schwarzen Hautkrebse« entwickeln sich bei uns aus solchen Muttermalen (= Pigment-Nävi).

Europäischer Kodex zur Krebsbekämpfung (European Code against Cancer)

Der allgemeine Gesundheitszustand kann verbessert und viele Krebserkrankungen können vermieden werden, wenn wir uns für eine gesündere Lebensweise entscheiden:

1. Rauchen Sie nicht! Wenn Sie rauchen, sollten Sie so schnell wie möglich damit aufhören. Wenn Ihnen das nicht gelingt, rauchen Sie nicht in Anwesenheit von Nichtrauchern!
2. Vermeiden Sie Übergewicht.
3. Bewegen Sie sich täglich intensiv.
4. Essen Sie abwechslungsreich, und essen Sie mehr Obst und Gemüse, täglich mindestens fünf Portionen. Essen Sie weniger Nahrungsmittel, die reich an tierischen Fetten sind.
5. Wenn Sie Alkohol trinken, ob Bier, Wein oder Spirituosen, beschränken Sie Ihren Alkoholkonsum auf zwei Getränke pro Tag, wenn Sie männlichen Geschlechts sind, und auf ein Getränk pro Tag, wenn Sie weiblichen Geschlechts sind.
6. Vorsicht vor übermäßiger Sonnenbestrahlung! Dies gilt insbesondere für Kinder und Jugendliche. Wer zu Sonnenbränden neigt, sollte sich immer gezielt schützen.
7. Halten Sie die Vorschriften genau ein, die Sie vor einem Kontakt mit Krebs erzeugenden Stoffen schützen sollen. Befolgen Sie die Gesundheits- und Sicherheitsvorschriften zu Stoffen, die im Verdacht stehen, Krebs auszulösen. Befolgen Sie die Ratschläge der nationalen Behörde für Strahlenschutz.

Es gibt Public-Health-Programme, die die Entstehung von Krebserkrankungen verhindern oder die Heilungschancen verbessern:

8. Frauen ab 25 Jahren sollten an Programmen zur Früherkennung des Zervixkarzinoms teilnehmen. Die Programme sollten einer Qualitätskontrolle unterliegen, die den entsprechenden Europäischen Richtlinien standhält (European Guidelines for Quality Assurance in Cervical Screening).
9. Frauen über 50 Jahren sollten an Programmen zur Früherkennung von Brustkrebs teilnehmen. Die Programme sollten einer Qualitätskontrolle unterliegen, die den entsprechenden Europäischen Richtlinien standhält (European Guidelines for Quality Assurance in Mammography Screening).
10. Männer und Frauen ab 50 Jahren sollten an Programmen zur Früherkennung von Darmkrebs teilnehmen. In die Programme sollten Maßnahmen zur Qualitätskontrolle eingebaut sein.
11. Alle sollten an Programmen zur Hepatitis-B-Impfung teilnehmen.

Abbildung 53. Europäischer Kodex zur Krebsbekämpfung (22).

Mit dem Hautkrebs wird dieses Kapitel deshalb begonnen, weil er der häufigste Krebs überhaupt ist. In Abbildung 8 ist er nicht erwähnt, weil er keiner spezifischen Lokalisation angehört. In den USA, von denen die genauesten Daten vorliegen, sind 40 % aller diagnostizierten Krebsfälle Hautkrebse. Ihre Zahl nimmt kontinuierlich zu. Auch das wurde bereits erwähnt und begründet. Vorsorgemaßnahmen sind also angezeigt, obschon nur sehr wenige der nicht pigmentierten Hautkrebse lebensgefährlich sind. Sie sind leicht zu erkennen und operativ schonend zu entfernen.

Vorsorgeuntersuchungen gründen auf der Tatsache, dass der tief infiltrierende und metastasierende Hautkrebs, der sogenannte Plattenepithelkrebs, eine charakteristische Vorstufe hat, die *aktinische Keratose (AK)*. Es handelt sich um rot-braune, schuppige Flecken, die nur wenig erhaben sind und deshalb selten auffallen. Bevorzugte Stellen sind das Gesicht, die Ohren und die Rückflächen der Hände, also die Sonnenstrahlen besonders stark ausgesetzten Regionen. Die Krebsgesellschaften der Südstaaten der USA und Kaliforniens sowie Australiens empfehlen Kontrolluntersuchungen alle drei Jahre, womit sie zugleich die Vorsorge gegen das lebensgefährliche maligne Melanom, den „schwarzen Hautkrebs« einbeziehen. Bei diesem Tumor sind gewöhnliche Muttermale, wenn sie größer sind als 20 mm, sich bläulich verfärben und sich zungenförmig in die Umgebung vorschieben (s. Abb. 43), akute Warnzeichen.

Lungenkrebs

Auch hier scheint die Frage nach der Verhinderung zunächst einfach zu beantworten zu sein. Steht doch schon gleich am Anfang des »Europäischen Kodex« wie ein Befehl:»Rauchen Sie nicht!«. Erst in den letzten Jahrzehnten des 19. Jahrhunderts begann die Mode des Zigarettenrauchens. Lungenkrebs war damals extrem selten. Mit der üblichen Latenzzeit von etwa 30 Jahren stieg die Häufigkeit dieser Krebsform an. Heute steht der Lungenkrebs an der Spitze der Krebstodesfälle (s. Abb. 8). Island, ein Land mit besonders exakter Krebsregistrierung, kannte den Lungenkrebs in der ersten Hälfte des 20. Jahrhunderts praktisch nicht. Mit den US-Soldaten 1941 kamen die Zigaretten auf die Insel; ab 1970 stieg die Häufigkeit des Lungenkrebses massiv an.

Eindrucksvoll sind die Vorausschau-Statistiken der American Cancer Society für 2005. Bei der Zusammenstellung der voraussichtlichen Todesfälle an Krebs steht der Lungen- und Bronchialkrebs nicht nur bei den Männern (31 %), sondern auch bei den Frauen (27 %) mit Abstand an der Spitze (Abb. 54). Vor wenigen Jahren war weltweit der Brustkrebs die häufigste Krebstodesursache bei Frauen. Es wurde schon darauf hingewiesen, dass das Zigarettenrauchen in allen Industriestaaten bei den Frauen mehr »Mode« geworden ist als bei den Männern. Die neuen US-Statistiken lassen sich durchaus auf die Länder Nord- und Mitteleuropas übertra-

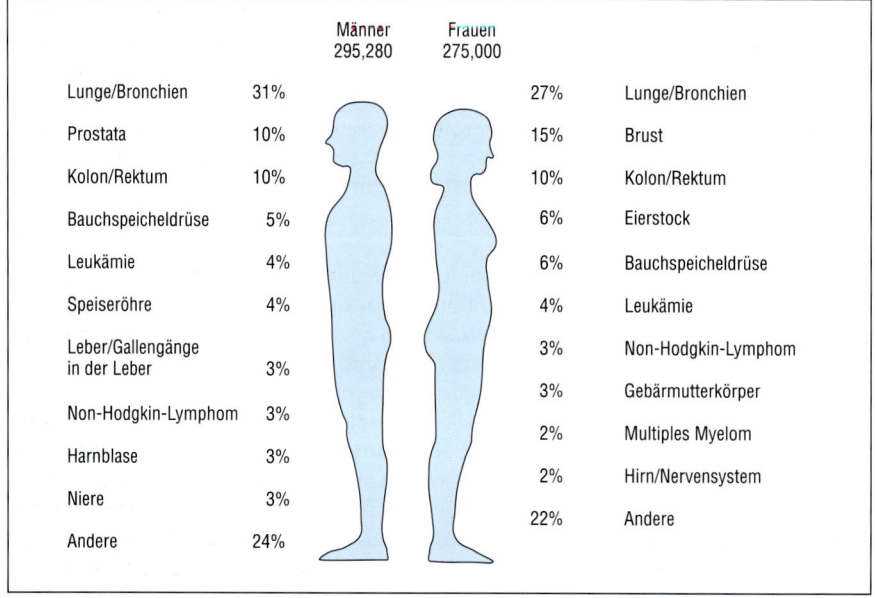

Abbildung 54. Geschätzte Zahl und Organverteilung der Krebstodesfälle in den USA 2005 (1).

gen, wahrscheinlich auch auf Ostasien. Neue Studien belegen, dass eine bestimmte Genregion dafür verantwortlich ist, dass bei Raucherinnen das sehr aggressive kleinzellige Bronchialkarzinom besonders häufig ist.

Die öffentliche Kampagne gegen das Rauchen trägt aber Früchte. Der Zigarettenverbrauch nimmt in den USA seit 1975 allmählich ab. Gleiches wird aus Großbritannien berichtet. Seit 1990 sinkt auch die Lungenkrebsrate als Todesursache bei den Männern; bei den Frauen nahm sie bis in das Jahr 2000 noch zu.

Solche Statistiken rufen nicht nur nach Früherkennung (s. S. 154), sondern mehr noch nach Methoden, den Lungenkrebs zu verhüten. Rauchen ist eine Sucht. Also müssen alle Methoden des Suchtentzugs eingesetzt werden. Wie begrenzt hier der Erfolg ist, wurde wiederholt betont: Ein Drittel der Behandelten wird schon nach 24 Stunden rückfällig, ein weiteres Drittel nach zwei Tagen. Sicher von der Sucht »geheilt« werden keine 10 %.

Die Sucht beginnt meist schon in jungen Jahren. In Europa und in den USA ist das Zigarettenrauchen eine Jugendkrankheit. Nach verlässlichen Unterlagen beginnen 90 % der erwachsenen Raucher vor dem 18. Lebensjahr. Mindestens 3 Millionen Teenager beiderlei Geschlechts rauchen nach einer weltweiten Schätzung regelmäßig mehr als 20 Zigaretten täglich. Unter den 12- bis 17-Jährigen rauchen mehr Mädchen als Jungen. Damit gehört die Antiraucherkampagne zur Jugenderziehung. Jeder Erwachsene weiß: Vorbild ist hier wichtig. Öffentlich rauchenden Lehrern müsste die Lehrbefugnis entzogen werden. Vor laufenden Kameras rauchende Politiker gehören abgewählt.

Die Zigarettenreklame tut ihr übriges. Nach dem Vorbild der USA fordert die EU seit über 20 Jahren die Mitgliedsstaaten auf, Zigarettenreklame generell zu verbieten, allerdings mit unterschiedlichem Erfolg. Aus der Medienwerbung ist sie überall verschwunden. In Deutschland strahlen noch schöne, gesunde Gesichter an den Litfaßsäulen über die Lebensfreude des Rauchers.

Ein anders Ziel der Kampagne ist die Zusammensetzung der Zigaretten. Nikotin selbst ist nicht krebserregend, verursacht aber die Sucht. Die EU fordert: Eine Zigarette darf nicht mehr als 1 mg Nikotin enthalten; viele enthalten heute 5 mg und mehr. Neuerdings wurde gar bekannt, dass die Industrie den Zigaretten noch andere suchtanregende Mittel zusetzt. Das muss generell untersagt werden. Für die Entstehung des Lungenkrebses sind die Teerprodukte entscheidend, darunter polyzyklische Kohlenwasserstoffe und N-Nitrosamine. Sie wurden im Kapitel »Warum Krebs entsteht« unter den krebserzeugenden Chemikalien hervorgehoben (s. S. 35). Die EU begrenzt die zugelassene Menge an Teerprodukten auf 10 mg pro Zigarette.

Im Mai 2003 stimmten bei einer WHO-Konferenz 192 Staaten einem »Rahmenabkommen zur Eindämmung des Tabakkonsums« zu. Beschlossen wurde, dass mindestens 40 Staaten das Abkommen ratifiziert haben müssen, ehe es in Kraft treten kann. Das war Ende 2004 der Fall, und am 25. Februar 2005 trat das Abkommen in Kraft. Als Beispiel eines der (seltenen) internationalen Abkommen zur Gesundheitsförderung sei nachfolgend der Text des Artikels 3 aus Teil II des Vertrages vollständig wiedergegeben:

Ziel dieses Übereinkommens und seiner Protokolle ist es, heutige und künftige Generationen vor den verheerenden gesundheitlichen, gesellschaftlichen, umweltrelevanten und wirtschaftlichen Folgen des Tabakkonsums und des Passivrauchens zu schützen, indem ein Rahmen für Maßnahmen zur Eindämmung des Tabakkonsums geschaffen wird, die von den Vertragsparteien auf nationaler, regionaler und internationaler Ebene einzuleiten sind, um die Verbreitung des Tabakkonsum und des Passivrauchens stetig und wesentlich zu vermindern.

Im Rahmenübereinkommen festgelegte Maßnahmen zur Verminderung der Nachfrage nach Tabak:

- *Maßnahmen bei Preisen und Steuern aller Tabakerzeugnisse;*
- *Schutz vor Passivrauchen am Arbeitsplatz (geschlossene Räume), in öffentlichen Verkehrsmitteln, in der Öffentlichkeit (geschlossene Räume) und gegebenfalls in anderen öffentlichen Räumen;*
- *Leitlinien für die Prüfung, Messung und Regulierung der Inhaltsstoffe von Tabakerzeugnissen;*
- *Regelung der Angaben von Herstellern zu Inhaltsstoffen und Emissionen von Tabakerzeugnissen gegenüber amtlichen Stellen und der Öffentlichkeit;*
- *Verbot irreführender oder täuschender Verpackungen und Etiketten von Tabakerzeugnissen, einschließlich Begriffen wie »niedriger Teergehalt«, »light«, »ultralight« oder »mild«;*
- *Warnhinweise müssen mindestens 30 % der Hauptflächen aller Verpackungen ausmachen;*
- *Aufklärung, Information, Schulung und öffentliche Bewusstseinsbildung über die Folgen des Tabakkonsums;*
- *umfassendes Verbot aller Formen von Tabakwerbung, der Promotion von Tabakprodukten und des Tabaksponsorings; oder, falls die Landesverfassung bzw. die verfassungsrechtlichen Grundsätze einer Vertragspartei dies nicht zulassen, Einschränkung dieser Aktivitäten;*
- *wirksame Maßnahmen zur Förderung der Aufgabe des Tabakkonsums und eine angemessenen Behandlung der Tabakabhängigkeit.*

Im Rahmenübereinkommen festgelegte Maßnahmen zur Verminderung des Tabakangebots:

- *Maßnahmen zur Unterbindung des unerlaubten Handels mit Tabakerzeugnissen;*
- *Verbot des Verkaufs an und durch Personen unter dem gesetzlich festgelegten Alter;*
- *Unterstützung wirtschaftlich umsetzbarer Alternativen für Tabakarbeiter, Tabakbauern und Einzelhändler.*

Das öffentliche Ziel ist: Das 21. Jahrhundert muss rauchfrei werden. Viele Verordnungen nicht nur im Rahmen der EU folgen diesem Ziel. Als Beispiele seien genannt: Jede Zigarettenpackung zeigt sowohl auf der Vorder- als auf der Rückseite auf mindestens einem Drittel der Fläche klare Hinweise auf die Gefährlichkeit des Rauchens. Öffentliche Räume wie Behörden, Bibliotheken, Warteräume usw. sind durchweg rauchfrei. Rauchfreie Zonen werden für alle Gaststätten empfohlen. (Fast) alle Hotels bieten rauchfreie Etagen an, denn die Rückstände des Zigarettenrauches sind ebenfalls gefährlich. Schließlich greift der Fiskus, der bisher von der Zigarettenindustrie reichlich Steuern erhielt, in die Kampagne ein und erhöht die Zigarettensteuer vorsichtig, aber deutlich. Noch weiß keiner, ob das hilft. Dass der Zigarettenrauch nicht nur Krebs verursacht, sondern in noch größerem Ausmaß Herz-Kreislauf-Leiden wie Herzinfarkt oder Schlaganfall und chronische Lungenleiden, muss auch immer wieder betont werden.

Seit langem sucht man Medikamente, die das Entstehen von Lungenkrebs bei Rauchern verhindern oder zumindest verzögern. Vitamine werden angepriesen. Hier ist Vorsicht geboten. Klinisch kontrollierte Versuche mit Vitamin E brachten als Ergebnis: Vitamin E wirkt cokarzinogen, fördert also die Krebsentstehung. Das gleiche erbrachten Studien mit Beta-Carotin, einem Abkömmling des Vitamin A (= Retinol). Das National Cancer Institute der USA empfiehlt neuerdings ein Glukokortikoid (also einen Hormonabkömmling) namens »Budesonid«, ein bewährtes Arzneimittel gegen Asthma. Das Mittel soll als Spray in den Rachen verabreicht werden und auf diese Weise in die Äste des Bronchialbaumes gelangen und dort das Wachstum von Krebsvorstadien verhindern.

Eine ganz andere, ebenfalls zunächst positiv zu bewertende Nachricht kam aus Japan. Dort ist der Lungenkrebs auch bei Rauchern wesentlich seltener als bei uns, was auf den Genuss von grünem Tee bezogen wird. Molekularbiologische Untersuchungen ergaben, dass Wirkstoffe des grünen Tees einen spezifischen Antikörper gegen eine spezielle Substanz, einen »Biomarker« des Lungenkrebses, entstehen lassen. Dieser Antikörper bindet sich speziell an Bronchialdysplasien, also an Vorstufen des Lungenkrebses. Damit wäre ein Prinzip der Immuntherapie zur Krebsvorsorge möglich. Solche vorläufigen Berichte sollen nur zeigen, dass auf diesem Gebiete intensiv geforscht wird. Warten wir ab.

Brustkrebs

Die beste Vorsorgemaßnahme gegen Brustkrebs ist die regelmäßige Selbstuntersuchung der Brust. Sie sollte von jeder Frau mindestens einmal monatlich vorgenommen werden. Beim Blick in den Spiegel sollten vor allem Veränderungen der Brustwarzen kontrolliert werden, z. B. Einziehungen oder Vorwölbungen. Durch systematische Betastung beider Brüste am besten unter der Dusche, wenn die Haut feucht ist, oder sonst auch im Liegen oder im Stehen mit hochgehobenem Arm, abwechselnd mit beiden Händen, muss nach verdächtigen Knoten gesucht werden. Jeder Frauenarzt lehrt diese Verfahren.

Generell muss man berücksichtigen, dass 5 bis 10 % der Brustkrebsfälle erblich bedingt sind. Ethnische Differenzen verhindern hier eine genaue Zahlenangabe. So weiß man z. B. aus Amerika und Israel, dass die Gruppe der »Askenazi-Juden« besonders belastet ist.

Ob bei uns im Einzelfall ein Brustkrebs erblich ist, kann nur durch genaue Befragung der Patientin geklärt werden. So ist wichtig, ob die Eltern oder Geschwister

Brustkrebs hatten, wobei man berücksichtigen muss, dass in seltenen Fällen auch Männer an Brustkrebs erkranken. Weiterhin gilt: Frauen mit Brustkrebs vor dem 50. Lebensjahr sind häufiger erblich belastet als ältere Frauen. Auch ist in jedem Fall nach Eierstockkrebs zu fragen, da bei diesen Tumorformen vielfach die gleichen Erbfaktoren wirken (s. S. 71). Ein doppelseitiger Brustkrebs ist fast immer erblich.

Die Mehrzahl der Erbfaktoren betreffen die Gene BRCA-1 und BRCA-2, deren Lokalisationen auf den Chromosomen 17 und 13 genau bekannt sind (s. Kapitel 5), und deren Mutationen heute sicher festgestellt werden können. Standardmethode ist die Polymerase-Kettenreaktion (s. S. 107), neuerdings teilweise überholt durch physikalisch-optische Methoden, die nicht nur den Gendefekt, sondern auch spezifische Proteomanomalien erkennbar machen. Wenn Anomalien der genannten Erbfaktoren festgestellt worden sind, gibt es mehrere Empfehlungen, von denen einige operative in Tabelle XI zusammengefasst sind, wobei stets die jeweiligen persönlichen, auch familiären Gegebenheiten berücksichtigt werden müssen. Tabelle VIII enthält auch einige wichtige erbliche Tumorsyndrome, bei denen Brustkrebs auftreten kann. Das sind z. B. die Lynch-II- und die Li-Fraumeni-Syndrom und auch das Retinoblastom. Diese Hinweise sollen hier genügen.

Tabelle XI. Chirurgische Wege der Krebsverhütung.

Klinische Diagnose der erblichen Disposition	Zugehörige Krebsart	Empfehlung für die Behandlung
Multiple endokrine Neoplasie MEN 2	Schilddrüsenkrebs	Frühe Entfernung der Schilddrüse nach klinischem Abwägen
Barrett-Speiseröhrenerkrankung	Krebs der unteren Speiseröhre	Entfernung des unteren Teiles der Speiseröhre bei Nachweis von Dysplasien
Geschwürige Dickdarmentzündung (Colitis ulcerosa)	Dickdarmkrebs	Dickdarmresektion nach 10 und mehr Jahren bei Nachweis von Dysplasien
Familiäre Dickdarmpolypose	Dickdarmkrebs	Dickdarmresektion in den ersten 10 Jahren nach Diagnose der Polypen
BRCA-1-und -2-Mutationen	Brustkrebs und bei BRCA-2 evtl. Eierstockkrebs	Kurzfristige Mammographiekontrollen und evtl. Mastektomie. Bei BRCA-2-Mutation beidseitige Entfernung der Eierstöcke nach Abschluss der Familienplanung, möglichst spätestens nach dem 35. Lebensjahr

Für die Mehrzahl der Frauen mit Brustkrebs sind hormonelle Faktoren und die allgemeine Lebensweise wichtig. Vor allem die früher empfohlene Ersatztherapie mit Östrogen und Progesteron, also mit Geschlechtshormonen, in der Menopause, wird heute wesentlich zurückhaltender angewandt, da damit die Entstehung von Brustkrebs begünstigt werden kann. Die Faktoren der allgemeinen Lebensweise betreffen in erster Linie die Ernährung. Seit langem weiß man, dass Frauen in Südeuropa, also in Spanien, Italien und Griechenland, seltener und erst in höherem Alter an Brustkrebs erkranken als Nordeuropäerinnen. Im Süden Europas werden in der Nahrung pflanzliche Fette bevorzugt, im Norden tierische Fette in Form von Butter und Speck. Die Folgerung liegt auf der Hand: Wenn schon Fett, dann möglichst Olivenöl oder andere pflanzliche Öle. Generell lautet die Empfehlung: Maximal 30 % des täglichen Kalorienbedarfs durch Fette abdecken; Obst und Gemüse bevorzugen. Der oben genannte »Europäische Kodex« enthält entsprechende Empfehlungen. Fettsucht (medizinisch: Adipositas) führt oft zu Brustkrebs, zumal bei diesen Frauen der Östrogenspiegel im Blut zumeist deutlich erhöht ist. Gut trainierte Menschen sind nicht fett, also: Regelmäßiges körperliches Training oder zumindest täglich viel aktive Bewegung schützt vor Krebs. Das gilt nicht nur für Brustkrebs!

Doch was empfiehlt man den Frauen, die erblich belastet sind und/oder bei denen wegen einer Brustkrebserkrankung vor dem 50. Lebensjahr die Gefahr eines Zweittumors in der anderen Brust besteht?

Zunächst gelten hier die oben genannten Empfehlungen der allgemeinen Lebensweise und der Hormonrestriktion. An die letztgenannte Empfehlung schließen sich neue Verfahren der *Chemoprävention*, also der Krebsverhütung durch Medikamente an. Im Zentrum stehen Bemühungen, die Östrogenaktivität zu bremsen. Da die Hormone über bestimmte Rezeptoren, also über Empfängermoleküle an der Zelloberfläche wirken, sind solche Substanzen willkommen, welche diese Rezeptoren beeinflussen. Das gilt für das bei Brustkrebskranken eingesetzte Tamoxifen, das gilt für die Gruppe der Aromatasehemmer (s. S. 121). Aromatase ist ein Enzymkomplex, welcher die Östrogensynthese in ihrer letzten Stufe kontrolliert. Die heute angewandten Aromatasehemmer Anastrozol, Exemestan und Letrozol wirken sowohl bei der Behandlung Brustkrebskranker, als auch bei der Vorsorge gegen Rezidive, und bei Hochrisikofrauen sind sie verlässlicher als Tamoxifen, zumal bei ihnen Nebenwirkungen wie Veränderungen der Blutgerinnung (Thrombosen mit nachfolgenden Embolien) und die Begünstigung der Entstehung von Gebärmutterkrebs wesentlich seltener sind. Eine sorgfältige klinische Überwachung ist aber auch bei den Aromatasehemmern unerlässlich. Medikamentöse Eingriffe in den Hormonhaushalt sind immer problematisch, da viele Hormone sich wechselseitig beeinflussen und auch den Mineralstoffwechsel steuern. So besteht bei Anwendung der Aromatasehemmer immer die Gefahr, dass der Knochenstoffwechsel gestört wird bis zur latenten Osteoporose (= Knochenauflockerung mit Gefahr von häufigen Knochenbrüchen).

Bei all diesen Problemen nimmt es nicht Wunder, dass bei Frauen, die schon im 4. Lebensjahrzehnt an Brustkrebs erkranken, sogar die beidseitige Brustentfernung (bilaterale Mastektomie) diskutiert wird. Diese radikale Maßnahme greift massiv in das seelische Gleichgewicht der Patientinnen ein, bedarf daher gründlicher Beratung und oft auch Gesprächen mit Psychologen und psychosomatisch tätigen Ärzten.

Dickdarmkrebs

Die Vorsorge bei dieser Gruppe weist allerlei Gemeinsamkeiten mit dem vorigen Kapitel auf. Wieder gibt es erblich belastete Menschen, die andere Maßnahmen erfordern als die Nichtbelasteten. Hormone spielen allerdings hier keine Rolle. Umso wichtiger ist die *Ernährung*, und so sei mit ihr begonnen.

Wie beim Brustkrebs begünstigt viel tierisches Fett, vor allem fettreiches Fleisch, auch das sogenannte »rote« Fleisch vom Rind und vom Schwein, alle Formen des Dickdarmkrebses. Obst und Gemüse sind dagegen zu empfehlen, vor allem auch faserreiche Nahrungsmittel, also dunkles Brot und andere grobgemahlene Getreideprodukte. Faserreiches Gemüse der verschiedenen Kohl- und Krautarten sind günstig. Bei der Erörterung der krebserzeugenden Substanzen (s. Kapitel 4) wurde schon erwähnt, dass schlackenreiche Kost die Darmpassage beschleunigt und auf diese Weise in der Nahrung vorhandene Kanzerogene nur relativ kurz auf die Schleimhaut einwirken können. Fasern helfen außerdem im Darm bei der Entstehung kurzkettiger Fettsäuren, die antikanzerogen wirken vor allem durch Begünstigung der Apoptose, also des natürlichen Zelltodes in frühen Krebsstadien.

Gezielte Vorsorge erfordern die erblich bedingten Dickdarmkrebse. Sie betreffen 5 bis 10 % aller Fälle und werden – wie Brustkrebs – durchweg autosomal-dominant vererbt. Zwei Hauptgruppen werden unterschieden: Einmal Krebs auf Grund einer familiären Adenomatose (s. Abb. 28), zum anderen die vererbte, nicht polypöse Darmkrebsgruppe, zu der auch die Dickdarmkrebse beim Lynch-II-Syndrom gehören (Tab. VIII). Viel seltener – aber sie müssen doch genannt werden – ist das Peutz-Jeghers-Syndrom mit Polypen nicht nur im Dickdarm, sondern auch im Dünndarm und im Magen, sowie das Cowden-Syndrom mit Krebsformen im Magen, in der Bauchspeicheldrüse und in der Brust. Auch diese Syndrome sind genetisch genau lokalisiert.

Das gilt natürlich erst recht für die *familiäre Adenomatose* mit ihren Hunderten oder auch Tausenden von Adenomen im Dickdarm (s. Abb. 28), die bis zum 40. Lebensjahr in mehrere Krebsherde übergehen. Die bei dieser Erkrankung spezifisch mutierte Gengruppe liegt auf Chromosom 5; es fehlen die Regionen q15 bis q22 (s. Abb. 29). Interessant ist, dass nur bei etwa 70 % der Fälle ein sicherer familiärer Erbgang nachgewiesen wird. Bei 30 % entstehen offenbar spontane Mutationen an eben diesen chromosomalen Lokalisationen.

Zur Gruppe der erblich *nicht polypösen Dickdarmkrebse* (= Hereditary non-polyposis colorectal cancer = HNPCC) gehören etwa 3 % aller Fälle. Hier liegt genetisch ein Fehler bei der Reparatur von Gendefekten mit nachfolgend ungenauer Verdoppelung der DNA-Nukleotide vor. Typisch ist bei dieser Gruppe das Auftreten des Krebses schon vor dem 50. Lebensjahr sowie bei mehreren Verwandten. Während der Dickdarmkrebs in den nichterblichen Formen bevorzugt am Darmende auftritt, liegt er hier oft in den höheren Regionen. Wenn bei einem Patienten Krebse zusätzlich in anderen Regionen auftreten, spricht man vom Lynch-II-Syndrom (vgl. Tab. VIII). Der Dickdarmkrebs auf dem Boden einer Colitis ulcerosa nimmt eine Sonderstellung ein: Nach oft jahrelangem Krankheitsverlauf der Entzündung mit einer Unzahl von Geschwüren in der Darmschleimhaut treten multiple Dysplasien auf, die in Krebsherde übergehen und zumeist eine totale Dickdarmresektion erfordern.

Womit bereits ein erster Weg der Krebsverhütung genannt ist: Die operative Entfernung von Darmteilen. Nach Tabelle XI ist sie immer dann erforderlich, wenn die familiäre Adenomatose über 10 Jahre bekannt ist. Dieser radikale Eingriff ist bei der Masse der nichterblichen Dickdarmkarzinome natürlich nicht notwendig. Wichtiger sind Methoden der medikamentösen Vorsorge, der Chemoprävention. Hier scheint das Kalzium, als Karbonat mit der Nahrung gegeben, wirksam zu sein. Zumindest die Rate der Rezidive von Dickdarmadenomen nach Resektion lässt sich damit signifikant vermindern.

Im Vordergrund stehen die sogenannten nichtsteroidalen Entzündungshemmer, die allgemein bei Entzündungen eingesetzt werden. Darunter versteht man Substanzen, die nicht – wie Kortison – von Nebennierenrinden-Hormonen abgeleitet sind. Sie verhindern z. B. in denjenigen Fällen, bei denen ein Darmkrebs operativ entfernt worden ist, ein Rezidiv oder die Entstehung eines neuen Adenoms mit nachfolgendem Krebs. Biochemisch stehen hier Substanzen im Vordergrund, welche die Bildung von sogenannten Prostaglandinen hemmen. Prostaglandine sind Substanzen, welche bei Entzündungen biochemische Vermittlerfunktionen erfüllen. Über mehrere Entwicklungsschritte werden durch diese Sustanzen die Apoptose aktiviert und die Neoangiogenese gehemmt. Es wird also der physiologische Zelluntergang wiederhergestellt und die Neubildung von Blutgefäßen im Tumor behindert. Diese Wirkungen der nichtsteroidalen Entzündungshemmer sind vor allem in Zellen des Dickdarmkarzinoms festgestellt worden.

Am bekanntesten ist hier das *Aspirin*, seit über 100 Jahren ein Hausmittel gegen alle Arten von Entzündungen. Erst seit den siebziger Jahren des vorigen Jahrhunderts weiß man, dass dieses Medikament eine Hemmsubstanz der Prostaglandine (s. oben) ist und deshalb zur Verhütung von Dickdarmkrebs eingesetzt werden kann. US-amerikanische Studien aus den 1990er-Jahren beweisen, dass Menschen, die längere Zeit ein bis drei Tabletten Aspirin täglich eingenommen hatten, bis 40 % weniger Dickdarmkrebse aufwiesen als die parallel laufende Kontrollgruppe. Aufgrund der Nebenwirkungen des Aspirins (Magenbeschwerden, Magenblutungen und eine generelle Blutungsneigung) sind andere, ebenso wirkende Entzündungshemmer eingesetzt worden wie z. B. das Celecoxib. Am eindrucksvollsten sind Studien, bei denen sich unter Aspirin oder auch einer ähnlichen Substanz mit Namen Sulindac Adenome bei der familiären Adenomatose zurückbildeten, die Krankheit also vorübergehend »geheilt« schien. In Zukunft werden wir hier noch manche Überraschung erleben; jedenfalls ist ein interessanter Weg eröffnet.

Prostatakrebs

Diese Art Tumor wirft ganz andere Probleme auf. Der Vergleich der Abbildungen 54 und 55 zeigt, dass der Prostatakrebs in der Todesursachenstatistik der Männer in den USA an zweiter Stelle steht, als diagnostizierter Krebs in Westeuropa aber an der Spitze. Aus den USA liegen analoge Ergebnisse vor. Die einfachste Folgerung ist: Die Männer erkranken häufig daran, ohne in unmittelbarer Lebensgefahr zu sein. So einfach es klingt, es stimmt sogar; denn der Prostatakrebs ist vorwiegend ein Tumor des alten Mannes. Systematische feingewebliche Untersuchungen an Verstorbenen, die nicht an Krebs erkrankt waren, zeigten, dass etwa 30 % aller Männer oberhalb des 80. Lebensjahres kleine Krebsherde in der Prostata haben. Diese wachsen aber meist so langsam, dass die Männer daran nicht erkranken. Man nennt diese Zellen »schlafende Tumorzellen«. Wann und von wem sie »aufgeweckt« werden, weiß noch keiner genau. Hypothesen gibt es genug. Aber selbst wenn ein Prostatakrebs im achten Lebensjahrzehnt erkannt wird, wächst er oft sehr langsam und die Patienten sterben an ganz anderen Leiden. Warum die Sterberaten in Westeuropa trotzdem zunehmen (Abb. 55), ist unklar.

Jede Generalisierung kennt Ausnahmen, und die sind hier besonders wichtig. Tritt der Tumor schon im fünften oder sechsten Lebensjahrzehnt auf, dann wächst er oft schnell und muss zügig behandelt werden. In etwa 10 % dieser »frühen« Prostatakrebse liegt eine erbliche Belastung vor – und viele Patienten sind Raucher! Für die Gruppe ist eine besonders konsequente Vorsorge angezeigt.

Allgemein gelten die gleichen Regeln wie beim Brust- und Dickdarmkrebs: Fettreiche Nahrung mit viel »rotem« Fleisch, geringe körperliche Aktivität usw. fördern die Entstehung auch dieses Krebses. Seine Ursachen liegen im Verhalten der Menschen. Dafür sprechen die sogenannten »Wanderungs-Studien«: Einwanderer in Kalifornien, die aus Ostasien (Japan, China) gekommen sind, also aus Ländern, in welchen der Prostatakrebs vergleichsweise selten ist, haben schon in der zweiten Generation die gleichen Häufigkeitsraten an Prostatakrebs wie die Alt-Kalifornier, wohl weil sie sich an deren Lebensweise angepasst haben.

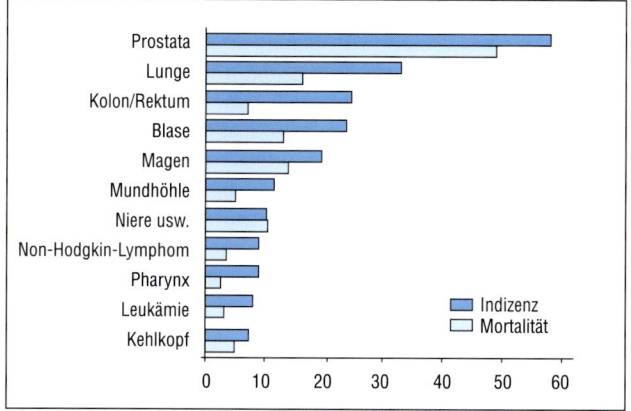

Abbildung 55. Altersstandardisierte Häufigkeits- und Sterberaten der wichtigsten Krebsarten in Westeuropa (8).

Von Bedeutung ist das männliche Geschlechtshormon, das Testosteron. Das wird nicht in der Prostata gebildet, sondern in den Hoden, zum Teil auch in den Nebennierenrinden. Es fördert das Wachstum des Prostatakrebses; Eunuchen erkranken nicht an Prostatakrebs.

Für die Vorsorge sind also Substanzen von Interesse, welche bei der Entstehung oder bei der Wirkung der männlichen Geschlechtshormone eingreifen. Hier ist das Präparat Finasterid zu nennen, welches die intrazelluläre Transformation des Testosterons blockiert. Nach klinischen Studien reduziert es die Häufigkeit von Prostatakrebs, reduziert aber nicht die Sterblichkeit, weil hochmaligne Krebse durch diese Substanz gefördert werden, genauer: schneller wachsen. Eine breite Anwendung dieses Präparates in der Vorsorge ist also nicht angezeigt.

Anders ist die Lage bei einer einfachen Substanz, dem *Selen*. Hierbei handelt es sich um ein Trägerelement, das als Begleitstoff in vielen Lebensmitteln, z. B in Brot, in vielen Gemüsen, aber auch in Fisch- und Geflügelfleisch enthalten ist und im Eiweißstoffwechsel eine wichtige Rolle spielt. In einer klinischen Doppelblindstudie, in der eine Gruppe von Männern Selen erhielt, eine andere Gruppe ein Placebo, also ein Leerpräparat, ergab sich, dass die Selen-Gruppe halb so viele Prostatakrebse aufwies wie die Kontrollgruppe. Hier liegt also eine echte Chemoprävention vor. Auch Vitamine wurden getestet, vor allem Vitamin E, allerdings ohne solch klare Ergebnisse.

Magenkrebs

Diese Tumorform hat in allen Industrienationen in den letzten 50 Jahren um mehr als 60 % abgenommen. In Westeuropa war er im Jahre 2000 noch der fünfthäufigste Tumor (Abb. 55). In den neuesten Statistiken aus den USA ist er unter den 10 häufigsten Tumortodesfällen nicht mehr aufgeführt (s. Abb. 54). Als Ursache dieses Rückganges wird die zunehmende Verwendung von salzarmer Konservennahrung, die weitgehend frei von krebserzeugenden Verunreinigungen ist, angegeben, aber auch der vermehrte Genuss von Obst, tiefgefrorenem Gemüse und gereinigten Milchprodukten. Verschimmeltes wird kaum noch gegessen; (Schimmel-)Pilze sind zum Teil krebserzeugend. In den sogenannten Entwicklungsländern ist beim Mann der Magenkrebs der zweithäufigste Tumor. Auch in Japan war er bis vor wenigen Jahren sehr häufig, wohl aufgrund der salzreichen Fischnahrung. Jetzt ist auch dort die Häufigkeit des Magenkrebses deutlich gesunken. Der genetische Anteil ist beim Magenkrebs vergleichsweise gering. Unter den in Tabelle VIII aufgeführten erblichen Tumorsyndromen kommt er nur im Lynch-II-Syndrom vor.

Eine wichtige Rolle bei der Entstehung des Magenkrebses spielt eine Infektion mit einem Bakterium namens Helicobacter pylori (s. Abb. 16). Es ist weit verbreitet und verursacht Entzündungen und auch Geschwüre im Magen. Es lässt sich relativ leicht nachweisen und mit Antibiotika beseitigen. Eine wichtige Vorsorgemaßnahme gegen Magenkrebs ist also die Beseitigung dieses Bakteriums, was heute in den Industrienationen nach einer Magenspiegelung mit entsprechendem Bakteriennachweis sofort erfolgt. Weitere Vorsorgemaßnahmen sind z. B. die Verwendung von Wirksubstanzen des grünen Tees. Zur Chemoprävention werden auch Beta-Carotin, Vitamin E und Selen genannt, worüber vor allem Studien aus China vorliegen.

Gebärmutterhalskrebs

Auch bei diesem Tumor spielt nach heutiger Kenntnis eine Infektion eine wichtige Rolle. Seit über 100 Jahren ist bekannt, dass Prostituierte häufig an ihm erkranken, Nonnen, die sich früh den Ordensregeln unterworfen haben, dagegen nie. Epidemiologen wissen: Je früher eine Frau mit dem Geschlechtsverkehr beginnt, und je häufiger sie den Partner – ohne Kondomschutz – wechselt, um so häufiger erkrankt sie an diesem Tumor. Das deckt sich mit Mitteilungen über die hohe Tumorrate in der sozial niedrigeren Bevölkerung Mittel- und Südamerikas, aber auch der USA. All das spricht dafür: Der Gebärmutterhalskrebs ist eine Infektionskrankheit.

Man kennt auch den Erreger: Es ist ein Virus, genauer eine Virusgruppe, und zwar die der *humanen Papillomaviren* (s. Tab.VI). Diese verursachen zuerst Warzen in der Genitalgegend. Von den heute über 100 bekannten Typen dieser Gruppe sind 40 in den Genitalien der Frau gefunden worden. Hochrisikotypen sind HPV 16 und HPV 18. Diese sind in über 90 % des Gebärmutterhalskrebses und in seinen Vorformen gefunden worden, und zwar nicht nur im Zytoplasma der Zellen, sondern auch unmittelbar in der DNA integriert. Allerdings gibt es Fälle, bei denen kein Virus gefunden werden konnte, weswegen die Virusinfektion allein nicht die

Ursache des Tumors sein kann. Als weitere Faktoren werden das Zigarettenrauchen oder hormonelle Einflüsse wie die Antibabypille angenommen; man ist sich nicht ganz sicher.

Gegen eine Virusinfektion kann man heute impfen. Und so liegt es nahe, dass seit vielen Jahren ein Impfstoff gegen die HPV-Viren gesucht wird. Nach Anwendung der Grundlagenforschungen im Deutschen Krebsforschungszentrum Heidelberg gibt es heute solche Vakzine, und nach Impfung gegen HPV 16 und HPV 18 fanden sich im Blut 60-mal so viele Antikörper wie in Kontrollpersonen. Die Rate der Genitalwarzen war bei den geimpften Frauen deutlich vermindert. In der unbehandelten Kontrollgruppe fanden sich dagegen feingewebliche Vorstufen des Krebses und in ihnen die genannten Viren. Der Krebsimpfstoff ist unter dem Namen Gardasil seit Oktober 2006 auch in Europa zugelassen, bald auch der 2. Impfstoff Cervarix. Die Impfung soll bei Jugendlichen, 13- bis 14-Jährigen beginnen.

Leberkrebs

Dieser Tumor ist in Europa und in Nordamerika noch relativ selten. In den Entwicklungsländern gehört er zu den häufigen Krebsformen. Mehr als 80 % kommen in Ostasien und in Afrika vor, wo schon 40- bis 50-Jährige an diesem Tumor erkranken. Er entwickelt sich aus den originären Leberzellen, während in Europa und in Nordamerika solche Geschwülste häufiger aus den kleinen Gallengängen der Leber entstehen. Allerdings nehmen neuerdings auch bei uns die Fälle von Leberzellkrebs in mittleren Lebensjahren zu.

Hauptursache ist – wie beim Gebärmutterhalskrebs – eine Virusgruppe, und zwar die *Hepatitisviren*, also Viren, die eine Leberentzündung verursachen. Zwei Typen stehen im Vordergrund: das Hepatitis-B-Virus (HBV) und das Hepatitis-C-Virus (HCV) (s. Tab. VI). Wenn diese Viren eine Leberentzündung verursacht haben, geht diese nach längerer Zeit in eine Leberzirrhose über, bei der ein knotiger Umbau mit Bindegewebsleisten die Leberfunktion erheblich beeinflusst, und oft entsteht auf dem Boden einer Leberzirrhose ein Leberkrebs. Die beiden genannten Virustypen kommen bei 60 % aller Leberkrebse vor, aber nicht bei allen. Immerhin ist auch hier eine Impfung gegen diese Virusgruppe sinnvoll. HBV-Vakzine sind entwickelt worden und bereits im Einsatz. Seit 1986 werden in Taiwan alle Neugeborenen geimpft mit dem Ergebnis: Immer weniger Jugendliche erkranken an Leberkrebs. Auch in Deutschland wird empfohlen, Kinder in den ersten beiden Lebensjahren gegen Hepatitis B zu impfen. Diese Impfung ist im Europäischen Kodex zur Krebsbekämpfung enthalten (s. Abb. 53).

Neben dieser Virusgruppe spielt noch ein besonderer Pilz eine Rolle: der Aspergillus flavus. Das von ihm produzierte Gift ist das *Aflatoxin*, das als Verunreinigung mit Mais, mit vielen Nüssen und anderen pflanzlichen Nahrungsmitteln über den Magen in die Leber gelangt. Die wichtigste Verbindung, das Aflatoxin B_1, bindet sich als Epoxid an die Guanin-Basen der DNA (s. Abb. 20) und verursacht damit eine Mutation, die zum Krebs führt. Aflatoxin verursacht wie die oben genannten Hepatitisviren Leberentzündungen, Leberzirrhosen und als Folge Leberkrebs. Eine wichtige Vorsorgemaßnahme ist daher die Beseitigung dieses Toxins, wozu bereits erfolgreiche Unternehmungen laufen. Außer diesen beiden Faktorengruppen werden das Zigarettenrauchen und extremer Alkoholgenuss ursächlich angeführt. Neben der Bekämpfung der genannten Virusinfektionen und des Aflatoxins sind also auch hier Aufklärungs- bzw. Erziehungsmaßnahmen angezeigt.

Andere Krebsarten

Verhütungsmaßnahmen gegen die anderen, weniger häufigen Tumoren sind rasch zusammengestellt. Harnblasen- und Nierentumoren sind vielfach Folgen des Zigarettenrauchens, da die Abbauprodukte der Teersubstanzen mit dem Harn ausgeschieden werden. Mundkrebs und Speiseröhrenkrebs werden vor allem durch den Zigarettenrauch, aber auch durch hochprozentigen Alkohol gefördert. Der Krebs im unteren Teil der Speiseröhre beim sogenannten Barrett-Syndrom, bei dem sich Magenschleimhaut in den unteren Speiseröhrenbezirk vorschiebt und dort krebsig entarten kann, erfordert die gleichen Verhütungsmaßnahmen. Der Gebärmutterkörperkrebs (zu unterscheiden vom Gebärmutterhalskrebs) hat im wesentlichen hormonale Ursachen. Er kommt bevorzugt bei kinderlosen Frauen vor und als Folge des früher üblichen Hormonersatzes in der Menopause. Begünstigt wird er außerdem – wie schon betont – durch die Tamoxifen-Therapie des Brustkrebses. Gegen Leukämien und Lymphome laufen weltweite Studien mit Vakzinen gegen das Epstein-Barr-Virus (EBV), das humane immundefiziente Virus (HIV) und das humane T-Zell-lymphotrope Virus (HTLV), also gegen Viren, die für das Burkitt-Lymphom und andere Lymphome wie Morbus Hodgkin usw. verantwortlich gemacht werden. Auch diese Studien brauchen Zeit. Interessant ist, dass nach neuen epidemiologischen Studien Kinder, die früh etwa in Kinderkrippen mit unspezifischen Infektionserregern, also auch mit Viren, in Berührung kamen und/oder daran erkrankten, ein deutlich geringeres Risiko haben, an einer Leukämie oder an einem Hirntumor zu erkranken, als Kinder, die lange unter häuslichen Obhut gelebt hatten. Ob damit ein immunologischer Schutz gegen Krebsviren aufgebaut wird, oder ob eine allgemeine Stärkung der Abwehrkräfte die Kinder indirekt vor einer Tumorerkrankung bewahrt, kann vorläufig noch nicht entschieden werden.

Früherkennung

Es wurde mehrfach betont: Früh erkannt, kann Krebs heilbar sein. Seit Jahrzehnten bemühen sich Ärzteverbände und Krebsgesellschaften, aber auch die öffentliche Hand, diese Regel bekannt zu machen und umzusetzen, wobei immer bessere Methoden vorgesehen werden. Politisch totalitäre Systeme machen ihre Anwendung zu Pflicht, demokratische bemühen sich um Aufklärung und Optimierung. »Screening« ist das aus dem Angelsächsischen übernommene Wort für Massenuntersuchungen, wörtlich und damit zugleich sinnbildlich übersetzt: das »Durchsieben« der gefährdeten Bevölkerung mit dem Ziel, die Früherkrankten wie in einem Sieb zu fangen. Die wichtigsten Maßnahmen des aktuellen deutschen Früherkennungsprogrammes zeigt Tabelle XII.

Brustkrebs

Dieser Tumor bietet bislang den klarsten Beweis der einleitend genannten Regel: Früh erkannte, dann noch kleine Tumoren lassen sich leicht entfernen, zumal sie (meist) noch keine Tochtergeschwülste gesetzt haben. Obwohl der Brustkrebs in den letzten Jahren immer häufiger geworden ist, sinkt die Todesrate, konkret: in Großbritannien um 22,7 %, in Deutschland um 10,9 %, in den Niederlanden um 8,2 %, in Schweden um 5,3 %. In Europa wurde das Screeningprogramm konsequent zuerst in Großbritannien eingeführt; das Ergebnis zeigen die genannten Zahlen. Analoges gilt für Nordamerika. Die früh entdeckten Fälle gehören zum erheblichen Teil zu den In-situ-Karzinomen und den kleinen Karzinomen (bis 2 cm Durchmesser), dem sogenannten T1-Stadium.

Als Methode wird primär ab dem Alter von 30 Jahren die Abtastuntersuchung der Brüste und der Achselhöhlen empfohlen, im Alter von 50 bis 69 Jahren alle zwei Jahre eine *Mammographie*, also die beidseitige Röntgenuntersuchung. Einbezogen wird in der Regel eine Ultraschallkontrolle. Im höheren Alter, also ab 70, kann der Abstand zwischen den Untersuchungen auf drei Jahre ausgedehnt werden, während in Fällen mit familiärer Belastung schon bei jungen Frauen ab 20 eine jährliche Kontrolle notwendig ist. Dies hat z. B. in Schweden bei dieser Risikogruppe zu einer Verminderung der Todesrate um 30 % geführt.

In allen Verdachtsfällen wird eine Probeentnahme zur *feingeweblichen Untersuchung* vorgenommen. Das kann mit einer hauchdünnen Nadel erfolgen (sog. Feinnadelpunktion), wobei mit einer Spezialspritze Zellen angesaugt und auf einen Glas-Objektträger ausgestrichen werden. Auf diesem erfolgt dann eine Zelluntersuchung (= Zytologie), deren Aussagekraft allerdings begrenzt ist. Falschnegative Ergebnisse sind möglich, da ja nur eine begrenzte Zahl von Zellen zur Verfügung steht. Sichere Ergebnisse liefert die Stanzbiopsie, bei der unter Ultraschallsicht eine Stanznadel mit hoher Geschwindigkeit durch den verdächtigen

Tabelle XII. Das deutsche Krebsfrüherkennungsprogramm (Stand Dezember 2005).

Krebsart	Frauen	Männer
Gebärmutter-halskrebs	ab dem Alter von 20 Jahren 1 × jährlich eine Untersuchung des inneren und äußeren Genitale sowie eine Abstrichuntersuchung von Gebärmutterhals und -mund	
Brustkrebs	ab dem Alter von 30 Jahren 1 × jährlich eine Abtastunter-tersuchung der Brüste und der Achselhöhlen einschließlich Anleitung zur regelmäßigen Tastuntersuchung, im Alter von 50 bis 69 Jahren alle 2 Jahre eine Mammographie	
Prostatakrebs/ Genitalkrebs		ab dem Alter von 45 Jahren 1 × jährlich eine Abtastunter-suchung der Prostata und des Genitale sowie der örtlichen Lymphknoten
Hautkrebs	ab dem Alter von 30 Jahren 1 × jährlich Untersuchung auf Veränderungen/Beschwerden der Haut	ab dem Alter von 45 Jahren 1 × jährlich Untersuchung auf Veränderungen/Beschwerden der Haut
Darmkrebs	jährlich ab 50 Jahren Untersuchung des Rektums mit dem Finger, von 50 bis 54 Jahren 1 × jährlich ein Test auf verborgenes Blut im Stuhl, ab dem Alter von 55 Jahren insgesamt zwei Darmspiegelun-gen im Abstand von mindestens 10 Jahren oder anstelle der Darm-spiegelung ein Stuhlbriefchentest alle 2 Jahre	Programm analog dem der Frauen

Bereich »geschossen« wird. Meist werden dabei drei Gewebezylinder gewonnen. Die Patientin erhält eine örtliche Betäubung. Wenn die verdächtige Veränderung im Mammographiebild oder im Ultraschall nur sehr klein ist, erfolgt die Stanz-biopsie unter Röntgenkontrolle, wobei der verdächtige Herd aus verschiedenen Richtungen angepeilt und der Weg der Stanznadel über einen Computer errech-net wird. Das ist die sogenannte »stereotaktische Stanzbiopsie«, ein sicheres Ver-fahren.

Viele Länder – auch die deutschen Bundesländer – haben inzwischen »Brustkrebszentren« eingerichtet, in denen die Untersuchungen durch besonders erfahrenes Fachpersonal erfolgen. Die teilnehmenden Ärzte müssen pro Jahr mindestens 5000 Mammographieaufnahmen befunden, wobei in jeder Screening-Einheit zwei Radiologen unabhängig voneinander die Aufnahmen beurteilen. Unterscheiden sich die Ergebnisse der beiden, muss ein dritter Experte hinzugezogen werden. Das ist in jedem Land mindestens ein »Referenzarzt«, der zugleich Spezialkurse für die Ärzte anbietet und alle Befunde archiviert. Das Gleiche gilt für die Pathologen, welche die Gewebsproben feingeweblich, also mikroskopisch, begutachten. Auch hier gibt es in jedem Land mindestens einen »Referenzpathologen«. Alle diese Ärzte stehen in enger Online-Verbindung, wobei auch die operativen Ergebnisse einbezogen sind. Bei konsequenter Anwendung dieses Systems ist ein weiterer Rückgang der Brustkrebssterblichkeit sicher.

Prostatakrebs

Auch dieser Tumor kann getastet werden, allerdings nicht vom Patienten selbst. Da die Prostata unmittelbar vor dem Enddarm liegt, erlaubt eine ärztliche Untersuchung mit dem tastenden Finger eine Beurteilung, ob die Prostata vergrößert oder an einer Stelle verhärtet ist. Letzteres ist für den dafür spezialisierten Urologen ein Indiz für Krebs, was durch Ultraschall präzisiert wird. Auch hier entnimmt der Arzt ähnlich wie bei der Untersuchung der Brust eine oder mehrere Stanzbiopsien, auch hier oft unter Ultraschallkontrolle. Das Gewebe wird dann wiederum feingeweblich vom Pathologen begutachtet. Die Abtastuntersuchung wird in Deutschland ab dem Alter von 45 einmal jährlich empfohlen.

Vorher erfolgt in der Regel die Untersuchung des prostataspezifischen Antigens (PSA), auf das schon hingewiesen wurde (s. Kapitel 6). Werte über 4 ng/ml gelten als hochverdächtig. Auch das wurde schon erwähnt: Die altersbedingte Vergrößerung der Prostata, die sogenannte Prostatahypertrophie, kann auch den PSA-Wert erhöhen. Andererseits wird immer wieder über Fälle mit Prostatakrebs bei niedrigem PSA-Wert berichtet. Diese serologische Untersuchung hat also ihre Grenzen.

Eine ganz neue Möglichkeit bietet die Erkenntnis einer Forschergruppe des Deutschen Krebsforschungszentrums, dass Eiweißkörper der S-100-Familie bei dieser Krebserkrankung eine Rolle spielen, dass insbesondere S-100-A8 und S-100-A9 in Vorstufen von Prostatakrebs in großen Mengen produziert werden, wobei die Höhe der Proteinmengen sogar mit den Tumorstadien korreliert. Der Eiweißkörper S-100-A9 tritt in großen Mengen in das Blut über und ist bei Krebskranken in wesentlich höheren Konzentrationen nachweisbar als bei Gesunden oder auch bei Patienten mit einer gutartigen Vergrößerung der Prostata. Der Protein-S-110-A9-Test wird deshalb von dieser Forschergruppe als wesentlich spezifischer angesehen als der PSA-Test, zumal die S-100-A9-Serumwerte sogar den Bösartigkeitsgrad des Tumors anzeigen sollen. Weitere Studien werden den Stellenwert dieser Befunde überprüfen.

Dies sollte aber zunächst niemanden davon abhalten, regelmäßig jährlich den PSA-Wert überprüfen und ab dem 45. Lebensjahr auch alle zwei Jahre einen fachärztlichen Tastbefund vornehmen zu lassen. Damit werden immer mehr Prostatakarzinomfälle früh erkannt und behandelt; die Häufigkeit nimmt zu, die Sterblichkeit nimmt ab.

Dickdarmkrebs

Recht einfache Untersuchungsmethoden zur Früherkennung stehen gerade bei diesem Tumor zur Verfügung. Es ist dies bevorzugt die Untersuchung des Stuhls auf okkultes, also mit bloßem Auge nicht erkennbares Blut. Inzwischen sind Teststreifen entwickelt worden, die der Patient selbst mit Proben des Stuhls belegt, die dann in speziellen Labors untersucht werden. Meist reichen drei Proben für eine Untersuchung aus. Neuerdings wird in Japan ein immunologischer Test auf Blut im Stuhl eingesetzt, der noch empfindlicher sein soll. Ob der weltweit Bedeutung gewinnt, bleibt abzuwarten.

Gibt es doch bei diesen Untersuchungen sowohl falsch-positive als auch falsch-negative Befunde. Jeder wird vom untersuchenden Arzt darauf hingewiesen, drei Tage vor der Stuhluntersuchung weder größere Mengen von Fleisch noch von Vitamin C (mehr als 500 mg) zu sich zu nehmen, weil dadurch falsch-positive Befunde entstehen können. Auch Hämorrhoiden, Verletzungen der Afterschleimhaut oder gutartige Darmpolypen können falsch-positive Ergebnisse hervorrufen. Falsch-negative Befunde sind fast immer auf mangelnde Sorgfalt bei der Behandlung der Teststreifen zurückzuführen.

Ist der Test auf verborgenes Blut im Stuhl positiv, muss eine gründliche klinische Untersuchung vorgenommen werden. Da die meisten Dickdarmkrebse in den Endzonen, also im Mastdarm und im unmittelbar anschließenden S-förmigen Teil des Dickdarmes, des sogenannten Sigmoids, entstehen, genügt oft eine Spiegelung dieser Darmabschnitte, wobei verdächtige Herde entnommen und für die feingewebliche Untersuchung weitergereicht werden. Aufwendiger ist die Dickdarmspiegelung, die »Koloskopie«. Hierfür muss der gesamte Darm gründlich gereinigt werden, wozu spezielle Abführmittel zu Verfügung stehen. Die Untersuchung wird mit einem weichen, biegsamen Rohr vorgenommen, welches mit einer Lichtquelle ausgestattet ist, womit der gesamte Darm ausgeleuchtet und mit einer Lupe beurteilt werden kann. Finden sich Polypen, werden sie mit einer Diathermiezange entnommen, womit oft die Untersuchung beendet werden kann. Allerdings ist wiederum eine feingewebliche Untersuchung erforderlich, um Frühformen eines Krebses auszuschließen. Wiederholte Feststellungen von Polypen sind Warnzeichen, da Polypen ja oft Vorformen von Dickdarmkrebs sind (s. Kapitel 5).

In Deutschland wird ab dem 50. Lebensjahr jährlich eine Untersuchung des Stuhls auf verborgenes Blut empfohlen, ab dem 55. Lebensjahr zusätzlich insgesamt zwei Darmspiegelungen im Abstand von mindestens zehn Jahren. Patienten mit familiärer Belastung sollten schon ab dem 20. Lebensjahr und in engeren Abständen eine Darmspiegelung durchführen lassen. Hier sollte sich der Patient auf die Empfehlungen des behandelnden Arztes verlassen.

Gebärmutterhalskrebs

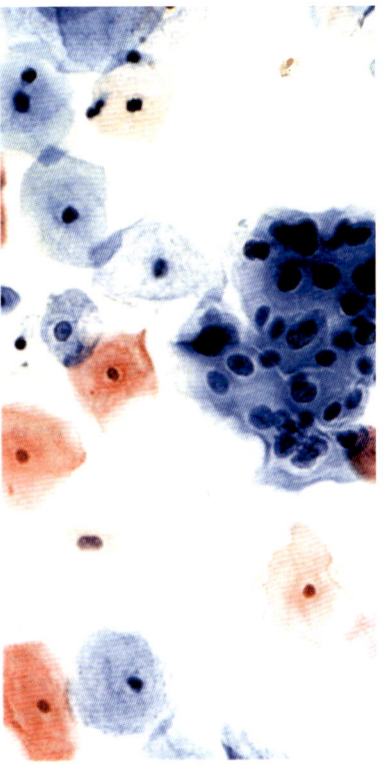

Die verlässlichste Früherkennungsmethode ist hier zugleich die älteste und ärztlich einfachste. Ist doch der Gebärmutterhals durch die Scheide leicht zugänglich und kann mit einem Leuchtrohr, dem »Kolposkop«, problemlos eingesehen werden. Jede verdächtige Stelle kann mit einer kleinen Zange entnommen und dann feingeweblich untersucht werden.

Als Screening-Methode hat sich der Zellabstrich bewährt; der Europäische Kodex zur Krebsbekämpfung erwähnt dies ausdrücklich (s. Abb. 53). Da dieser Tumor oft schon relativ früh auftritt, wird die Untersuchung ab dem 25. Lebensjahr empfohlen. Die entnommen Zellen werden auf einem Glasobjektträger ausgestrichen und mit einer von dem griechischen Arzt Papanicolaou angegebenen Methode gefärbt (sog. »Pap-Methode«). Werden dabei verdächtige Zellen gefundenen (in Abb. 56 die tiefblau gefärbte Zellgruppe), erfolgt eine gezielte Gewebeentnahme (= Biopsie). Wenn diese feingewebliche Untersuchung kein ausreichend sicheres Ergebnis bringt, wird ein kegelförmiges Gewebsstück entnommen (= Konisation) und dieses dann in Stufen- und Serienschnitten untersucht. Röntgen- oder Ultraschalluntersuchungen sind hier zumeist nicht erforderlich. Dagegen wird

Abbildung 56. Nach Papanicolaou gefärbter Ausstrich von Zellen eines Gebärmutterhalskarzinoms. Einzelheiten im Text (28).

immer dringender ein spezifischer Virustest empfohlen. Da der Gebärmutterhalskrebs eine Infektionskrankheit ist (s. S. 46), wurde nach einem Erreger gesucht und – wie schon betont – eine spezielle Virusgruppe gefunden, die humanen Papillomaviren (HPV). Die Typen HPV 16 und HPV 18 sind besonders häufig, und es wurden verlässliche Testmethoden zum Nachweis der DNA dieser Viren entwickelt. Nach ausführlichen Untersuchungen des US-amerikanischen Institute of Health sind damit 84 % aller Fälle von Gebärmutterhalskrebs spezifisch zu diagnostizieren. Allerdings gibt es auch hier falsch-positive Befunde, da die Infektion mit den HPV-Viren durch frühen Geschlechtsverkehr meist schon im zweiten Lebensjahrzehnt erfolgt und nicht in allen Fällen zu einem Gebärmutterhalskrebs führt. Es wurde schon betont, dass auch andere Faktoren als Ursachen beteiligt sind. Der HPV-DNA-Test sollte aber in allen Fällen eingesetzt werden, wenn der Pap-Test verdächtig oder gar positiv ist. Die Abnahme der Todesfälle an Gebärmutterhalskrebs in den entwickelten Ländern belegt die Wirksamkeit dieses Verfahrens.

Mehr und mehr werden HPV-DNA-Tests auch zur Vorsorge anderer Erkrankungen empfohlen, die gleichfalls durch die Papillomaviren verursacht sind. Das gilt besonders für Aids-Patienten, ja schon für alle HIV-Infizierten, bei denen durch die viral bedingte Immunschwäche HPV-Tumoren gehäuft auftreten.

Andere Krebsarten

Vergeblich bemüht man sich, eine analoge Früherkennungsmethode für den *Lungenkrebs* zu finden, der ja zu den häufigsten Krebsformen überhaupt gehört. Es liegt nahe, eine Zelldiagnose analog der Pap-Methode (s. oben) einzusetzen, etwa am ausgehusteten Bronchialschleim oder an endoskopisch entnommenem Material. Mehrere Methoden zur Reizung der Bronchialschleimhaut, aus der dann mehr Zellen ausgehustet oder entnommen werden können, auch moderne Verfahren etwa der Immunzytochemie oder spezifischer molekularer Techniken haben zu keinem befriedigenden Ergebnis geführt. Noch kennen wir keine verlässliche Methode, durch Früherkennung die Überlebenszeit dieser Patienten zu verlängern. Auch Serienuntersuchungen der Lungen mit Röntgenbildern, CT oder MRT blieben praktisch erfolglos. Wenn der Tumor mit diesen bildgebenden Verfahren nachweisbar ist, handelt es sich meist nicht mehr um eine Frühform, sondern um einen voll ausgebildeten Krebs.

Relativ neu sind spezifische Darstellungen der Bronchialschleimhaut mit Fluoreszenzmethoden durch Bronchoskopie. Mit Laserlicht angestrahlt können dabei Videokameras selbst kleine Läsionen der Bronchialschleimhaut und damit Vor- und Frühformen des Bronchialkrebses erkennen. Diese freilich methodisch aufwändige Methode wird sicher weiter entwickelt. Sie hat sich schon heute in Verdachtsfällen bewährt. Für ein breites Screening ist sie allerdings (noch) ungeeignet.

Ausführliche Untersuchungen zur Früherkennung des *Magenkrebses* liegen aus Japan vor, da dort dieser Tumor am häufigsten ist. Schon Anfang der sechziger Jahre des vorigen Jahrhunderts wurden in Japan ausführliche Screening-Serien vorgenommen, jährlich an mehreren Millionen Menschen. Hauptmethode war eine individuelle Röntgenuntersuchung des Magens mit der sogenannten Doppelkontrastmethode: Barium, das einen guten Kontrast im Röntgenbild gibt, wurde mit Luftblasen durchsetzt, die absolut kontrastfrei sind. Auf diese Weise können Oberflächendefekte oder Oberflächenunebenheiten gut erkannt werden. Mobile Untersuchungseinheiten fuhren durch das Land und erreichten so auch Menschen in entfernt gelegenen Orten. Mit einer Sicherheit von über 90 % wurden und werden damit sogenannte Magenfrühkarzinome erkannt. Allerdings gibt es zu 40 % falsch-positive Befunde. Die Fünf-Jahres-Überlebensraten stiegen in Japan von 20 % im Jahre 1965 auf 40 % in 1992 an. Die Röntgenuntersuchungen wurden schon in den siebziger Jahren des vorigen Jahrhunderts durch die endoskopische Gastroskopie ergänzt und zum Teil auch ersetzt. Vor wenigen Jahren wurde festgestellt, dass eine Blutserumuntersuchung auf Pepsinogen I eine sinnvolle Ergänzung des Screenings sein kann. Es fehlen allerdings noch ausführliche klinische Studien.

Alle diese Früherkennungsmethoden werden in Ländern mit einer vergleichsweise niedrigen Häufigkeit des Magenkrebses als finanziell zu aufwändig bezeichnet, um ein allgemeines Screening-Verfahren zu empfehlen. In Europa und in Nordamerika konzentriert man sich auf neue Serumtests gegen den Helicobacter pylori, der ja als Teilursache des Magenkrebses erkannt ist (s. S. 45). In allen Verdachtsfällen wird eine Gastroskopie vorgenommen, die in den meisten Fällen eine sichere Diagnose liefert. Wenn eine familiäre Belastung vorliegt, müssen diese Untersuchungen in kurzen Abständen vorgenommen werden.

Für die übrigen Krebsarten sind (noch) keine verlässlichen Früherkennungsmethoden bekannt. Das gilt vor allem für die Krebse der tiefer gelegenen Organe, wie etwa der Leber, der Bauchspeicheldrüse oder der Eierstöcke. Erkrankungen des Gebärmutterkörpers machen sich durch abnorme Genitalblutungen bemerkbar, Nieren- und Harnblasenkrebse durch blutigen Urin. Für Lymphome und Leukämien gibt es keine speziellen Früherkennungsmethoden; jede Schwellung von Lymphknoten muss aber als Alarmzeichen gewertet werden. Die Hautkrebsvorstufen wurden schon im Abschnitt über Vorsorgemethoden ausführlich erörtert. Veränderungen der Mundschleimhaut, insbesondere weißliche Schleimhautverdickungen, sogenannte »Leukoplakien«, fallen bei uns heute jedem Zahnarzt auf. Für den Patienten ist eine Art Fremdkörpergefühl im Mund Anlass, eine ärztliche Untersuchung vornehmen zu lassen. Ein systematisches Screening wird in unseren Regionen hierfür nicht für erforderlich gehalten.

Rückblick

Aus Kenntnis der Krebsursachen (s. Kapitel »Warum Krebs entsteht«) leiten sich die Vorsorgeverfahren ab, die geeignet sind, die Entstehung eines bösartigen Tumors zu verhindern.

Gegen Hautkrebs schützt die Vermeidung intensiven Sonnenbadens ohne Schutz, gegen Lungenkrebs die Vermeidung des Zigarettenrauchens. Besonders Brust- und Darmkrebs können erblich sein. Aus diesem Grunde sind hier sorgfältige Familienanamnesen erforderlich. Generell gilt, dass Nahrung mit reichlich tierischem Fett beide Krebsformen begünstigt. Fettsucht ist allgemein ein Krebs begünstigender Faktor; eine vernünftige Diät mit vorwiegend pflanzlichen Ölen und reichlich Obst und Gemüse sowie ein regelmäßiges körperliches Training vermeiden zu viel Ansatz von Fett.

Mehr und mehr werden Medikamente zur Chemoprävention empfohlen, darunter das Aspirin sowie das Selen, welches als Begleitstoff in vielen Lebensmittel enthalten ist. Gegen Prostatakrebs helfen oft Medikamente, welche in die Wirkung der männlichen Geschlechtshormone eingreifen. Der Rückgang des Magenkrebses in den entwickelten Ländern ist vorwiegend eine Folge der Änderung der täglichen Nahrung unter Einbezug von Milchprodukten und vergleichsweise salzarmen Konserven. Wichtig ist hier auch die Bekämpfung des Helicobacter pylori.

Gegen Gebärmutterhalskrebs gibt es heute Impfungen, welche die humanen Papillomaviren bevorzugt der Typen HPV 16 und HPV 18 treffen. Gegen Leberkrebs wird die Impfung gegen das Hepatitisvirus B empfohlen. Die Früherkennung des Brustkrebses gelingt bevorzugt mit der Abtastuntersuchung und der Mammographie. Der Prostatakrebs wird sowohl durch den rektal tastenden Finger des Urologen als auch durch Serumuntersuchungen auf das prostataspezifische Antigen früh erkennbar. Dickdarmkrebs kann man durch Untersuchung des Stuhls auf okkultes, also unsichtbares Blut mit eventuell nachfolgender Darmspiegelung früh erkennen, Gebärmutterhalskrebs durch zytologische Untersuchungen mit der Pap-Methode an Abstrichen vom Muttermund. Oft helfen hier zusätzliche virologische Untersuchungen. Früherkennungsmethoden des besonders gefährlichen Lungenkrebses sind noch in Entwicklung, wobei endoskopische Verfahren am ehesten Erfolg zu versprechen scheinen. Frühformen vom Krebs der Mundschleimhaut fallen als weiße Flecken (= Leukoplakien) jedem Zahnarzt auf.

Generell gilt: Je früher ein Krebs oder seine Vorformen entdeckt werden, desto besser sind die Erfolge der Behandlung.

9 Krebsbekämpfung – weltweit

Der Begriff »Krebsbekämpfung« ist jetzt gut 100 Jahre alt. Er ist Ausdruck gestiegenen Gesundheitsbewusstseins in (fast) der ganzen Welt, mehr noch seiner öffentlichen Beachtung. Beachtet wird, was auffällt. Krebs fiel seit über 100 Jahren mehr und mehr auf, weil er immer häufiger wurde und immer stärker in Familien, Freundschaftskreisen und Gemeinden unerwartete Lücken riss. An Tod durch eine Infektionskrankheit war man aus früheren Zeiten gewöhnt. Dass Säuglinge und Kleinkinder und dann wieder alte Menschen einer Grippe oder einem Darmkatarrh erlagen, gehörte zum täglichen Erleben. Man war froh, dass die Seuchen immer seltener geworden waren.

Mit Beginn des 20. Jahrhunderts kam der Krebs in die (europäische) Öffentlichkeit. In Frankreich und in England fiel zunächst besonders der Magenkrebs auf; er lag auch in deutschen Obduktionsstatistiken meist an erster Stelle. – In Berlin, damals ein Zentrum der europäischen Medizin, konstituierte sich am 13. Februar 1900 im Sitzungssaal des Preußischen Kultusministeriums ein »Comitée für Krebs-Sammelforschung«, eine Versammlung von Wissenschaftlern und Medizinalbeamten »zur Erforschung und Bekämpfung der malignen Geschwulstleiden«, so im Protokoll der Sitzung. Das gab es vorher nicht. Ein Jahr später, im Juli 1901, lagen dem Preußischen Kultusministerium die ersten Ergebnisse einer Krebserfassungsaktion vor. Man folgerte: Die allgemeine Zunahme der Krebserkrankungen war nur eine scheinbare; denn die bessere gesundheitliche Betreuung habe die Erkrankung früher bemerkbar gemacht und auf diese Weise eine scheinbare Erhöhung der Anzahl der Krebserkrankungen verursacht. Die häufigsten Krebsformen waren Krebse der Verdauungsorgane, bei der Frau auch der Gebärmutter. Als Ursachen des Krebses wurden chronische Reizungen angenommen. Eine geringe Vererbungsrate sei anzunehmen, Ansteckungen dagegen nicht. Diese Ergebnisse des weltweit ersten Krebserfassungsversuches – nach heutigen Aspekten höchst unvollkommen – wiesen aber schon in die Richtung aller späteren Bemühungen. Das »Comitée« traf sich im damaligen Jahrzehnt noch zu vier oder fünf Sitzungen, und aus ihm entstand 1904 die weltweit erste spezifische »Zeitschrift für Krebsforschung«, die trotz aller Wirren bis heute noch monatlich erscheint, allerdings in englischer Sprache als »Journal of Cancer Research and Clinical Oncology«.

Die Erfassung und statistische Auswertung der jeweils aktuellen Krebshäufigkeiten in Krebsregistern bleibt eine wichtige Voraussetzung der Krebsbekämpfung. Unter den zahlreichen Bemühungen an vielen Orten erwies sich das Hamburger System als besonders erfolgreich, so schlicht sein Anfang auch war. Da die Beteiligung der Ärzte bei allen vorherigen Versuchen höchst unvollkommen erschien, ließ das Hamburger Gesundheitsamt drei Krankenschwestern regelmäßig in allen Krankenhäusern und bei den wichtigsten niedergelassenen Ärzten die Krebsneuerkrankungen erfassen und zentral registrieren. Ergänzt durch die offiziellen Todesscheine bildete sich so 1929 die »Hamburger Krebskrankenfürsorge«, also nicht nur die Erfassung der Krebshäufigkeiten, sondern zugleich der Verlaufsbetreuung. Das war das erste Krebsregister. Ab 1940 entstanden mehrere bevölkerungsbezogene Krebsregister in den USA, in Dänemark, Großbritannien, Kanada und ab 1952 auch in zahlreichen anderen Staaten Europas, auch in Deutschland. Weltweit existieren heute mehr als 150 bevölkerungsbezogene Krebsregister (s. Kapitel 3). Ihre Daten werden von der WHO – also zentral – gesammelt, ausgewertet und als »Cancer Incidence in Five Continents« veröffentlicht. Die epidemiologischen und therapeutischen Studien bedienen sich in allen Ländern bevorzugt dieser Daten. Vereinfacht kann man sagen: Was wir heute Sicheres über die Ursachen des Krebses weltweit wissen, stammt bevorzugt aus solchen Studien.

Wie viele (Zehn-)Tausend Menschen – vorwiegend Wissenschaftler – sich um die Krebsbekämpfung bemühen, hat noch keiner gezählt. Sicher ist, die Zahl wächst besonders mit der Verfeinerung und Spezialisierung der Methoden. Die neuesten Verfahren der Molekular- und Genonkologie werden heute vorwiegend in den USA entwickelt und angewandt; Milliarden von Dollar sind dazu jährlich notwendig.

Eindrucksvolle Fortschritte brachte die Konzentration der Forschung auf große Institutionen. Dies begann vor über 120 Jahren ebenfalls in den USA, als ein Chirurg, James Mario Sims, 1884 in New York das erste »Cancer Hospital« eröffnete. In den dreißiger Jahren des vorigen Jahrhunderts wurden diesem Hospital mehrere Forschungsabteilungen eingegliedert, und heute ist das »Memorial Sloan-Kettering Cancer Center« eines der wichtigsten Krebszentren der Welt. Der New Yorker Gründung folgte 1898 das »Roswell Park Memorial Cancer Center« in Buffalo und 1902 der »Imperial Cancer Research Fund« in London. In den gleichen Jahrzehnten entstandenen Krebskliniken und Forschungsinstitute in vielen anderen Ländern, z. B. in Villejuif bei Paris, in Brüssel, Leningrad, Moskau und Tokio. Vergleichsweise bescheiden, aber mit ähnlicher Zielsetzung erfolgte die Gründung des »Instituts für Krebsforschung« durch den Chirurgen Vincenz Czerny 1906 in Heidelberg, nämlich um »für die armen Krebskranken eine eigene Heil- und Pflegestätte zu errichten und für das Studium der Krankheit eine wichtige Forschungsstätte zu gründen«. Alle damals verfügbaren Methoden wurden eingesetzt. 1935 wurde das Institut geschlossen. Viel später gelang es dem Chirurgen Karl Heinz Bauer, dieses Institut nicht nur wieder zu eröffnen, sondern an anderer Stelle in wesentlich größerem Ausmaß als »Deutsches Krebsforschungszentrum« zu errichten. 1964 konnte er es eröffnen, 1972 war der Neubau abgeschlossen.

Die Gründung des ersten deutschen Instituts für Krebsforschung 1906 durch Vincenz Czerny führte übrigens erstmals Onkologen aus der ganzen Welt zusammen, und zwar zur »1. Internationalen Konferenz für Krebsforschung« am 25. September in Heidelberg, anschließend zwei weitere Tage im Institut von Paul Ehrlich in

Frankfurt am Main. An dem Kongress nahmen 330 Krebsforscher aus 15 Ländern teil. Das war der Beginn des Erfahrungsaustausches zwischen den Organisationen und Menschen, die sich weltweit um die Krebsbekämpfung bemühten. Vor 1914 fanden noch vier weitere internationale Krebskongresse in verschiedenen Städten Europas statt, nach 1918 mehrere weitere, wobei die Initiative und Einladung jeweils von den örtlichen Krebsgesellschaften ausgingen. Nach Überwindung der Weltwirtschaftskrise (Anfang der 1930er-Jahre) konnte dem zunehmenden Bedürfnis einer internationalen Bündelung der Informationsmöglichkeiten stattgegeben werden, und 1933 wurde als alle Krebsforschungsorganisationen verbindende Vereinigung die »Unio Internationalis Contra Cancrum«, die UICC, gegründet. Sie ist bis heute die führende, staatenunabhängige Organisation mit fast 300 inoffiziellen Mitgliedern, darunter Krebsgesellschaften, Forschungsinstituten und auch Gesundheitsbehörden aus 85 Staaten. Sie organisiert in zumeist vierjährigen Abständen die internationalen UICC-Kongresse. Der 18. fand im Juni/Juli 2002 in Oslo statt. Trafen sich hierbei vorwiegend Wissenschaftler, so wurde die öffentliche Aufklärungs- und Betreuungsaufgabe von der UICC den COPES übertragen, den »Cancer Organisation, Public Education and Patient Services«, ebenfalls als internationale Institution. So entstand ein weltweites Netzwerk von teils staatlichen, teils privaten Krebsbekämpfungsorganisationen, die in Abstimmung untereinander alle neuen Erkenntnisse der Krebsforschung in die Praxis umzusetzen helfen.

Wie notwendig solche Aktivitäten sind, lehrt eine Veröffentlichung der Weltgesundheitsorganisation (WHO) zusammen mit der International Agency for Reserach on Cancer (Lyon) im Jahre 2003. Weltweit starben im Jahre 2002 6,7 Millionen Menschen an Krebs (s. Abb. 9). Wenn keine durchgreifenden Maßnahmen erfolgen, sind für das Jahr 2020 etwa 10 Millionen Krebstodesfälle zu erwarten, wobei die höchsten Zunahmeraten in den sich entwickelnden und neu industrialisierten Ländern zu erwarten sind (Abb. 57) – »unless we act« (= wenn wir nicht handeln). Dabei wird bereits vorausgesetzt, dass in den entwickelten (westlichen) Ländern der Tabakverbrauch auf ein Minimum reduziert, die allgemeine Lebensweise »gesünder« gestaltet sein wird. Bei Verbleib der Rauchgewohnheiten und der allgemeinen Lebensweise zusammen mit der Zunahme der durchschnittlichen Lebenserwartung wird sich die Zahl der Krebsneuerkrankungen von 10,1 Millionen im Jahre 2002 auf etwa 15,7 Millionen im Jahre 2020 erhöhen, also um etwa 50 %! Tabelle XIII zeigt die weltweite Verteilung dieser Zunahme – »wenn wir nicht handeln«. Wenn wir handeln, können wir bis 2020 etwa 2 Millionen Menschen vor dem Krebstod bewahren, 2040 könnten es 6,5 Millionen sein.

Was zu tun ist, wurde auf einer speziellen WHO-Beratersitzung am 25. – 28. November 2003 in Genf beschlossen und 2004 gedruckt und online veröffentlicht. Der Bericht trägt den Titel »Strategien zur Verbesserung und Verstärkung der Krebsbekämpfungs-Prozesse in Europa«. Über 60 Teilnehmer aus 17 Ländern

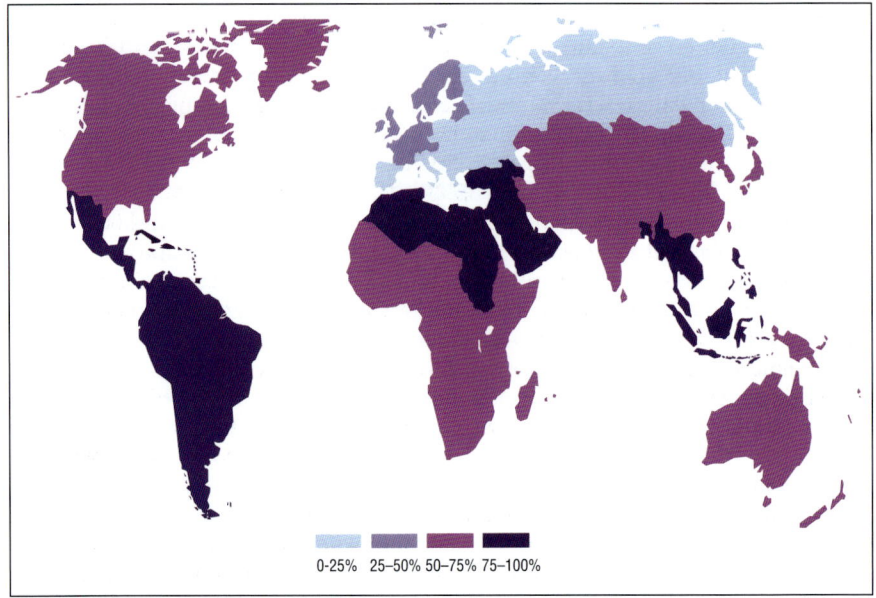

Abbildung 57. Erwartete Krebstodesfälle weltweit im Jahr 2020. Prozentualer Anstieg der Todesfälle an Krebs seit 2002 (8).

Tabelle zu Abb. 57. Im Jahr 2020 könnten weltweit 10,3 Millionen Menschen an Krebs sterben – wenn wir nicht handeln.

	Gesamt-zahl	Männer	Frauen	Anstieg der an Krebs Verstorbenen seit 2002 (%)
Nordamerika	951 400	514 700	436 700	50– 75 %
Zentral-, Südamerika und Karibik	833 800	425 100	408 700	75–100 %
Nordeuropa	297 600	159 600	138 000	25– 50 %
Westeuropa	617 100	357 100	260 000	25– 50 %
Südeuropa	427 300	259 100	168 200	0– 25 %
Zentral-, Osteuropa und Russische Föderation	742 800	432 600	310 200	0– 25 %
Nordafrika und westliches Asien	389 200	218 600	170 600	75–100 %
Afrika südlich der Sahara	626 400	310 100	316 300	50– 75 %
Südliches Zentralasien	1 389 800	719 600	670 200	50– 75 %
Ostasien	3 223 700	2 033 500	1 190 200	50– 75 %
Südostasien	709 300	331 800	377 500	75–100 %
Australien und Ozeanien	77 300	43 300	34 000	50– 75 %

Europas und den führenden internationalen Organisationen wie UICC, IARC und der »Europäischen Cancer Liga« (ECL) nahmen teil. Einleitend wurde festgestellt, dass das Mitte der 1980er-Jahre des vorigen Jahrhunderts von der EU-Aktion »Europa gegen Krebs« aufgestellte Ziel, die Krebssterblichkeit bis zum Jahr 2000 um 15 % zu senken, nicht erreicht werden konnte. Selbst bei Berücksichtigung der demografischen Veränderungen, also der relativen Zunahme alter Menschen, sank die Krebssterblichkeit bei den Männern nur um 10 %, bei den Frauen um 8 %. Immerhin konnte die EU-Aktion danach mehr als 92 000 Krebstodesfälle verhindern. Beängstigend ist allerdings, dass in Westeuropa mehr als die Hälfte aller Todesfälle der Frauen zwischen dem 45. und 54. Lebensjahr auf Krebs zurückzuführen ist, bevorzugt auf Lungenkrebs. Junge Frauen rauchen mehr und häufiger als früher, was schon betont wurde. In dieser Sitzung wurde bemängelt, dass die meisten Krebsregister nur die Häufigkeitsverteilung der Krebsarten festhalten, selten aber den Tumorgrad (G1 bis G4) und den Nachweis spezifischer Tumormarker. Auch andere molekularbiologische Daten, soweit sie prognostische Aussagen erlauben, sollten einbezogen werden. Sei es doch heute selbstverständlich, dass diese Daten in klinische Studien einbezogen werden. Besondere Beachtung wurde in dieser Sitzung der palliativen Nachsorge gewidmet. Der auch von der UICC gegründeten »Europäischen Assoziation für Palliative Care« (EAPC) gehören inzwischen mehr als 50 000 Mitglieder an. Sie fordert die offizielle Anerkennung der Palliativmaßnahmen, also der gesamten Nachsorge, unter Einschluss der Opiat-Analgesie (= Schmerztherapie).

Die gesamte Krebsdiagnostik und Krebstherapie soll verstärkt auf hochspezialisierte Tumorzentren konzentriert werden. Die US-amerikanischen »Compre-

Tabelle XIII. Erwartete Anzahl an Krebsneuerkrankungen im Jahr 2020.

	Gesamtzahl	Männer	Frauen
Nordamerika	2 295 200	1 264 800	1 030 400
Zentral-, Südamerika und Karibik	1 404 700	680 700	724 000
Nordeuropa	516 900	266 600	250 300
Westeuropa	1 104 300	622 300	482 000
Südeuropa	745 700	430 100	315 600
Zentral-, Osteuropa und Russische Föderation	1 030 200	553 100	477 100
Nordafrika und westliches Asien	549 100	287 800	261 300
Afrika südlich der Sahara	804 000	385 300	418 700
Südliches Zentralasien	2 041 000	981 800	1 059 200
Ostasien	4 495 700	2 715 500	1 780 200
Südostasien	864 000	423 800	440 200
Australien und Ozeanien	169 700	92 800	76 900

hensive Cancer Centers« (CCC) werden zwar nicht ausdrücklich als Vorbilder genannt, sind aber solche bei allen heutigen Planungen in Europa, auch in Deutschland. Es geht vordergründig um die interdisziplinäre Diagnostik und Behandlung auch unter Einbezug neuer, richtunggebender Ergebnisse der Grundlagenforschung.

In Deutschland entsteht das größte Projekt zur Zeit in Heidelberg als »Nationales Centrum für Tumorerkrankungen (NCT)«. Dieser weitgreifende Titel enthält die Hoffnung, dass dieses Zentrum allen Tumorkranken der Bundesrepublik zur Verfügug stehen kann, zumindest als Anlaufstelle für solche, die eine zweite Meinung zur Diagnose und zur Therapieplanung wünschen. Es könnten aber allenfalls 6000 bis 8000 Patienten pro Jahr aufgenommen werden. Ein erfahrenes Ärzteteam soll für jeden Patienten nach Sicherung der speziellen Diagnose einen individuellen Behandlungsplan entwickeln, der dann von dem am Wohnort des Patienten wirkenden Arzt durchgeführt wird, nächstliegend mit telemedizinischer Rückkopplung von beiden Seiten. In Heidelberg sollen außerdem 14 »Kooperationseinheiten« zur Verfügung stehen, je eine Spezialeinheit für die wichtigsten Krebsarten. Dass das bei der heutigen Fallpauschalfinanzierung in Deutschland nicht ohne weiteres durchgeführt werden kann, liegt auf der Hand. Aber Heidelberg steht mit seinem Plan nicht allein. In Freiburg wurde ein »Europäisches Zentrum für Krebsmedizin« gegründet, in welchem ebenfalls ein spezialisiertes Ärzteteam für diagnostische und therapeutische Maßnahmen zur Verfügung steht. »Interdisziplinäre Tumorkonferenzen« gibt es inzwischen in wohl allen deutschen Tumorzentren.

Darüber hinaus bilden sich mehr und mehr regionale Organzentren, also Brustkrebszentren, Darmkrebszentren usw., in welchen alle onkologischen Disziplinen zusammenwirken, um auf breiter Erfahrung eine optimale Diagnostik und Therapie zu gewährleisten. Konkret sollen nach dem neuesten Förderproramm der »Deutschen Krebshilfe« ab 2007 in Deutschland fünf »Onkologische Spitzenzentren« enstehen, in denen die klinischen Experten der betreffenden Region zusammen mit den niedergelassenen Ärzten die stationäre Behandlung mit der ambulanten Betreuung vernetzen.

Diese hier exemplarisch für Deutschland aufgeführten Entwicklungen stimmen optimistisch. Hoffen wir, dass die Forderung des UICC-Präsidenten, Dr. John R. Seffrin, erfüllt werden kann: »Krebs ist wohl die am besten zu verhütende und zu heilende lebensbedrohliche Krankheit der Menschheit. Durch Anwendung des heutigen Wissens und Verbreiterung der gesicherten Maßnahmen der Krebsbekämpfung werden wir diese Erkenntnis für alle Völker Wahrheit werden lassen«. Das mag sehr optimistisch klingen. Aber Optimismus ist Voraussetzung jeder Art von Krebsbekämpfung.

Krebs als verhütbare und heilbare Krankheit für alle Menschen unseres Globus – heute wohl doch nur ein Traum!

Literatur und Quellennachweis

Standardwerke

Adami HO, Hunter D, Tricholoulos D (2002) Textbook of Cancer Epidemiology. Oxford, Oxford Univ. Press
Becker HD, Hohenberger W, Junginger T, Schlag PM (2002) Chirurgische Onkologie. Thieme, Stuttgart
Böcker W, Denk H, Heitz, P (2004) Pathologie. Urban und Fischer, München
Bruhn HD, Fölsch UR, Kneba M, Löffler H (2004) Onkologische Therapie. Schattauer, Stuttgart
Bucher O, Wartenberg H (1989) Cytologie, Histologie und mikroskopische Anatomie des Menschen. Huber, Bern
Buddecke E (2002) Molekulare Medizin. Ecomed, Landsberg
Chang AE, Ganz PA, Hayes DF et al (2006) Oncology. An Evidence-Based Approach. Springer Scince+Business Media Inc., New York
Czihak G, Langer H, Ziegler H (1996) Biologie. Springer, Berlin
Deutsche Krebshilfe e.V. (1998 – 2005) Die blauen Ratgeber für Betroffene, Angehörige und Interessierte, Heft 1–39
De Vita VT, Hellman S, Rosenberg SA (2005) Cancer. Principles and practice of oncology. Lippincott, Williams and Wilkins, Philadelphia
Fritz A, Percy C, Jack A, Shanmugaratnam K, Sobin L, Parkin DM, Whelan S (2000) International classification of diseases for oncology. WHO, Geneva
Ganten D, Ruckpaul K (1998) Tumorerkrankungen. Springer, Berlin
Globocan (2000) IARC, Lyon
Grundmann E (2004) Allgemeine Pathologie. Urban und Fischer, München
Hiddemann W, Huber H, Bartram CR (2004) Die Onkologie. Springer, Berlin
Hoffbrand AV, Pettit JE, Moss PAH, Hoelzer D (1997) Roche Grundkurs Hämatologie. Blackwell, Berlin
IARC-EPIC (2004) IARC, Lyon
Junqueira LCU, Carneiro J (1996) Histologie. von Schiebler TH (Hrsg) Springer, Berlin
Lennert K (1978) Malignant Lymphomas. Springer, Berlin
Meuller-Hermelink HK, Konrad H, Neumann HG (1997) Risk and progression factors in carcinogenesis. Rec Res Cancer Res 143. Springer, Berlin
Parkin DM, Whelan SL, Ferlay J, Raymond L, Young J (1997) Cancer incidence in five continents. Vol. VII, Lyon
Prävention von Krebs. Aktueller Stand und wirksame Strategien (2006) UICC und Zuckschwerdt, München
Raven RW (1990) The Theory and Practice of Oncology. Parthenon, New York
Riede UN, Schaefer HE (1993) Pathologie. Thieme, Stuttgart
Schicha H, Schober O (2003) Nuklearmedizin. Schattauer, Stuttgart

Schirmer M(2005) Neurochirurgie. Urban und Fischer, München
Schlegel H, Weller, M Westphal M (1998) Neuroonkologie. Springer, Berlin
Schmoll HJ, Höffken K, Possinger K (1999) Kompendium Internistische Onkologie. Springer, Berlin
Scholz, R (2004) Medizinische Biochemie, Kap. 13. Zuckschwerdt, München
Schön D, Bertz J, Görsch B, Haberland J, Ziegler H, Stegmaier C, Eisinger B, Stabenow R (1999) Entwicklung der Überlebensraten von Krebspatienten in Deutschland. Robert-Koch-Institut, Berlin
Seidel HJ (1996) Umweltmedizin. Thieme, Stuttgart
Shimkin MB (1977) Contrary to Nature: Being an Illustrated Commentary on Some Persons and Events of Historical Importance in the Development of Knowledge Concerning Cancer. DHEW Publ. No (NIH) Washington D.C.: 79–720
Stamatiadis-Smidt H, zur Hausen H, Wiestler OD, Gebest HJ (2006) Thema Krebs. Springer, Berlin
Steinmetz HT, Schmitz S (2004) Grundzüge aktueller Onkologie. Zuckschwerdt, München
Stewart W, Kleihues P (2003) World cancer report. IARC Press, Lyon
Theml H (2005) Krebs und Krebsvermeidung. Beck, München
Toellner R (1986) Illustrierte Geschichte der Medizin, Bd. 5. Andreas & Andreas, Salzburg
Vainio HU, Hietanen EK (2003) Mechanisms in carcinogenesis and cancer prevention. Handbook of experimental pharmacology, 156. Springer, Berlin

Originalveröffentlichungen

Baak JPA, Path FRC, Hermsen MAJA, Meijer G, Schmidt J, Janssen EAM (2003) Genomics and proteomics in cancer. Eur J Cancer 39: 1199–1215

Bartel DP (2004) Micro RNA: genomics, biogenesis, mechanisms, and function. Cell 116: 281–297

Boyle P, Autier P, Bartelink H et al (2003) European code against cancer and scientific justification: Third version. Ann Oncol 14: 973–1005

Brenner H, Stegmaier C, Ziegler H (2005) Verbesserte Langzeitüberlebensraten von Krebspatienten. Dt Ärzteblatt 102: A2628–2633

Hammond EC, Selikoff I, Seidmann H (1979) Asbest exposure, cigarette smoking and death rates. Ann N Y Acad Sci 330: 473–490

Hein R, Bosserhoff A, Ring J (2006) Tumormarker beim malignen Melanom. Dt Ärzteblatt 103: A 943–948

Hermani A, Hess J, De Servi B, Medunjanin S, Grobholz R, Trojan L, Angel P, Mayer D (2005) Calcium-binding proteins S100A8 and S100A9 as novel diagnostic markers in human prostatic cancer. Clin Cancer Res 11: 5146–5152

Jun L, Getz G, Miska EA, Alvarez-Saavedra E, Lamb J, Peck D, Sweet-Cordero A, Ebert BL Mak RH, Ferrando AA, Downing JR, Jacks T, Horvitz HR, Golub TR (2005) Micro RNA expression profiles classify human cancers. Nature 435: 834–838

MacMahon B, Cole P (1972) The ovarian etiology of human breast cancer. Rec Res Cancer Res 39: 185–192

Mehnert WH, Smans M et al (1992) Atlas of Cancer Incidence in the former German Democratic Republic 1978–1983. IARC Scientific, Publ. No. 106

Meltzer PS (2005) Cancer genomics: Small RNAs with big impacts. Nature 435: 745–746

Popp W, Brunig T, Streif K (2003) Krebserkrankungen durch den Beruf. Dt Ärzteblatt 100: A35–40

Revets H, De Baetselier P, Muyldermans S (2005) Nanobodies as novel agents for cancer therapy. Expert Opin Biol Ther 5: 111–124

Wells C (1963) Ancient Egyptian pathology. J Laryngol Otol 77: 261–265

Quellennachweis der im Buch verwendeten Abbildungen

Wir danken den nachfolgend aufgeführten Wissenschaftlern, Institutionen und Verlagen für die freundliche Überlassung der Abdruckgenehmigung und von Abbildungsvorlagen: Andreas Verlag, Blackwell Verlag, Elsevier GmbH, Elsevier Inc., Georg Thieme Verlag, Globocan, IARC, Schattauer GmbH, Springer Science and Business Media, UICC, Verlag Hans Huber.

1. *American Cancer Society (2005) Cancer Facts & figures 2005. www.cancer.org/downloads/STT/CAFF2005f4PWSecured.pdf*
2. *nach Baak JPA, Path FRC, Hermsen MAJA, Meijer G, Schmidt J, Janssen EAM (2003) Genomics and proteomics in cancer. Eur J Cancer 39: 1199–1215*
3. *Becker HD, Hohenberger W, Junginger T, Schlag PM (2002) Chirurgische Onkologie. Thieme, Stuttgart*
4. *nach Böcker W, Denk H, Heitz, P (2004) Pathologie. Urban und Fischer, München*
5. *nach Bruhn HD, Fölsch UR, Kneba M, Löffler H (2004) Onkologische Therapie. Schattauer, Stuttgart*
6. *Bucher O, Wartenberg H (1989) Cytologie, Histologie und mikroskopische Anatomie des Menschen. Huber, Bern*
7. *Czihak G, Langer H, Ziegler H (1996) Biologie. Springer Berlin*
8. *„Ferlay J, Bray F, Pisani P, Parkin DM GLOBOCAN 2002: Cancer Incidence, Mortality and Prevalence Worldwide. Weltkarten nach der Broschüre "Global Action against Cancer, 2005" der Internationalen Union gegen Krebs (UICC); Quelle: International Agency for Research on Cancer, Globocan 2002, Lyon 2004"; Zahlen in Abb. 55 nach GLOBOCAN 2000.*
9. *nach Ganten D, Ruckpaul K (1998) Tumorerkrankungen. Springer, Berlin*
10. *nach Grundmann E (2004) Allgemeine Pathologie. Urban und Fischer, München*
11. *Hammond EC, Selikoff I, Seidmann H (1979) Asbest exposure, cigarette smoking and death rates. Ann N Y Acad Sci 330: 473–490*
12. *Hemminki K et al (DKFZ Heidelberg) Familial risk of cancer: data for counseling and cancer genetics (2004) Int J Cancer 108: 109-114*
13. *nach Hiddemann W, Huber H, Bartram CR (2004) Die Onkologie. Springer, Berlin*
14. *Hoffbrand AV, Pettit JE, Moss PAH, Hoelzer D (1997) Roche Grundkurs Hämatologie. Blackwell, Berlin*
15. *nach »IARC-EPIC (2004)« IARC, Lyon*
16. *Junqueira LCU, Carneiro J (1996) Histologie. von Schiebler TH (Hrsg) Springer, Berlin*
17. *Lennert K (1978) Malignant Lymphomas. Springer, Berlin*
18. *nach MacMahon B, Cole P (1972) The ovarian etiology of human breast cancer. Rec Res Cancer Res 39: 185–192*
19. *McCarthy WH, Sydney*
20. *nach Mehnert WH, Smans M et al (1992) Atlas of Cancer Incidence in the former German Democratic Republic 1978–1983. IARC Scientific, Publ. No. 106*
21. *nach Müller KM, Bochum*

22 Prävention von Krebs. Aktueller Stand und wirksame Strategien (2006) UICC und Zuckschwerdt, München
23 Riede UN, Schaefer HE (1993) Pathologie. Thieme, Stuttgart
24 Schmoll HJ, Höffken K, Possinger K (1999) Kompendium Internistische Onkologie. Springer, Berlin
25 Schober O, Münster
26 Scholz, R (2004) Medizinische Biochemie, Kap. 13. Zuckschwerdt, München
27 nach Seidel HJ (1996) Umweltmedizin. Thieme, Stuttgart
28 nach Stewart W, Kleihues P (2003) World cancer report. IARC Press, Lyon
29 Toellner R (1986) Illustrierte Geschichte der Medizin, Bd. 5. Andreas & Andreas, Salzburg
30 Wells C (1963) Ancient Egyptian pathology. J Laryngol Otol 77: 261–265

Stichwortverzeichnis

5-Fluorouracil (= 5-FU)	118
6-Mercaptopurin	123
Acrylamid	50
Actinomycin D	119
Adenokarzinom	16, 18
Adenom	16, 15, 18
Adenomatöse Polypose	73
Adenomatosis coli	67, 68
Adipositas	141
adjuvante Behandlung	111
Aflatoxin	37, 147, 148
Aids	47, 48, 93, 154
Aidsvirus	47, 62, 74
aktinische Keratose (AK)	135
akute lymphatische Leukämie (ALL)	122
akute myeloische Leukämie (AML)	122
Alexan	118
Alkohol	48, 148
Alkylanzien	118
Alphafetoprotein (AFP)	89, 90
anaerobe Glykolyse	81
Anastrozol	121, 141
Androgene	121
Angiogenese	81, 126
Angiogenesehemmung	126
Angiographie	99, 100
Anthrazykline	119
anthroposophische Medizin	128
Antibiotika	119
Antikörper	19
Antimetabolite	118, 122
Antiöstrogene	121
Apoptose	50, 60, 61, 63, 80, 95, 125, 142, 143
Aromatasehemmer	121, 141
aromatische Amine	25, 36, 42, 43
Arsen	35, 36
Asbest	37, 38, 42, 43
Askenazi-Juden	139
Aspirin	143
Astrozytom	32
Aszites	99
Atypien	75
autologe Transplantation	124
β-Naphthylamin	35, 36
B-Zell-Lymphome	21
Ballaststoffe	49
Barrett-Karzinom	48
Barrett-Speiseröhrenerkrankung	140, 148
Basaliome	41
Basenmutationen	65
Benz(a)anthracen	36
Benzol	43, 44
Berufskrebse	42, 44
Bestrahlungsplanung	114
Beta-Carotin	146
Bevacizumab	126
Biomarker	89, 93, 139
Biopsie	102, 104
Blastenschub	23
Blei	36
Bleomycin	119
Brachytherapie	116
BRCA	50, 55, 64, 71, 72, 74, 89, 93, 140
Bronchialkarzinom	36, 37, 38, 103, 114, 115
Bronchoskopie	154
Brustkrebs	49, 84, 92, 110, 120, 121, 122, 126, 149, 150
Brustkrebs des Mannes	71
Brustkrebs-Familien	71
Brustkrebszentren	151, 162
Buchenholzstaub	42, 43
Budesonid	139
Burkitt-Lymphom	21, 46, 47, 68, 69, 74, 148
CA 125	91
CA 15-3	91
CA 50	91
CA 19-9	91
Cadherine	82
Cadmium	36, 44

Stichwortverzeichnis 169

Cancer Incidences in Five Continents (CIFC)	26
Cancer of unknown primary (CUP)	86, 88
Cancer Organisation, Public Education and Patient Services (COPES)	159
Carboplatin	119
carcinoembryonales Antigen (CEA)	89
Carcinoma in situ	18, 77, 87
CD 34	123
Celecoxib	144
Cervarix	147
Chemoprävention	141, 143, 145
Cholangiokarzinome	46
Chondrom	16, 17
Chondrosarkom	16
Chorionkarzinom	90
Chrom	36
Chromosomenmutation	65, 67
chronische myeloische Leukämie (CML)	21, 23, 68, 126
Cisplatin	119, 121
Clonorchis sinensis	46
Colitis ulcerosa	45, 140, 143
Comprehensive Cancer Centers (CCC)	161, 162
Computertomographie (CT)	101, 112, 114
Cowden-Syndrom	142
Cyclophosphamid	118, 120, 123
Cytarabin (= Ara-C)	118, 123
Darmkrebs	150
Darmkrebszentren	162
Daunorubicin	123
dendritischen Zellen	94
Deutsche Krebshilfe	162
Deutsches Krebsforschungszentrum	158
Dickdarmkrebs	48, 75, 110, 142, 152
Dickdarmpolypose	140
Differenzierungsgrad	88
Dihydrofolatreduktase (DHFR)	118
DNA-Addukte	92
DNA-Amplifikationen	71
DNA-Doppelhelix	54
DNA-Reparatursysteme	63
Docetaxel	120
Dopplerflussmessung	99
Dysplasie	45, 76, 143
Dysplasie-Karzinom-Sequenz	77

Eichenholzstaub	42, 43
Eierstockkrebs	72, 140
Endoskopie	100
Endoxan	118
Epidermal growth factor (EGF)	79
epigenetische Therapie	109
Epstein-Barr-Virus (EBV)	21, 22, 47, 148
Erbfaktoren	51, 64
erbliche Tumorsyndrome	73
Erhaltungstherapie	123
Ernährung	45, 48, 129, 141, 142
Erythrämie	23
Erythroleukämie	23
Etoposid	119, 120, 123
EU-Aktion »Europa gegen Krebs«	161
Eunuchen	145
Europäische Assoziation für Palliative Care (EAPC)	161
Europäische Cancer Liga (ECL)	161
Europäischer Kodex zur Krebsbekämpfung	133, 147
Europäisches Zentrum für Krebsmedizin	162
Exemestan	141
familiäre Adenomatose	142, 143
familiäres (= erbliches) Krebsrisiko	72
Feinnadelbiopsie	104
Feinnadelpunktion	149
Fernmetastasen	87
Fettleibigkeit	50
Fettsucht	141
Fibronektin	82
Finasterid	145
Fluoreszenz-in-situ-Hybridisierung (FISH)	105
Früherkennung	149
Frühkarzinom des Magens	19, 110, 155
Gammaglutamyltranspeptidase	89
Ganzkörperszintigraphie	102, 103
Gardasil	147
Gastroskopie	155
Gebärmutterhalskrebs	77, 107, 116, 146, 150, 153
Gebärmutterkörperkrebs	148, 155
Gedächtniszellen	94
Genchip	107, 108
Genexpressionsmuster	107

Stichwortverzeichnis

Genmarker	89, 93
Genom	53, 55
Genommutationen	65
Gewebshormone	80
gezielte Krebstherapie	126
Glioblastom	16, 113, 127
Gliom	16, 19
Glivec	126
Grading	86, 104, 109
Graft-versus-host-Reaktion (GvHR)	125
Granulozytopenie	122
Gray (Gy)	113
grüner Tee	139, 146
Haarausfall	122
hämatogene Metastasierung	85
hämatopoetische Wachstumsfaktoren	123
Hamburger Krebskrankenfürsorge	158
Harnblasenkrebs	45, 148
Häufigkeit	27, 28
Häufigkeits- und Sterberaten	145
Hautkrebs	41, 133, 150
Heilungsraten	28, 30, 127
Helicobacter pylori	37, 45, 48, 146, 155
Hepatitis-B-Virus (HBV)	147
Hepatitis-C-Virus (HCV)	147
Hepatitisvirus	46
HER2/neu	120, 126
Herceptin	120
Hereditary non-polyposis colorectal cancer (HNPCC)	73, 143
Herpes-Viren	46, 47
Herzinfarkt	139
Heterozygotie	70
heterozyklische Amine	48
HIF	81
Hirntumoren	112
Hiroshima	39
histologische Diagnose	102
histologischer Schnellschnitt	105
histopathologische Graduierung	87
Hodgkin-Lymphom	22, 32
Hormontherapie	121
humanes immundefizientes Virus (HIV)	47, 148
humane Papillomaviren (HPV)	46, 146, 154
humanes Calcitonin (hCT)	89, 90
humanes Choriongonadotropin (HCG)	89
humanes T-Zell-lymphotropes Virus (HTLV)	46, 47, 62
Hybridisierung	105
Hydroxyharnstoff	118
Ifosfamid	119
Imatinib	126, 127
Immunabwehr	93
Immunglobuline	89, 91
Immunhistochemie	105
Immuntherapie	125
Immunzytochemie	105
Imperial Cancer Research Fund	158
Impfung	147
In-situ-Karzinome	111, 149
Induktionstherapie	123, 124
Institut für Krebsforschung	158
Insulin-like growth factor (IGF)	80
Interdisziplinäre Tumorkonferenzen	162
Interferon alpha (IFN-α)	126
Interferone	81
Interkalationen	118
Interleukin 2	126
International Agency for Research on Cancer (IARC)	26, 159
International Classification of Diseases for Oncology (= ICD-O-3)	26
Internationale Konferenz für Krebsforschung	158
Invasion	82
Inzidenz	27
Iod-131	115
ionisierende Strahlen	38, 42, 43
Iridium-191	116
Irinotecan	120
Isodosenplan	114, 115
Kanzerogene	35
Kaposi-Sarkom	46, 47, 48, 93
Karzinogene	35, 66
Karzinome	18
Karzinome, latente	18
kavitäre Metastasierung	83
Kernspintomographie (= MRT, Magnetresonanztomographie)	101
Kettenraucher	62
Kindertumoren	31
Klassifikationssystem	86
kleinzelliges Bronchialkarzinom	136

Stichwortverzeichnis 171

klonale Evolution	74, 75	Lymphom	16, 19, 44, 46, 93, 114, 117, 125, 148, 155
klonaleTumorentstehung	64		
Knochenmarktransplantation	123	Lynch-II-Syndrom	72, 142, 143, 140, 146
Knochentumoren	32		
Knudson-Theorie	70	M-Protein	91
Kollagenasen	82	Mabthera	125
Koloskopie	152	Magenkrebs	48, 110, 145, 155
Kolposkop	153	Magnetresonanztomographie (MRT)	101, 112, 114
Kombinationstherapie	122		
Komplement	95	Malignes Melanom	16, 19, 41, 98, 135
komplette Remission	123	Mammographie	112, 149
Konisation	153	Mastektomie	110, 142
Konsolidierungstherapie	123	Matrix-Metalloproteinasen	82
kosmische Strahlen	38	Memorial Sloan-Kettering Cancer Center	158
Krebsbekämpfung	157		
Krebschirurgie	109	Meningeome	16, 17, 19, 112
Krebsfrüherkennungsprogramm	150	Meningeosarkom	16
Krebsgene	93	Menopause	141
Krebshäufigkeiten in Krebsregistern	157	Menorrhagien	16
Krebsneuerkrankungen	161	Metaplasien	45
Krebsregister	26, 158	Metastasen	16, 17, 83, 91
Krebstodesfälle	135, 159, 160	Metastasierungs-Kaskade	83, 84
Kryokonservierung	124	Metastasierungswege	83
kurative Therapie	117	Methotrexat (MTX)	118, 120, 123
		MikroRNA (miRNA)	55, 89, 93
L-Asparaginase	123	Mikrotubuli	120
Laktatdehydrogenase	89	Mistel	128
Lipid-associated sialoacid antigen (LASA)	92	Mitose	56, 57, 58
		mittleres Erkrankungsalter	28
Latenzzeit	42, 62, 77	molekulare Krebsepidemiologie	64, 92
Leberkrebs	46, 112, 147	molekulargenetischer Code	107
Lebertransplantation	112	monoklonale Antikörper	125
Leberzirrhose	147	Morbus Bowen	19
Letrozol	121, 141	Morbus Crohn	45
Leukämie	16, 19, 22, 43, 44, 46, 62, 114, 117, 148, 155	Morbus Hodgkin	20, 47, 114, 122, 148
		Mortalität	27
Leukapherese	123, 124	multiple endokrine Neoplasien (MEN)	73, 140
Leukopenie	122		
Leukoplakien	155	multiples Myelom	91, 126
Li-Fraumeni-Syndrom	70, 73, 140	Mundkrebs	148
Lipom	16, 17	Mutationen	62, 64
Liposarkom	16, 99, 100	Muttermale	133
Lokalrezidive	111	Mycosis fungoides	21
Lokomotion	82, 83	Myeloblasten	23
Lungenkrebs	121, 135, 154, 161	Myelome	5
Lymphatische Leukämie	23, 32	Mykotoxin	37
Lymphknotenmetastasen	87, 111	Myom	16, 17, 18
lymphogene Metastasierung	84	Myosarkom	16

172 Stichwortverzeichnis

N-Nitrosamine 137
Nagasaki 39
Nanokörper 127
nanotechnische Genchips 93
Nationales Centrum für
 Tumorerkrankungen (NCT) 162
Naturheilverfahren 128
Nävi 98
Nävuszell-Nävus 16
Nävuszell-Tumoren 19
Nekrose 61, 118
neoadjuvante Chemotherapie 111
neoadjuvante Therapie 117
Neoangiogenese 143
Neoantigene 89, 90, 94
Nephroblastom (Wilms-Tumor) 16, 19, 32
Neuroblastom 16, 19, 32, 90
Neurofibromatose 73
Neurom 16
neuronspezifische Enolase (NSE) 89, 90
neuropsychologische Zweiterkrankung 130
nicht polypöse Dickdarmkrebse 143
nicht lymphatische Leukämie 32
Nickel 36
Nierenkrebs 120, 148
Nikotin 137
Nitrosamine 36, 92
Nitrosoharnstoffe 119
Non-Hodgkin-Lymphom 32
Nuklearmedizin 40, 115
nuklearmedizinische Diagnostik 102

Obduktionsstatistiken 157
onkofetale Antigene 89
Onkogen 62
Onkologische Spitzenzentren 162
Opisthorchis viverrini 46
Osteom 16, 17
Osteoporose 141
Osteosarkom 16, 32, 105, 113
Ovarialkarzinom 71
oxidative Belastungen 128
oxidativer Stress 92
Ozonloch 41

p53 63, 70, 74
Paclitaxel 120
palliative Nachsorge 161
palliative Therapie 109, 116

Pap-Methode 153, 154
Papanicolaou 153
Papillom 15, 16, 18
Papillomaviren 46
paralytischer Ileus 122
paraneoplastische Syndrome 90
Parasiten 45
Passivrauchen 36, 137, 138
Pepsinogen I 155
perifokale Entzündung 94
Peritonealkarzinose 83
Peutz-Jeghers-Syndrom 142
Philadelphia-Chromosom 68, 69
Pigment-Nävi 133
Plasmozytom 89, 91, 126
Platelet derived growth factor (PDGF) 80
Platinverbindungen 119
Plattenepithelkarzinome 16, 18, 41
Pleuraergüsse 99
Pleurakarzinose 83
Pleuramesotheliom 37
Polychemotherapie 120
Polymerase-Kettenreaktion (PCR) 107, 140
Polypen 152
polyzyklisch-aromatische
 Kohlenwasserstoffe 36, 92
polyzyklische Kohlenwasserstoffe 42, 43, 137
Positronenemissionstomographie
 (PET) 102, 103
pRb 74
Prokarzinogene 37, 66
Proliferation cell nuclear antigen
 (PCNA) 91
Prostaglandine 143
Prostatakrebs 103, 144, 150, 151
prostataspezifisches Antigen (PSA) 18, 89, 91, 151
Protein-bound sialoacid antigen (PBSA) 92
Proteinkinasen 120
Proteom 53, 56
Protoonkogene 62
prozentuale Krebssterberaten 31
Psychoonkologie 129
Punktmutationen 65

radioaktive Moleküle 102
Radioisotope 66
Radionuklide 40, 102
Radon 40

Stichwortverzeichnis | 173

Rahmenabkommen	137
Raucherkrebse	35
rb-Gen	68
Reinduktionstherapie	123
Reparaturenzyme	64, 65, 74
Restharn	99
Resttumoren	87
Retinoblastom	32, 68, 70, 73, 140
Retinoblastom-Protein (pRb)	57, 63
Retroviren	47, 48, 62
reverse Transkriptase	47, 62
Rezidiv	17, 90, 91, 112
Rituximab	125
Röntgenkrebs	39, 40
Röntgenmammographie	100
Röntgenstrahlen	66
Roswell Park Memorial Cancer Center	158
S 100-Proteine	92, 151
Sarkome	18
saure Prostata-Phosphatase	89
SCC-Ag	91
Schilddrüsenkarzinom	17, 115
Schistosoma haematobium	45
schlafende Tumorzellen	144
schlafender Krebs	81
Schlaganfall	139
Schmerztherapie	161
Schneeberger Lungenkrebs	34, 38, 41
schwarzer Hautkrebs	41
Screening	149
Selen	145, 146
Seminome	113
Sentinel-(Wächter)Lymphknoten	85, 111
Skelettszintigraphie	102
Somatomedine	80
Somatotropine	80
Sonnenbestrahlung	41, 133
Sonographie	98
Sorafenib	120
sozio-onkologische Interventionen	129
Speiseröhrenkrebs	148
Spindelgifte	120
spontane Heilungen	127
Spontanremissionen	128
Stadieneinteilung	86
Staging	104, 105
Stammzellen	22, 60, 62, 123
Stammzelltransplantation	115, 123
Stammzelltransplantation, allogene	125
Stammzelltransplantation, autologe	123
Stanzbiopsie	149, 151
Sterberaten	30
Sterblichkeit	27, 28
stereotaktische Operationen	112
stereotaktische Stanzbiopsie	150
Stickstoff-Lost	118
Strahlenbehandlung	113
Stuhluntersuchung	152
Sulindac	144
Sunitinib	120
Synkarzinogenese	37, 74
Szintigraphie	102
T-Zell-Lymphome	21
T-Zell-lymphotropes Virus (HTLV)	148
TA-4	91
Tabakkonsum	137
Tabakwerbung	138
Tamoxifen	121, 141, 148
Targeted therapy	120
Taxane	120
Telemedizin	105
Telomerase	60, 62
Telomeren	60
Teratome	16, 19
terrestrische Strahlen	38, 40
Testosteron	121, 145
Thalidomid	126
therapeutische Breite	118
Thrombozythämie	23
Thymidilatsynthetase	118
TNM-System	86, 104
Topoisomerase	119, 120
Topotecan	120
Transkriptase	66
Translokation	68
Trastuzumab	120, 126
Trepanation	17
Tschernobyl	39
Tumor-assoziierte Antigene	89
Tumor-Klassifikation	104
Tumor-Nekrose-Faktor TNF	81, 126
Tumorantigene	125
tumorbegleitende Antigene	91
Tumormarker	88, 89, 109, 161
Tumorsuppressor-Gene	55, 63, 75
Tumorzentren	109, 161, 162

Typing	104	Weichteiltumoren	32
Tyrosinkinasehemmer	126	Weltgesundheitsorganisation	
		(WHO)	25, 159
Überlebenswahrscheinlichkeiten	30	Wilms-Tumor	16, 19, 32, 70
Ultraschall	98, 149, 151		
Unio Internationalis Contra Cancrum		Zelldiagnostik	104
(UICC)	159	zelluläre Homöostase	60, 61
Urämie	91	Zellularpathologie	15
UV-Strahlen	66, 133	Zellzyklus	56
		Zervixkarzinom	46
Vimentin	105	Zigarettenrauch	35, 38, 92, 147, 148
Vinca-Alkaloide	120, 122	Zigarettensteuer	138
Vincristin	120	Zungenkrebs	116
Vinorelbin	121	Zwei-Treffer-Prinzip	70
Vinylchlorid	43, 44	Zweittumor	122
Viren	46	Zytodiagnostik	77
Virustumoren	66, 93	Zytokeratin	89, 92, 105
Vitamin A	50, 139	Zytokine	80, 126
Vitamin B 6	50	Zytokinese	59
Vitamin C	45, 50, 93	Zytologie	149
Vitamin E	50, 93, 139, 146	Zytolyse	67
Von-Hippel-Lindau	73	Zytomegalie-Virus	47
Vorsorgemaßnahmen	133	Zytopenie-Zeit	124
		zytoreduktive Therapie	117
Wachstumsfaktoren	79	zytoreduktive Vorbehandlung	111
Wächterlymphknoten	85	Zytostatika	118
Wanderungs-Studien	144		